Surfactanttherapie

Grundlagen · Diagnostik · Therapie

Surfactanttherapie

Grundlagen · Diagnostik · Therapie

Herausgegeben von Roland R. Wauer

Mit Beiträgen von

Peter Bartmann
Ludwig Gortner
Egbert Herting
Gerhard Jorch
Walter Kachel
Peter Lasch
Jens Christian Möller
Wolfgang Rebien
Barbara Schadow
Gerd Schmalisch
Paul Stevens
Verena Varnholt
Norbert Veelken
Roland Reinhard Wauer
Harthmuth Wirth

2., überarbeitete und erweiterte Auflage

18 Fotos
62 farbige Grafiken
50 Tabellen

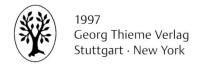

1997
Georg Thieme Verlag
Stuttgart · New York

Die Deutsche Bibliothek –
CIP-Einheitsaufnahme

Surfactanttherapie : Grundlagen, Diagnostik, Therapie ; 50 Tabellen / hrsg. von Roland R. Wauer. Mit Beitr. von Peter Bartmann... – 2., überarb. und erw. Aufl. – Stuttgart ; New York : Thieme, 1997
1. Aufl. u. d. T.: Surfactanttherapie des neonatalen Atemnotsyndroms

NE: Wauer, Roland R. [Hrsg.]: Bartmann, Peter

1. Auflage 1993

© 1993, 1997 Georg Thieme Verlag
Rüdigerstraße 14, D-70469 Stuttgart

Printed in Germany

Umschlaggrafik: Renate Stockinger, Stuttgart
Grafiken: Dr. Ulrich Mihr GmbH, Tübingen
Satz: Dr. Ulrich Mihr GmbH, Tübingen
    System: 3B2 (4.62)
Druck: Grammlich, Pliezhausen
Buchbinder: F. W. Held, Rottenburg

ISBN 3-13-111202-6   1 2 3 4 5 6

Adressen

Prof. Dr. Dr. Peter Bartmann
Universitätskinderklinik
G. E. Neonatologie und pädiatr. Intensivmedizin
Adenauerallee 119
51113 Bonn

Prof. Dr. Ludwig Gortner
Klinik für Pädiatrie
Medizinische Universität Lübeck
Kahlhorststraße 31 – 35
23562 Lübeck

Dr. Egbert Herting
Universitäts-Kinderklinik
Robert-Koch-Straße 40
37075 Göttingen

Prof. Dr. Gerhard Jorch
Universitätsklinik Münster
Kinderklinik
Albert-Schweitzer-Straße 33
48149 Münster

Prof. Dr. Walter Kachel
Städtisches Krankenhaus Heilbronn
Postfach 34 30
74024 Heilbronn

PD Dr. Peter Lasch
Klinikum der Stadt Mannheim
Fakultät für Klinische Medizin der
Universität Heidelberg
Kinderklinik
Theodor-Kutzer-Ufer 1 – 3
68167 Mannheim

Dr. Jens Christian Möller
Abt. Neonatologie
Kinderklinik
Medizinische Universität Lübeck
Kahlhorststraße 31 – 35
23562 Lübeck

Dr. med. Wolfgang Rebien
Allgemeines Krankenhaus Heidberg
Tangstedter Landstraße 400
22417 Hamburg

Barbara Schadow
Morgensternstraße 1
12207 Berlin

Dr. Gerd Schmalisch
Universitätsklinikum Charité
Kinderklinik
Abt. Neonatologie
Schumannstraße 20/21
10098 Berlin

Dr. Paul Stevens
Universitätsklinikum Charité
Kinderklinik
Abt. Neonatologie
Schumannstraße 20/21
10098 Berlin

Dr. Verena Varnholt
Medizinische Fakultät der
Humboldt-Universität Berlin
Virchow-Klinikum
Kinderklinik
Augustenburger Platz 1
13353 Berlin

Chefarzt PD Dr. Norbert Veelken
Allgemeines Krankenhaus Heidberg
Tangstedter Landstraße 400
22417 Hamburg

Prof. Dr. Roland Reinhard Wauer
Abt. Neonatologie
Klinik und Poliklinik für Kinderheilkunde
Schumannstraße 21/22
10117 Berlin

Dr. Harthmuth Wirth
Klinikum der Stadt Mannheim
Fakultät für Klinische Medizin der
Universität Heidelberg
Kinderchirurgische Klinik
Theodor-Kutzer-Ufer 1 – 3
68167 Mannheim

Vorwort

Vor 65 Jahren vermutete der Physiologe von Neergard die Existenz eines oberflächenaktiven Films auf der Alveolaroberfläche, vor ca. 40 Jahren entdeckte Pattle aus der Lunge auspreßbares, oberflächenaktives Material, und weitere 4 Jahre später bewiesen Avery u. Mead, daß die pathophysiologische Grundlage des Atemnotsyndroms (nANS) der Früh- und Neugeborenen ein Mangel an Surfactant (*surface active agent*) ist. Bald darauf wurde die Bedeutung der pulmonalen Hypoperfusion als zweiter wesentlicher Pathomechanismus des nANS erkannt. Diese Erkenntnisse ausnutzend, wurden schon damals neben symptomatischen Behandlungsmaßnahmen (Sauerstoff, Azidosekorrektur, Beatmung) die beiden heute immer noch gültigen ätiologisch ausgerichteten Therapieansätze genutzt: 1. endotracheale Substitution von oberflächenaktiven Substanzen (Lezithinaerosol: Robillard, 1964) und 2. medikamentöse pulmonale Vasodilatation. Mit unterschiedlicher Gewichtung in den jeweils propagierten Therapiekonzepten gelten die genannten symptomatischen und ätiologisch orientierten Behandlungsprinzipien auch heute noch. Allerdings konnten in den vergangenen Jahren einerseits durch Zuwachs pathophysiologischer Kenntnisse und diagnostischer Möglichkeiten die Indikation für die Therapie präzisiert, andererseits die benutzten symptomatischen Behandlungsverfahren (Atemhilfsmaßnahmen) und eingesetzten Pharmaka wesentlich verbessert werden.

Ein völlig neues Prinzip im Kampf gegen das Atemnotsyndrom wurde durch die Entdeckung von Liggins eingeführt: Die Induktion der fetalen Surfactantsynthese durch Glukokortikoide im Tierexperiment (1969) und beim Menschen (1972). Dieser ersten Mitteilung über die pränatale Prophylaxe des Atemnotsyndroms durch Glukokortikoidgabe an die Mutter folgte eine wahre Flut von klinischen Studien, die die Effektivität und Sicherheit dieser Maßnahme bestätigten.

Da Therapieversuche mit einem Lezithinaerosol bei ateminsuffizienten Frühgeborenen keinen Erfolg zeigten, suchte man die Lösung für eine kausale Therapie des Atemnotsyndroms bei der Gewinnung und Substitution von natürlichen Surfactantpräparaten, die man aus tierischen Lungen gewann. In Deutschland waren es 1969 Rüfer und in Schweden 1972 Enhörning u. Robertson, die die Effektivität dieses Therapieprinzips im Tierexperiment belegten. Der eigentliche Durchbruch für die endotracheale Surfactanttherapie kam 1980 in Japan mit dem aufregenden Lancet-Bericht von Fujiwara über die erfolgreiche Therapie des Atemnotsyndroms mit einem bovinen Surfactantpräparat. In den folgenden Jahren erschienen Berichte klinischer Studien über die Therapie des nANS mit Phospholipidgemischen (England, USA) und mit natürlichen Surfactantpräparationen aus tierischen Quellen (USA, Kanada, Schweden, Deutschland) oder aus menschlichem Fruchtwasser (Finnland), die die Resultate von Fujiwara bestätigten. Im Osten Deutschlands wurde der erste Heilversuch mit einem bovinen Surfactant (Hersteller Arzneimittelwerk Dresden AWD) am 1.10.1983 in Berlin-Buch (Lachmann) an einem Kind vorgenommen. Weitere Heilversuche folgten, bis schließlich 1986 mit diesem Präparat eine erfolgreiche Pilotstudie an 20 Frühgeborenen mit nANS an der Charité-Kinderklinik in Berlin (Wauer) und 1989/90 eine kontrollierte multizentrische Therapiestudie durchgeführt werden konnte. Die Produktion dieses AWD-Surfactant wurde mit der politischen Wende 1991 eingestellt. Im Westen Deutschlands wurde zur gleichen Zeit von der Fa. Thomae/Biberach a. d. R. ein bovines Surfactantpräparat entwickelt, produziert und in enger Zusammenarbeit mit der Universitäts-Kinderklinik in Ulm (Gortner) erfolgreich klinisch erprobt, so daß dieses Präparat als *Alveofact* Anfang der 90er Jahre in den Markt eingeführt werden konnte. Seit Ende der 80er Jahre sind in einer steigenden Zahl von Ländern in aller Welt synthetische und natürliche Surfactants zur Behandlung des Atemnotsyndroms zugelassen worden. Damit wurde die Surfactanttherapie allgemein verfügbar.

Neben der symptomatischen Therapie gelten heute zwei allgemein akzeptierte, sich gegenseitig ergänzende ätiologische Behandlungsprinzipien des nANS: 1. die pränatale Applikation von Induktoren an die Mutter zur Beschleunigung der fetalen Lungenreifung und 2. die postnatale Instillation von oberflächenaktiven Substanzen oder natürlichen Surfactantpräparationen.

Es gibt wenige Therapiekonzepte in der Medizingeschichte, die so einheitlich konsequent, wissenschaftlich einwandfrei und in echter interdisziplinärer Zusammenarbeit in die klinische Routinetherapie überführt worden sind. Die folgenden Beiträge sollen einen Teil dieser beispielhaften Forschungsleistung vermitteln und dem in der Neonatologie praktisch tätigen Pädiater dazu dienen, die *bisherigen Ergebnisse der Surfactanttherapie des nANS* zusammenzufassen und zu validieren, wesentliche Aspekte der Diagnostik der respiratorischen Insuffizienz und Therapieführung zu beschreiben und einen Überblick über die kurz- und langfristigen Auswirkungen der Surfactantbehandlung zu geben. Schließlich soll der Leser darüber informiert werden, welche zukünftigen *Indikationserweiterungen* für die Surfactanttherapie bestehen, und wie neue Therapieformen (NO-Inhalation, ECMO und Hochfrequenzbeatmung) in das Gesamtkonzept der Therapie der respiratorischen Insuffizienz eingepaßt werden können.

Dem Leser werden in diesen Beiträgen nicht alle Fragen beantwortet werden können, z.B.: Welcher Zeitpunkt der Surfactanttherapie ist in welchem Gestationsalter am günstigsten? Welche Kriterien dienen der Dosisoptimierung und der Bestimmung des Zeitpunkts für die Wiederbehandlung? Wie soll man sich bei Non-Respondern verhalten? Was sind objektive Kriterien zur Optimierung der Beatmungsführung? Wie ist die Therapie beim persistierenden Ductus arteriosus nach Surfactant? Welches ist die sicherste Technik zur Administration von Surfactant? usw. In all diesen offenen Fragen entscheiden wir noch rein empirisch auf der Grundlage der bisher gewonnenen Erfahrungen. Die Zukunft wird diese Fragen wissenschaftlich eindeutig in kontrollierten klinischen Therapiestudien beantworten wie auch eine Fülle neuer Anwendungsbereiche des Surfactants eröffnen.

Der Surfactant wird zukünftig nicht mehr nur beim nANS, sondern auch bei allen neonatalen und postneonatalen Lungenerkrankungen mit Surfactantdysfunktion (Mekonium-Aspirationssyndrom, Pneumonie, Schocklunge) indiziert sein. Dies wird insbesondere dann eintreten, wenn neue Surfactantpräparate mit Resistenz gegen bakterielle Phospholipasen, neutrophile Proteasen und/oder gegen Plasmainaktivatoren verfügbar sind. Surfactant oder Surfactantbestandteile werden wahrscheinlich als Carrier für Antibiotika und antioxidative Enzyme zum Schutz der Atemwegsepithelien vor toxischen Radikalen und zur Gen-Therapie benutzt werden. Die Kenntnisse über den Surfactantstoffwechsel und über die Bedeutung seiner Komponenten werden zu neuen diagnostischen und therapeutischen Verfahren führen, wie z.B. die Aufklärung genetisch bedingter oder erworbener respiratorischer Erkrankungen infolge fehlerhafter Surfactantkomposition (chronische Lungenerkrankungen, BPD) oder infolge eines Surfactantprotein-Mangels (SP-B). Die Surfactantapplikation wird, durch verbesserte Applikationstechniken erleichtert, effektiver und durch supportive Therapiemaßnahmen (Induktoren, NO) optimiert werden. Die Beiträge zu diesem Buch entstanden im Anschluß an zwei neonatologische Surfactantseminare, die im Zusammenhang mit dem 15. bzw. 17. Deutschen Kongreß für Perinatale Medizin 1991 (1. Auflage) bzw. 1995 (2. Auflage) durchgeführt worden waren. Die Manuskripte zur 2. inhaltlich wesentlich erweiterten Auflage wurden in wenigen Monaten erstellt und geben den aktuellen internationalen Stand praktisch relevanter Themen der Surfactantanwendung wieder. Vergleicht man den Inhalt beider Auflagen, so ist die hohe Dynamik der Entwicklung und Anwendung der Surfactanttherapie in der klinischen Praxis erkennbar. In Zukunft ist ein ähnliches Entwicklungstempo zu erwarten, da die Surfactanttherapie den Fachbereich der Neonatologie verlassen hat und in die Erwachsenenmedizin eindringt.

Berlin im Januar 1997   R. R. Wauer

Inhaltsverzeichnis

Klinische und diagnostische Grundlagen

Das Atemnotsyndrom (ANS)

Epidemiologie, Pathophysiologie, Klinik und Prinzipien der Surfactanttherapie

R. R. Wauer

Synonyma: neonatales Atemnotsyndrom (nANS), Surfactant-Mangel-Syndrom (SMS), Surfactant-mangel-Krankheit, infantiles Atemnotsyndrom oder (älter) idiopathisches Atemnotsyndrom (IANS), hyaline Membranen-Krankheit (HMK), Syndrom der pulmonalen hyalinen Membranen, primäres Atemnotsyndrom.[1]

engl.: respiratory distress syndrome (RDS), surfactant deficiency, infant respiratory distress syndrome oder (älter) idiopathic respiratory distress syndrome (IRDS), hyaline membrane disease (HMD), RDS-Typ I.

Definition

Das ANS ist eine ursächlich durch Surfactantmangel (Basisdefekt) hervorgerufene pulmonale Erkrankung einer morphologisch, biochemisch und funktionell unreifen Lunge. Es tritt fast ausschließlich bei Neugeborenen mit einem Gestationsalter < 35 SSW (< 2000 g Geburtsgewicht) auf.

Epidemiologie

Die Inzidenz des ANS liegt bei 1 % aller Neugeborenen, unter Frühgeborenen – in Abhängigkeit vom Anteil sehr unreifer Neugeborener – bei 10–15 %. Das ANS-Risiko steigt mit fallendem Gestationsalter. Frühgeborene > 34 Gestationswochen haben praktisch kein durch Unreife bedingtes Surfactant-Mangel-Syndrom (Abb. 1).

In den letzten 20 Jahren blieb die ANS-Morbidität geburtsgewichtsbezogener Subpopulationen an der Charité unverändert. Nach Gestationsaltersklassen gruppiert fand Svenningsen[2] in den 80er Jahren eine Reduktion der ANS-Morbidität bei Frühgeborenen mit einem Gestationsalter von 29–32 SSW und eine Erhöhung in der Gestationsalter-Gruppe 23–28 SSW. Mit weiterer Optimierung der perinatalen Versorgung sank in den entwickelten Ländern die ANS-Letalität deutlich und konnte Anfang der 90er Jahre nochmals merklich gesenkt werden; sie fiel besonders bei den Frühgeborenen mit einem Geburtsgewicht < 1500 g (Abb. 2b). Deren Überlebensrate erhöhte sich im internationalen Vergleich kontinuierlich, seit Anfang der 90er Jahre sprunghaft (Abb. 3a u. b), möglicherweise im Zusammenhang mit der Einführung der Surfactanttherapie.

Typische Begleiterkrankungen bzw. Folgekrankheiten des ANS, die vor allem bei sehr unreifen Neugeborenen (< 1500 g, < 32 SSW) auftreten, sind die intra-/periventrikuläre Blutung (IVH) und Leukomalazien, der persistierende Ductus arteriosus (PDA), alveoläre Luftlecksyndrome wie pulmonales interstitielles Emphysem (PIE) und Pneumothorax (PnTh), nekrotisierende Enterokolitis (NEC) und die bronchopulmonale Dysplasie (BPD) (Abb. 4). Diese ANS-assoziierte Begleitmorbidität ist für schwerwiegende Spät- und Langzeiterkrankungen verantwortlich.

Es ist das eigentliche *Ziel der Surfactanttherapie*, den *klinischen Verlauf des ANS zu verkürzen und die Inzidenzen der ANS-assoziierten Komplikationen zu verringern* (s. Beitrag Gortner, S. 55).

Lungenreifung

Zum Verständnis der Ausbildung neonataler Atemstörungen, des ANS und der therapeutischen Wirkung des exogen zugeführten Surfactants sind Kenntnisse der fetalen und neonatalen Lungenmorphologie und der Pathophysiologie der perinatalen Atmung erforderlich. Das extrauterine Leben setzt den pulmonalen Gaswechsel voraus. Er ist abhängig von der Existenz eines pulmonalen Gefäßsystems mit einer ausreichen-

---

[1] Im Unterschied zum sekundären, akuten oder adulten ANS (ARDS).

[2] Svenningsen, N. W.: Epidemiology of neonatal respiratory distress syndrome. In: L. Ekelund, B. Jonson, L. Malm (eds.): Surfactant and the respiratory tract. Elsevier, Amsterdam 1989, S. 149–154.

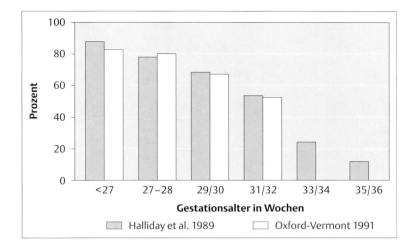

Abb. **1** Inzidenz des neonatalen ANS in Abhängigkeit vom Gestationsalter. Die Angaben basieren auf Ergebnissen der Oxford-Vermont-Studie des Jahrganges 1991 (erfaßte Population: N = 3876; Gestationsalter < 27 – 32 SSW, Geburtsgewicht 501 – 1500 g) und Daten von Halliday et al. (Neonatal Intensive Care. Baillière Tindall, London 1989).

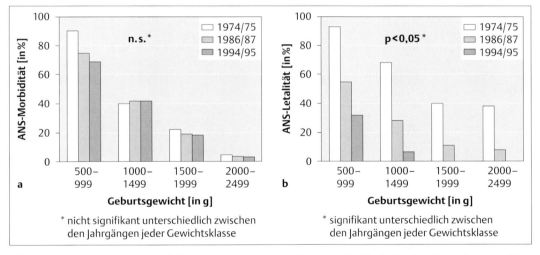

Abb. **2** ANS-Morbidität und -Letalität der neonatologischen Abteilung der Charité Berlin während ausgewählter Perioden der letzten 20 Jahre.

a Erkrankungshäufigkeit am neonatalen Atemnotsyndrom in Abhängigkeit vom Geburtsgewicht. Dargestellt ist die ANS-Morbidität der vier Geburtsgewichtsklassen in drei Perioden. Das ANS war charakterisiert durch 1. progressive respiratorische Insuffizienz mit 2. zunehmender postnataler Sauerstoffabhängigkeit und 3. Erfordernis apparativer Atemhilfe (CPAP, Beatmung) sowie durch 4. typisches Röntgenbild des Thorax (Kriterien nach Gideon). In allen drei Perioden betrug der Anteil der Frühgeborenen mit pränataler Glukokortikoidprophylaxe 40 – 50%. Die Unterschiede zwischen den Jahrgängen jeder Gewichtsklasse sind nicht statistisch signifikant (χ^2-Test).

b ANS-Letalität in Abhängigkeit vom Geburtsgewicht. Dargestellt ist die ANS-Letalität der vier Geburtsgewichtsklassen in drei Perioden. Die Diagnose ANS war in den Perioden 1974/75 und 1986/87 in allen Fällen autoptisch und histologisch durch den Nachweis pulmonaler hyaliner Membranen belegt. Die Unterschiede zwischen den Jahrgängen jeder Gewichtsklasse sind statistisch signifikant (χ^2-Test, $p < 0,05$).

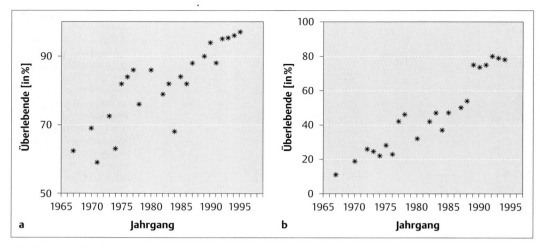

Abb. 3 Entwicklung der Überlebensraten sehr untergewichtiger Frühgeborener der vergangenen dreißig Jahre. Herangezogen wurden 23 Publikationen (∗) aus neonatologischen Abteilungen Europas und der USA (s. auch Text). Die Überlebensrate wurde im Geburtsjahr und nicht im Jahr der Publikation eingezeichnet.

a Publizierte Überlebensraten von Frühgeborenen mit einem Geburtsgewicht von 1000 bis 1499 g. Dargestellt sind die einzelnen Überlebensraten (∗).
b Publizierte Überlebensraten von Frühgeborenen mit einem Geburtsgewicht von 500 bis 999 g. Darge-stellt sind die einzelnen Überlebensraten (∗). Nach 1988/89 erhöhen sich die Überlebensraten in dieser Gewichtsklasse sprunghaft, was möglicherweise mit der Einführung der Surfactanttherapie in den Jahren 1988–90 zusammenhängt.

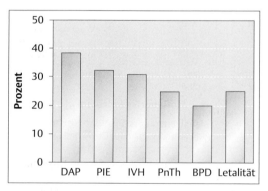

Abb. 4 Prozentuale Häufigkeit typischer Komplikationen des neonatalen Atemnotsyndroms bei Frühgeborenen mit einem Geburtsgewicht ≤ 1500 g ohne postnatale Surfactantapplikation. Zur Berechnung wurden die Ergebnisse der Kontrollpatienten aus kontrollierten Surfactanttherapiestudien herangezogen. Die Analyse basierte auf 13 Prophylaxe- (733 Kontrollpatienten) und 14 Therapie-Studien (1148 Kontrollpatienten) (Wauer u. Mitarb.: Z. Klin. Med. 36 [1991] 985–992).
DAP = Ductus arteriosus persistens, PIE = pulmonales interstitielles Emphysem, IVH = intra-/periventrikuläre Blutungen; PnTh = Pneumothorax; BPD = bronchopulmonale Dysplasie (Überlebende am 28. Tag); Letalität = neonatale (28-Tage-)Sterblichkeit.

den Bluttransportkapazität sowie von strukturell intakten, offenen und funktionell stabilen Alveolen, die eine adäquate Kontaktfläche zwischen Gasraum (alveoläre Oberfläche) und Lungenkapillaren gewährleisten. Aber nicht nur ein bestimmter morphologischer Entwicklungsgrad befähigt die Lunge postnatal zu einem suffizienten Gaswechsel, auch eine entsprechende biochemische und funktionelle Reife ist erforderlich. Der Prozeß der Lungenreifung und der erreichte Reifegrad werden mit morphologischen, biochemischen und funktionellen Kriterien faßbar.

Die fetale Lunge

Die Funktionsbereitschaft der Lunge zur Übernahme des extrauterinen Gaswechsels hängt in erster Linie von ihrer morphologischen Struktur ab. Für die kleinste morphologische Gaswechseleinheit prägte man den Begriff Azinus. Er besteht aus einem terminalen Bronchiolus, einigen respiratorischen Bronchioli und sechs bis sieben endständigen Ausstülpungen, den Alveolen. Für das reife Neugeborene wurde die Anzahl der Alveolen mit 20–24 Millionen (das sind nur 8% der Alveolen eines erwachsenen Mannes mit ca. 300 Millionen) und seine alveoläre Oberfläche mit

Tab.1   Stadien der prä- und postnatalen morphologischen Lungenentwicklung des Menschen (GW = Gestationswoche)

	Stadium	pränatale Periode	Gaswechseleinheit morphologische Hauptentwicklung	Vaskularisation morphologische Hauptentwicklung	Besonderheiten der Epithelentwicklung
1	embryonal	3. – 7. GW	Trachea und Hauptbronchien	Verbindung zwischen Epithelzellen und Mesenchym	Ausstülpung aus der ventralen Pharynxwand (Vordarm); Epithelwachstum ist mesenchymal induziert
2	pseudoglandulär	6. – 16. GW	Luftwege bis zu den terminalen Bronchiolen	Epithelzellen sind umgeben von Mesenchym, Differenzierung der intrapulmonalen Arterien	Säulenepithel
3	kanalikulär	17. – 24. GW	Azinus und Vaskularisierung	Kapillarproliferation, Ausbildung der prä- und intraazinären Gefäße	kubisches Epithel, Ausbildung der Blut-Luft-Schranke, Lamellenkörperchen (LK)
4	sakkulär	25. – 40. GW	Ausbildung der Sacculi mit progressiver Vergrößerung der Lufträume	adäquate Proliferation von Blut- und Lymphgefäßen um die terminalen Sacculi, Distanz zwischen Alveolarepithel und Kapillaren weiter verringert	Vollendung des pulmonalen Organisationsmusters; steigende intrazelluläre Surfactantspeicherung (LK)
	Geburt				
5	alveolär	ab 34. GW bis 18 (24) Lebensmonate	Septierung der Sacculi, Bildung relativ dicker Alveolarsepten	dicke Septen mit doppeltem kapillären Netzwerk	Ausbildung der extrem dünnen Typ-I-Zelle und von Elastikafibrillen in den Septen
6		Geburt bis 36 (48) Lebensmonate	Verschmälerung der interalveolären Septen	dünne Septen mit einfachem kapillären Netzwerk	

ca. 2,8 qm berechnet (beim Erwachsenen 75 – 100 qm).

Fünf pränatale Entwicklungsstadien der morphologischen Lungenreifung werden unterschieden (Tab.1), wobei das letzte, das alveoläre Stadium, beim Menschen schon pränatal beginnt und sich postnatal bis zum 2. Lebensjahr fortsetzt. Die fetale Entwicklung der später luftleitenden Strukturen läuft im wesentlichen in der embryonalen und pseudoglandulären Phase ab, die der respiratorischen Strukturen in der kanalikulären und sakkulären Phase. Folgende Proliferations- und Differenzierungsprozesse sind hervorzuheben:

– numerisches Wachstum der postbronchiolären Atemwege,
– Ausbildung der prospektiven Luft-Blut-Schranke sowie
– Differenzierung des respiratorischen Epithels in Typ-I- und Typ-II-Pneumozyten

Lediglich zwei Zelltypen, die Pneumozyten des Typs I und II, sind am Aufbau der menschlichen Alveolenoberfläche beteiligt. Der *Pneumozyt Typ II* ist eine plumpe (Durchmesser 10 μm), sehr stoffwechselaktive Zelle, deren charakteristisches Merkmal die osmiophilen Lamellenkörperchen (LK) sind, die in der Regel zwischen der 20. und 24. SSW histologisch nachweisbar werden. Sie stellen eine intrazelluläre Speicherungsform des Surfactants dar. Ihre Zahl wächst mit dem Gestationsalter. Der *Typ-I-Pneumozyt* ist die an den Gaswechsel angepaßte alveolare Zellform.

Die reife Luft-Blut-Schranke, durch die der alveoläre Gasaustausch vonstatten geht, besteht aus dem Kapillarendothel, dem schmalen Zytoplasmasaum des Typ-I-Pneumozyten und einem sehr schmalen Interstitium, das im dünnsten Bereich ausschließlich durch die fusionierte Basalmembran von Endothel- und Epithelzelle gebildet wird. Die Größe dieser Austauschfläche bei Geburt ist entscheidend für einen optimalen postnatalen Gasaustausch. Die Blut-Luft-Schranke wird fokal von der 19.–20. SSW an dann nachweisbar, wenn Blutkapillaren mit dem respiratorischen Epithel in enge Berührung kommen. Ihre Gesamtfläche wächst in den folgenden Wochen exponentiell, und ihre Größe ist wahrscheinlich für die Überlebensfähigkeit der sehr unreifen Frühgeborenen entscheidend. Nach histologischen Kriterien ist ein effektiver pulmonaler Gaswechsel erst ab der sakkulären Entwicklungsphase (ca. ab der 24. SSW) wahrscheinlich. Allerdings ist auch bei der fetalen Lungenreifung mit einer großen interindividuellen Variabilität zu rechnen, so daß vereinzelt auch Frühgeborene mit einem Gestationsalter < 24 SSW mit intensivmedizinischen Maßnahmen einen ausreichenden pulmonalen Gaswechsel erreichen können.

Tab. 2 Morphologische Nachteile der Lunge sehr unreifer Frühgeborener

– unzureichend ausgebildete Gesamtfläche der Luft-Blut-Schranke

– unzureichende respiratorische Oberfläche infolge unreifer Alveolarisierung

– breite mesenchymale Alveolarsepten mit großer Distanz zwischen Lungenkapillaren und Alveolarepithel

– geringe Kapillarisierung der azinären Strukturen

– geringe Zahl an Lymphgefäßen

– starke Kollapsneigung der terminalen lufthaltigen Strukturen infolge spärlicher Ausbildung des alveolären Fasernetzes aus Elastikafibrillen

– unzureichende alveoläre Surfactantkonzentration

– unzureichende intrazelluläre Surfactantpools

– großer intrapulmonaler Shunt

– erheblicher Anteil der Totraumventilation am Atemminutenvolumen infolge erst beginnender Alveolarisierung

Eine histologisch unreife Lunge ist jedoch durch weitere morphologische Faktoren benachteiligt (Tab. 2).

Beachte: Eine exogene Surfactantapplikation beseitigt nicht die morphologischen und funktionellen Nachteile der unreifen Lunge.

Faktoren des fetalen Lungenwachstums

Eine Vielzahl endogener Faktoren (Hormone, Wachstumsfaktoren) und physikalischer Einflußgrößen wirken auf das pränatale pulmonale Wachstum ein. Das gilt auch für die Pneumozyten Typ II, bei denen sich die qualitativen und quantitativen Voraussetzungen zur Synthese und Sekretion des Surfactants herausbilden.

In der multihormonalen Kontrolle spielen die endogenen Glukokortikoide eine zentrale Rolle. Beispielsweise wird die inaktive Form der fetalen *Glukokortikoide* (Cortison) in den pulmonalen Fibroblasten aktiviert und bewirkt die Bildung des Fibroblasten-Pneumozyten-Faktors (FPF), der wiederum die Surfactant-Synthese in der Typ-II-Zelle induziert. Die FPF-Bildung wird durch Insulin und Androgene gehemmt, Schilddrüsenhormone erhöhen die FPF-Wirkung auf die Typ-II-Zelle.

Exogen zugeführte Glukokortikoide induzieren in der fetalen Lunge eine strukturelle, biochemische und funktionelle Akzeleration:
a) beschleunigte epitheliale und mesenchymale Differenzierung einschließlich früherer Herausbildung von Lamellenkörperchen in den Typ-II-Zellen,
b) früheres Auftreten alveolären Surfactants einschließlich der Surfactantproteine A, B, C,
c) verbesserte Lungencompliance und vergrößerte funktionelle Residualkapazität FRC.

Tierversuche zeigen, daß Glukokortikoide und Schilddrüsenhormone die unreife Lunge für eine postnatale Surfactanttherapie optimieren. Diese Ergebnisse bestätigen die klinischen Beobachtungen (s. Beitrag Gortner, S. 61).

Mechanische Wachstumsfaktoren

Wesentlich für die morphologische und funktionelle Lungenentwicklung sind physikalische Faktoren wie verfügbarer Ausdehnungsraum für die Lunge in der Thoraxhöhle, fetale Atembewegungen, die Fruchtwassermenge und die fetale pulmonale Flüssigkeit, die in den pulmonalen Hohlräumen den späteren Platz der Luft einnimmt (s. Beitrag Schmalisch u. Wauer, S. 35). Sie macht fetale Atembewegungen erst möglich. Die mechanische Ausdehnbarkeit der Lunge scheint nicht nur in der Fetalperiode ein wichtiger Stimulus der morphologischen, neuromuskulären und biochemischen Lungenentwicklung zu sein. *Postnatal ist die mechanische Dehnung in Form der Ventilation eine entscheidende Regelgröße für die Surfactanthomöostase in der Alveole.*

Lungenflüssigkeit

Die Epithelien der fetalen Lunge produzieren mit Hilfe einer Chloridpumpe aktiv eine Lungenflüssigkeit (250–300 ml/d), deren Zusammensetzung (hoher Chlorid-, niedriger Bicarbonatgehalt, kein Protein) sich eindeutig von der des Fruchtwassers unterscheidet. Die Lungenflüssigkeit fließt langsam von den terminalen Atemwegen zum Oropharynx (Nettotransport in der Trachea ca. 15 ml/h), wird dann verschluckt oder in die Fruchthöhle „ausgeatmet". Das intraluminäre Volumen der fetalen Lungenflüssigkeit entspricht mit 30 ml/kg beim reifen Neugeborenen ungefähr dem der funktionellen Residualkapazität des Neugeborenen nach Belüftung der Lunge (s. Beitrag Schmalisch u. Wauer, S. 35).

Die Poren der fetalen pulmonalen Kapillarwände (Radius 11 nm) sind gut für Plasmaproteine durchlässig (Radius des Albumin-Moleküls ca. 3,4 nm). Bei intakter Alveolarmembran sind keine Proteine in der fetalen Lungenflüssigkeit nachweisbar, denn die Poren der Alveolarepithelien (Radius 0,25 nm) gestatten nur eine langsame Permeation von elektrolythaltiger Flüssigkeit. Bei Zerstörung dieser Epithelschranke (perinatale Hypoxie, toxische Radikale, Proteasen, mechanische Überdehnung bei Beatmung u. a.) treten Plasmaproteine einschließlich Albumin in den Alveolarraum über (s. Beitrag Herting [S. 124] und Beitrag Möller [S. 133]).

Das Surfactant-System

Funktion

Die postnatale Lunge stellt in ihrer Gesamtheit eine große Grenzfläche zwischen Luft und Flüssigkeit dar, an der Oberflächenspannungskräfte wirksam werden. Die Oberflächenspannung (OFS) infolge der Kohäsionskräfte zwischen den Molekülen läßt an der Grenzfläche Alveolarepithel/Luft eine in das Alveolarlumen gerichtete

Kraft entstehen, die Oberflächenverkleinerung anstrebt. Kalkulationen auf der Grundlage des LaPlaceschen Gesetzes (Druck = 2 × OFS/Radius) ergaben, daß die Alveolen am Ende der Ausatmung kollabieren und die kleineren Alveolen mit dem höheren Oberflächendruck sich in größere Alveolen entleeren müßten.

Diese an der intrapulmonalen Grenzfläche Alveolarepithel/Luft herrschenden hohen Retraktionsdrücke setzt der lebensnotwendige Surfactant[3] soweit herab, daß am Ende einer normalen Ausatmung, d. h. auf Niveau der funktionellen Residualkapazität (FRC) der Lunge, an der Alveolaroberfläche OFS-Werte eintreten, die gegen Null mN/m streben. Funktionstüchtiger Surfactant verhindert die Ausbildung von Atelektasen und den Kollaps terminaler Bronchiolen. Das gelingt durch die Bildung einer ein- oder doppelmolekularen Schicht (Mono- oder Bilayer) an der Grenzphase Flüssigkeit/Luft, die vor allem aus den amphiphilen[4] Phospholipiden (Lezithin = Dipalmitoyl-Phosphatidylcholin, DPPC) bestehen.

Der Surfactant stabilisiert weiterhin die alveoläre Belüftung, indem bei den kleineren Alveolen die OFS stärker als bei den größeren vermindert wird. Surfactant ermöglicht die Ausbildung der funktionellen Residualkapazität (FRC) bei niedrigen transpulmonalen Drücken. Um diesen spezifischen Anforderungen nachzukommen, muß Surfactant (auch der therapeutisch genutzte) drei physiko-chemische Eigenschaften erfüllen:

- rasche Adsorption der oberflächenaktiven Moleküle an der Grenzfläche Flüssigkeit/Luft,
- Bildung eines oberflächenaktiven Films (Lipid-Monolayer) mit hohem Oberflächendruck (Spreitungsdruck) und niedriger Kompressibilität, der die OFS auf sehr niedrige Werte senken kann,
- schnelle Reorganisation des Monolayers aus den bei der Ausatmung in die Subphase abgedrängten Komponenten des oberflächenaktiven Films.

Beachte: Der zur Therapie des ANS eingesetzte Surfactant muß aber nicht nur die OFS in den Alveolen reduzieren, sondern er muß auch die Eigenschaften besitzen, sich homogen in der Lunge zu verteilen.

---

[3] Engl.: von **surf**ace **ac**tive ag**ent**; deutsch: Antiatelektasefaktor.

[4] Polare Substanzen, die eine hydrophobe und eine hydrophile Komponente besitzen und sich an Grenzflächen anreichern.

Das alveoläre Surfactantsystem besitzt noch weitere Funktionen: Es hält die Lunge trocken, indem die Nettokraft, die den Flüssigkeitsaustausch zwischen Interstitium und Alveolen beeinflußt, in Richtung Interstitium gerichtet bleibt. Steigt infolge Surfactant-Mangel die OFS, so ergibt sich am Alveolarepithel ein negativer Nettodruck (Sog) in Richtung Alveolarlumen, der ein Lungenödem zur Folge hat. Dieser Mechanismus spielt auch bei der Pathogenese passagerer respiratorischer Anpassungsstörungen (wet lung, transitorische Tachypnoe) sowie bei der konnatalen Pneumonie eine Rolle. Der Surfactant schützt die Alveolarzelle vor Dehydratation, beteiligt sich an der lokalen Infektabwehr, am Sekrettransport in den Atemwegen sowie am Schutz vor Sauerstoffradikalen.

Zusammensetzung

Der Surfactant selbst stellt eine komplexe Mischung (Emulsion) aus Lipiden (90%), Proteinen (10%), Kohlenhydraten und Ionen dar (Tab. 3, s. auch Beitrag Stevens, S. 21). Von den Lipiden sind 80–90% Phospholipide (PL). Im Phospholipidprofil des reifen menschlichen Surfactants überwiegen das Dipalmitoyl-Phosphatidyl-Cholin (DPPC; Lezithin) mit ca. 70% und das Phosphatidylglycerol (PG) mit ca. 10%. Diese beiden Phospholipide sind im Surfactant der reifen Lunge die wichtigsten oberflächenaktiven Substanzen. Über die Funktionen der anderen Surfactant-Komponenten (Kohlenhydrate, Plasmalogene, freie Fettsäuren) sind meist nur einige Details bekannt. Eine Aufgabe besteht sicher darin, den Aggregatzustand von DPPC so zu beeinflussen, daß es bei Körpertemperatur flüssig ist. DPPC allein bleibt bis ca. 41 °C kristallin.

Phosphatidylinositol (PI) ist wie PG eine Minorkomponente des Surfactants. Beide Minorkomponenten sind gleichermaßen oberflächenwirksam. Während der Lungenreifung wird der anfänglich hohe PI-Anteil durch PG ersetzt. *Mit fortschreitender Lungenreife ändert sich also die biochemische Zusammensetzung des fetalen Surfactants.*

Bis heute sind vier spezifische Surfactant-assoziierte Proteine SP-A, -B, -C und -D bekannt, die alle in der Typ-II-Zelle synthetisiert werden. Sie unterscheiden sich im Molekulargewicht, in Struktur, chemischen Eigenschaften und in ihrer physiologischen Rolle bei der Bildung des intraalveolären tubulären Myelins, der Formierung des oberflächenaktiven Films an der Grenzfläche

Luft-Hypophase und bei Prozessen der Surfactanthomöostase (ausführliche Darstellung s. Beitrag Stevens u. Schadow [S. 21] und Beitrag Bartmann [S. 99]).

SP-A als Hauptprotein des Surfactants ist ein relativ gut wasserlösliches Glykoprotein. Es ist wie SP-B und SP-C in der alveolären Lavageflüssigkeit vorhanden. Im Gegensatz zum SP-A werden die niedermolekularen hydrophoben Surfactantproteine SP-B und SP-C nur durch organische Lösungsmittel, wie z. B. Chloroform aus pulmonalem Gewebe bzw. Lavageflüssigkeit, gelöst. Bei der Herstellung natürlicher Surfactants bleiben die strukturähnlichen Proteine SP-B und SP-C mit den Surfactantlipiden verbunden, während SP-A herausgelöst wird[5]. Die bisher registrierten synthetischen Surfactantpräparate sind proteinfrei. In der therapeutischen Anwendung bei ANS-Patienten zeigen SP-B und SP-C enthaltende Surfactantpräparate eine wesentlich schnellere Wirkung als die proteinfreien synthetischen Präparate. Es sind deshalb in naher Zukunft synthetische Präparate mit rekombinanten hydrophoben Surfactantproteinen zu erwarten. Sie werden auch mit dem Ziel entwickelt, resistenter gegen Surfactant-Inhibitoren zu sein (s. Beitrag Gortner, S. 63).

Die Rolle des SP-D, eines Glykoproteins mit Sequenz- und Strukturähnlichkeiten mit SP-A und Kollektinen, scheint nach bisherigen Funktionsanalysen eher auf dem Gebiet der lokalen Abwehr als in Aufgaben bei der Senkung der Oberflächenspannung zu liegen: Aktivierung von Phagozyten, Erkennung von Mikroben, Bindung von Leukozyten und Monozyten, Verminderung der epithelialen Adhärenz und Erleichterung der mukoziliären Aktivität. SP-A und SP-D könnten bedeutsame Glieder im intrapulmonalen Abwehrsystem gegen pathogene Mikroorganismen sein.

Surfactantstoffwechsel

Bei der Beschreibung der anabolen und katabolen Surfactant-Stoffwechselprozesse muß zwischen den prä- und perinatalen und den adulten Funktionszuständen der Lunge unterschieden werden, die unterschiedliche biologische Anforderungen erfüllen müssen. Außerdem ist zu

---

[5] Ausnahme: Der aus humanem Fruchtwasser reifer Neugeborener hergestellte Surfactant, der heute nicht mehr eingesetzt wird, enthielt SP-A.

Tab. **3** Zusammensetzung und Gewinnungsart bisher angewandter natürlicher Surfactantpräparate im Vergleich zur Zusammensetzung von Lungenlavageflüssigkeit. Es handelt sich um natürliche Präparate, die in ihrer Zusammensetzung einer gewissen biologischen Variabilität unterliegen

	Lungen-lavage	humaner Surfactant	Alveofact	Curosurf	Survanta	CLSE
Quelle	bronchiale Spül-flüssigkeit Erwachsener	Frucht-wasser reifer menschlicher Feten	Rinderlunge	Schweine-lunge	Rinderlunge	Kälber-lunge
Gewinnung	perbron-chiale Spülung	Zentrifuga-tion, Filtration	Lavage, Zentrifuga-tion, Lipid-extraktion	„Mincing", Zentrifuga-tion, Lipid-extraktion	„Mincing", Zentrifuga-tion, Lipid-extraktion angereichert*	Lavage, Zentrifuga-tion, Lipid-extraktion
Zusammensetzung (%)						
Protein	5 – 10**	5,4**	1,5***	1***	1***	1,5***
Phospholipide	80	81	88	99	83,5	90 – 94
davon						
Phosphat-idylcholin	65	63	82	79	74	79
Phosphat-idylglycerol	5 – 10	6	9	1,2	2,7	6
Phosphat-idylinositol	2	5,6	0,5	5,2	k. A.	k. A.
Phosphat-idylserin	k. A.	0,3	0,5	1,3	4,4	5
Phosphat-idylethanol-amin	k. A.	4	3	6,9	4,2	3
Sphyngo-myelin	2	1,2	1,4	5,5	9,6	2
Lysophosphat-idylcholin	k. A.	0,3	4	k. A.	1,1	< 1
andere/ unbekannt	1	0,6	0,2	k. A.	1,5*	k. A.
Neutrallipide/ Cholesterol	5	15	4	k. A.	k. A.	4
Freie Fettsäuren	k. A.	1,6	0,6	k. A.	k. A.	k. A.

*   angereichert mit Dipalmitoyl-Phosphatidyl-Cholin, Tripalmitin und Palmitinsäure
** enthalten die Surfactantproteine SP-A, -B, -C
*** enthalten nur SP-B und -C

berücksichtigen, daß das Schema des normalen und pathologischen Surfactant-Stoffwechsels aus Tierversuchen verschiedener Spezies abgeleitet wurde und über die Prozesse beim Menschen relativ wenig bekannt ist.

Synthese

Bildungsort der Surfactantkomponenten ist das endoplasmatische Retikulum der Pneumozyten Typ II. Die Phospholipide und Apoproteine werden durch den Golgi-Apparat zu Sekretionsvesikeln, den Lamellenkörperchen (LK), transportiert, wo der Surfactant in Form von dicht aufeinandergestapelten Doppellamellen gespeichert wird. Schon in der frühen Fetalperiode (12. – 14. SSW) besitzen die Alveolardeckzellen die Fähigkeit, PL zu synthetisieren. Ab der 20. – 24. SSW sind LK in den Typ-II-Zellen nachweisbar, und die weitere intrazelluläre PL-Speicherung schreitet linear bis zur Geburt voran. Bis zum Geburtstermin sind für den Beatmungsbeginn große Surfactantvorräte angelegt.

Im Gegensatz zur PL-Synthese und deren intrazellulären Speicherung beginnt die Sekretion der Lamellarkörperchen LK in das mit Lungenwasser gefüllte Alveolarlumen wesentlich später, nach der 28. – 30. SSW, und scheint eine der kritischen Funktionen für das postnatale Überleben zu sein. Während einer ungestörten fetalen Entwicklung erreicht die Surfactant-Sekretionsleistung der Typ-II-Zelle nicht vor der 35. SSW eine bedeutsame Größe, was sich im Fruchtwasser widerspiegelt.

Die Ausschleusung des Inhalts (Exozytose) reifer LK, bei der die LK-Membran mit der Typ-II-Zellmembran fusioniert, wird durch mechanische Dehnung der Alveolarepithelien, durch Katecholamine, zyklisches Adenosinmonophosphat cAMP, ATP und Ca-Ionen stimuliert, Faktoren, die besonders intensiv zur Geburt wirksam werden.

Die Wiederverwendung (recycling) „ver- oder gebrauchter" Surfactantkomponenten in der Typ-II-Zelle ist nach heutigem Kenntnisstand postnatal die wesentliche Quelle für die Surfactantsynthese. Recycling scheint der Hauptmechanismus der alveolären Surfactant-Clearance zu sein; Phagozytose, extrazellulärer Abbau und Abtransport durch muköziliäre Aktivität scheinen von untergeordneter Bedeutung.

Perinatale Anpassungsprozesse der Lunge

Neonataler Surfactantstoffwechsel

Die Exozytose der LK in die Alveolarräume wird mit Geburtsbeginn stark intensiviert und während des postnatalen Adaptationsprozesses hochgradig fortgesetzt. Bei belüfteter Lunge entleert sich der dicht gepackte Inhalt der LK in die Subphase der extrazellulären Surfactantschicht, die die alveoläre Oberfläche bedeckt (Sekretion). Aus den Lamellen der LK gehen die charakteristischen submikroskopischen Gitterstrukturen, das tubuläre Myelin, hervor (Surfactantkonversion).

Das tubuläre Myelin ist ein extrazelluläres Surfactantreservoir, das die Phospholipide unter Mitwirkung der Surfactantproteine A und B und von Calciumionen strukturiert vorhält. Aus dem tubulären Myelin bildet sich die einmolekulare Phospholipid-Schicht (Monolayer) an der Flüssigkeit-Luft-Grenze als eigentliche oberflächenaktive Schicht aus. Somit kann man das tubuläre Myelin als eine spezielle Transportform der Phospholipide von der Typ-II-Zelle zur Grenzfläche ansehen.

Mit der Verkleinerung der Alveole während der Ausatmung werden PL-Moleküle aus dem Monolayer abgedrängt. Man stellt sich vor, daß bei der Inspiration die „verbrauchten" Komponenten des Monolayers aus dem tubulären Myelin ersetzt werden.

Die alveoläre Surfactantmenge wird postnatal an die verschiedenen physiologischen Anforderungen angepaßt und trotz der vielen ineinandergreifenden Prozesse konstant gehalten. Die Regelgröße, nach der die Lunge den alveolären Surfactantpool einstellt, ist unbekannt.

Clearance und Recycling des Surfactants

Von den möglichen Wegen der Surfactant-Clearance – Abbau, Recycling, Abtransport über die Atemwege – scheinen nach dem gegenwärtigen Wissensstand die Wiederaufnahme (recycling), der Abbau und die Wiederverwendung der „verbrauchten" Phospholipidaggregate in den Typ-II-Zellen die größte Bedeutung zu besitzen. Ein Teil der aufgenommenen Surfactant-Komponenten wird direkt zu den LK befördert (recycling), ein anderer Teil dem Abbau und die Abbauprodukte der Resynthese zugeführt.

Die verschiedenen Phospholipidspezies und Apoproteine werden unterschiedlich wiederverwertet. Die Wiederverwendungsprozesse sind wahrscheinlich abhängig vom postnatalen Alter. Bei den zellulären Aufnahme- und intrazellulären Sortierungs-Prozessen der Surfactant-Phospholipide spielt das SP-A eine wesentliche Rolle. Fehlt SP-A, so werden die Surfactantlipide abgebaut. In Anwesenheit von SP-A dagegen werden die Lipide fast unverändert zu den LK transportiert und wieder sezerniert.

Aus der Kenntnis dieses Recyclingmechanismus der Phospholipide ergibt sich, daß die Surfactant-Synthese auch über endotracheale Applikation von exogenen Phospholipiden (z.B. durch synthetische Surfactantpräparate) stimuliert werden kann und daß dieser Prozeß wahrscheinlich durch endogenes SP-A gefördert wird.

Lungenbelüftung post natum

Intranatale Vorbereitung

Die Vorbereitungen für den postnatalen Belüftungsprozeß beginnen intranatal im Zusammenhang mit der mütterlichen Wehentätigkeit, indem die Produktion der fetalen pulmonalen Flüssigkeit gestoppt wird, die Resorption dieser Flüssigkeit aus den Atemwegen anläuft und große Mengen des intrazellulär gespeicherten Surfactants sezerniert werden.

Während in der fetalen Lunge vor der 35. SSW der größte Teil des Surfactants intrazellulär gespeichert vorliegt, ist der alveoläre Surfactantpool der reifen Lunge zur Geburt nicht nur höher als der intrazelluläre, sondern er beträgt sogar das 8fache der Menge eines Erwachsenen. Die Freisetzung des intrazellulär gespeicherten Surfactants wird intranatal durch die beim Geburtsstreß ausgeschütteten Mediatoren (wahrscheinlich vor allem Sympathikomimetika) eingeleitet. Postnatal ist wahrscheinlich die mechanische Lungendehnung der effektivste Stimulus.

Belüftung

Der Übergang von der flüssigkeits- zur luftgefüllten Lunge verläuft beim reifen Neugeborenen in wenigen Minuten und erfordert neben regelmäßiger Aktivität des Atemzentrums die Ausbildung einer funktionellen Residualkapazität, die Steigerung der pulmonalen Durchblutung und den Abtransport der pulmonalen Flüssigkeit.

Tab. 4 Wirkung von Surfactant und Surfactantmangel auf einige pulmonale Funktionen postnatal

gesunde Lunge	kranke Lunge
Stabilisierung der Lufträume	Atelektase
Senkung der Filtration	Lungenödem
Steigerung der Infektabwehr	verminderte Infektabwehr

Bei der Belüftung muß man die mechanischen Vorgänge in den oberen Atemwegen von den resorptiven Prozessen auf Alveolarebene unterscheiden. Nach Auspressen des Kindes aus dem Geburtskanal tritt durch Entspannung des komprimierten Thorax Luft anstelle der herausgepreßten Lungenflüssigkeit in die oberen Luftwege ein.

Die surfactantreiche alveoläre Flüssigkeit wird rasch in das Interstitium resorbiert und in den ersten 5–6 Lebensstunden über Lymph- und Blutgefäße abtransportiert, der Surfactant verbleibt in der Alveole und bildet an der Grenzphase Alveolarluft/Alveolarepithel die oberflächenaktive Schicht aus. Während des Überganges vom Stadium der flüssigkeits- zur lufthaltigen Lunge besteht ein kurzes transitorisches Stadium, in dem sich in den Alveolen Schaum als ein Gemisch von Flüssigkeit und Luft bildet. Die Schaumblasen können jedoch nur dann entstehen, wenn ausreichend Surfactant in der Lungenflüssigkeit enthalten ist, um die Blasen zu stabilisieren.

In früheren Arbeiten wurden sehr hohe transpulmonale Drücke (bis zu 80 cm Wassersäule) für die ersten Atemzüge angegeben. Nach neueren atemphysiologischen Untersuchungen zur Lungenbelüftung ist die Belüftung bei niedrigeren Inspirationsdrücken möglich. Der normale Eröffnungsdruck beträgt ca. 1,5–2,0 kPa (15–20 cm Wassersäule).

Besonderheiten beim Frühgeborenen

Ursächlich verantwortlich für die häufige respiratorische Insuffizienz der Frühgeborenen ist nicht allein der alveoläre Surfactantmangel infolge verminderter Surfactantsynthese und -sekretion bei geringerem intrazellulärem Surfactantspeicherpool, sondern auch die strukturelle und funktionelle Unreife des gesamten Atmungssystems.

Das betrifft vor allem
- den histologischen Aufbau der Lufträume und Kapillaren,
- die wegen morphologischer Unreife beschränkten Möglichkeiten zur Flüssigkeitsdrainage,
- den pulmonalen Kreislauf mit relativer Hypertonie sowie Neigung zu intra- und extrapulmonalen Shunts (insbesondere der Ductus arteriosus persistens),
- die Instabilität des knöchernen Brustkorbes,
- die schwache Atemmuskulatur und
- eine sehr störanfällige Atemregulation des sehr unreifen Frühgeborenen (< 1500 g, < 30. SSW; s. auch Tab. 2).

Bei einer unreifen surfactantarmen Lunge wird zur Belüftung ein hoher Eröffnungsdruck erforderlich, da Surfactant zur Senkung der hohen intrapulmonalen OFS an der Grenzphase zwischen Luft und Alveolarflüssigkeit bzw. -epithel fehlt. Die Luftretention am Ende der Exspiration ist minimal, und die terminalen respiratorischen Bronchioli und die primitiven Sakkuli kollabieren bei sinkendem Dehnungsdruck während der Ausatmung. Weiterhin ist in der unreifen Lunge die Resorption der Lungenflüssigkeit verzögert, da die hohe OFS die intraalveoläre Flüssigkeit in der Alveole zurückhält. Zusätzlich ist infolge der morphologischen Unreife (geringere Zahl von Lymphgefäßen, größere Diffusionsstrecke, breitere mesenchymale Alveolarsepten, s. Tab. 2) der intrapulmonale Lymphstrom gegenüber reifen Neugeborenen deutlich langsamer. Für ANS-Kinder typisch sind der histologische Nachweis eines Lungenödems und vermehrtes Lungenwasser in physiologischen Untersuchungen. Aus diesen Zusammenhängen wird deutlich, daß auch das Lungenödem und die morphologische Unreife bei der Pathogenese des ANS eine zentrale Rolle spielen. Die postnatale endotracheale Instillation von exogenem Surfactant verbessert durch Senkung der intrapulmonalen OFS die biochemischen und mechanischen Eigenschaften der unreifen Lunge und trägt damit zur Verminderung des Lungenwassergehalts bei. Jedoch bleibt die morphologische Unreife unbeeinflußt, und die Atemstörung wird nur dann behoben, wenn eine ausreichende endogene Surfactantsynthese schnell zustande kommt. Die Zeitdauer der Drainage der pulmonalen Flüssigkeit ist eine bis heute unbekannte und schwer meßbare Größe.

Pathogenese des ANS

Prinzipiell unterscheidet man zwei Ursachen des Surfactantmangels in der Neugeborenenperiode:
1. primärer intraalveolärer Surfactantmangel bei Lungenbelüftung infolge Lungenunreife oder genetischer Störung (kleine endogene Surfactantpoolgröße, Unreife der Biosynthese, der Surfactantsekretion und/oder des Recyclings),
2. Inaktivierung von primär intraalveolär ausreichend vorhandenem Surfactant nach einer schweren perinatalen Lungenschädigung (Schocklunge) infolge Asphyxie, Infektion, Schock oder toxischer Einflüsse.

In der täglichen Praxis sind – insbesondere nach unsachgemäßer perinataler Versorgung (Geburtsleitung, Reanimation, Transport, die zu Hypoxie, Azidose, Hypothermie, Hypotonie usw. führen; s. ANS-Prophylaxe und -Therapie) – Mischformen von primärem und sekundärem Surfactantmangel häufig. Perinatale Infektionen der Lunge bieten zusätzliche Schadfaktoren, die den pathogenetischen Basisprozeß überlagern und modifizieren (s. Beitrag Herting, S. 124). Die beiden prinzipiellen Ursachen können auch nacheinander in Form eines Circulus vitiosus wirksam werden (Abb. 5). Beim klassischen neonatalen (primären) ANS besteht ein durch Unreife bedingter Surfactantmangel (kleiner endogener Surfactantpool). Die hypoventilationsbedingte Hypoxie/Azidose führt zu einer pulmonalen Vasokonstriktion, verminderter pulmonaler Durchblutung, pulmonaler Hypertonie und konsekutiver Rechtsherzbelastung mit Anstieg des atrialen natriuretischen Hormons auf die zehnfache Serumkonzentration. In der Regel bildet sich beim ANS ein Rechts-links-Shunt von > 40 % heraus – abschätzbar durch den alveolo-arteriellen Druckgradienten AaDO$_2$ oder durch den Oxygenierungsindex p$_a$O$_2$/F$_I$O$_2$. Diese Parameter sind für die kontinuierliche klinische Beurteilung des Schweregrades, für Therapieentscheidungen und für die Prognose gut geeignet (s. Beitrag Jorch, S. 90).

Bei den für die Belüftung der surfactantarmen Lunge erforderlichen hohen transpulmonalen Drücken und Beatmungsvolumina treten schon von den ersten Lebensminuten an bronchoalveoläre Epitheleinrisse auf. Die kapillär-alveoläre Permeabilität steigt postnatal rasch an, und proteinhaltige Flüssigkeit tritt in die Lufträume aus. Nicht nur der Grad der Unreife, son-

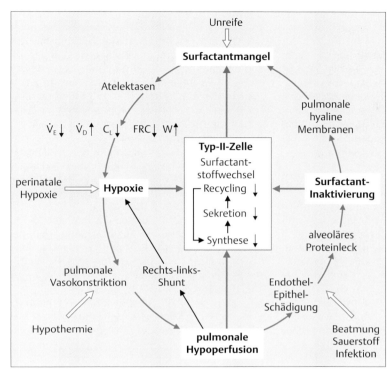

$\dot{V}_E$ = Ventilation
$\dot{V}_D$ = Totraumventilation
C_L = pulmonale Compliance
FRC = funktionelle Residualkapazität
W = Atemarbeit

Abb. **5** Pathogenese des neonatalen Atemnotsyndroms. Das primäre (neonatale) Atemnotsyndrom beginnt auf der Basis eines unreifebedingten Surfactantmangels und kann durch zusätzliche exogene Faktoren (symbolisiert durch leere
Pfeile) kompliziert werden. Im äußeren Ring sind die Hauptprozesse des Circulus
vitiosus wiedergegeben, die sich auf die im Mittelpunkt dargestellte Alveolar-
deckzelle Typ II und deren Surfactantstoffwechsel auswirken. Aus dieser Abbil-
dung ist auch die Entstehung des sekundären (adulten) ANS ableitbar, bei dem
der Circulus vitiosus beim Faktor Hypoxie startet und dadurch konsekutiv einen
sekundären Surfactantmangel auslöst. Beachte: In diesem Schema sind nur die
mit der Funktionsstörung des Surfactantsystems ausgelösten Hauptprozesse auf-
gezeigt, die morphologischen Faktoren der ANS-Pathogenese blieben unberücksichtigt.

dern auch Infektionen, Barotrauma und Sauer-
stoff-Toxizität stehen in engem Zusammenhang
mit kapillär-alveolärer Permeabilitätserhöhung.

Die proteinhaltige Ödemflüssigkeit in den Alveolen enthält verschiedene Substanzen (Fibrinogen, Proteasen, Phospholipasen, Entzündungszellen mit freien Radikalen), die die Oberflächenaktivität des quantitativ verminderten endogenen Surfactants weiter senken oder aufheben.
Diese in den Alveolarraum eintretenden Surfactantinhibitoren sind wahrscheinlich für die ANS-
typische, in den ersten 24–48 Stunden progressive respiratorische Insuffizienz verantwortlich. Es
herrscht die Vorstellung, daß bei der Überwin-

dung des ANS die Inhibitoren intraalveolär durch
endogenen (gebildeten) oder exogenen (zugeführten) Surfactant neutralisiert werden. Der in-
aktivierte Surfactant (morphologisches Korrelat
sind die pulmonalen hyalinen Membranen) steht
für das Surfactantrecycling nicht zur Verfügung,
so daß eine wesentliche Quelle für die endogene
Surfactantnachbildung ausfällt.

In das Alveolarlumen eingetretene Proteine
verzögern die Resorption der pulmonalen Flüssigkeit, verdünnen die intraalveoläre Surfactantkonzentration und können sogar ein hämorrhagi-
sches Lungenödem verursachen. Hypalbumin-

ämie als Folge des intraalveolären Albuminverlustes ist schon seit Jahrzehnten bekannt.

⚠ Surfactantmangel verursacht eine unzureichende Belüftung der Lunge mit Ausbildung von Atelektasen (verringertes Atemzugvolumen, reduzierte funktionelle Residualkapazität, vergrößertes Totraumvolumen), eine niedrige Compliance (< 10 – 20 % des Referenzwertes), erhöhte Atemarbeit und steigenden Sauerstoffbedarf, der nicht gedeckt werden kann.

Beim neonatalen ANS zeigen die Phospholipid- und SP-A-Konzentrationen des Trachealsekretes einen charakteristischen Verlauf: einen kontinuierlichen Anstieg innerhalb der ersten 72 – 96 Stunden, keine weiteren Änderungen nach dem 4. Tag und in der Heilungsphase kein Unterschied zu den Werten lungengesunder Neugeborener.

Wie bereits erwähnt, kann auch eine schwere perinatale Lungenschädigung (Hypoxie, Azidose, Infektion) allein den Circulus vitiosus der ANS-Entstehung in Gang setzen (Abb. **5**), so daß bei einer primär biochemisch reifen Lunge ein sekundärer Surfactantmangel (sekundäres bzw. adultes ANS) ausgelöst werden kann (s. Beitrag Herting, S. 125). Epithelzellnekrosen und hyaline Membranen finden sich am häufigsten bei der Autopsie länger überlebender Frühgeborener, bestehen aber auch bei einem geringen Prozentsatz Totgeborener. Das spricht dafür, daß der pathogenetische Prozeß in einigen Fällen vor der Geburt beginnen kann.

⚠ Wesentliche pulmonale Probleme des unreifen Frühgeborenen mit ANS (Abb. **5**, Tab. **2**) sind
  – die geringen endogenen Surfactantpools
  – die langsame Neusynthese und
  – das behinderte Recycling extrazellulären Surfactants durch Mangel an SP-A und durch intraalveoläre Surfactant-Bindung in den hyalinen Membranen.
  Das ANS wird erst überwunden, wenn ausreichend aktiver Surfactant nachgebildet werden kann und der Zustrom von Inhibitoren in den Alveolarraum gestoppt ist.

Prophylaxe des ANS

Die Prophylaxe des ANS besteht in einem Bündel von Maßnahmen, deren erfolgreiche Anwendung eine straffe Organisation der prä- und perinatalen Versorgung erfordert. Sie beginnt mit der Frühgeburtsprophylaxe durch frühzeitige und regelmäßige Schwangerenberatung mit Erfassung und Therapie von Frühgeburtsbestrebungen vor der 35. SSW. Sie bedingt die Bestimmung des richtigen Zeitpunkts und die Bereitschaft des betreuenden Arztes, die Risikoschwangere rechtzeitig einem regionalen Perinatalzentrum zuzuweisen (Regionalisierung), in dem die organisatorischen und räumlichen Voraussetzungen einer engen interdisziplinären Zusammenarbeit gegeben sind, moderne diagnostische und therapeutische Bedingungen bestehen und eine umfassende Erfahrungsdichte zur Behandlung von Frühgeborenen vorhanden ist.

Im Perinatalzentrum werden geeignete Maßnahmen zur Unterdrückung der Frühgeburtsbestrebungen, zur Induktion der fetalen Lungenreife und zur Infektionsdiagnostik und -therapie eingeleitet. Wesentlich ist die rechtzeitige Entscheidung zur Geburtseinleitung und die Festlegung des Geburtsmodus. Oberstes Prinzip für Terminierung und Leitung der Geburt ist dabei, ein „gesundes" Frühgeborenes zur Welt zu bringen, d. h. ein Frühgeborenes, das prä- und intranatal nicht infiziert und/oder hypoxisch geschädigt wurde.

Sectio ohne vorherige Wehentätigkeit

Ein ANS oder ANS-ähnliche Krankheitsbilder werden häufiger (auch bei reifen Neugeborenen) dann beobachtet, wenn das Kind vor Einsetzen der Wehen per Kaiserschnitt geboren wurde. Da die pränatalen Adaptationsprozesse der Lunge nicht induziert wurden (s. oben), wird eine höhere respiratorische Morbidität in Abhängigkeit vom Geburtsmodus und von der Wehendauer beobachtet. Bei reifen Kindern nach Kaiserschnitt ohne vorherige Wehentätigkeit treten in > 10 % der Fälle postnatale Atemstörungen auf, bei Kaiserschnittkindern mit vorheriger Wehentätigkeit liegt die Häufigkeit bei 5 % und unter 1 % bei vaginal geborenen Kindern. Wenn nur die pulmonale Adaptation berücksichtigt werden müßte, wäre auch bei Frühgeborenen primär die vaginale Entbindung anzustreben, da diese besonders der intranatalen Vorbereitungsprozesse für die Lungenbelüftung bedürfen.

Induktion der Lungenreife

Glukokortikoide (Gk) induzieren die Lungenreife. Wiederholte klinische Studien haben sicher nachgewiesen, daß die pränatale Gk-Gabe an die Mutter die Inzidenz des ANS, dessen Schwere-

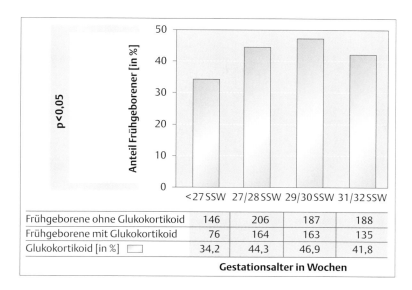

	<27 SSW	27/28 SSW	29/30 SSW	31/32 SSW
Frühgeborene ohne Glukokortikoid	146	206	187	188
Frühgeborene mit Glukokortikoid	76	164	163	135
Glukokortikoid [in %]	34,2	44,3	46,9	41,8

Gestationsalter in Wochen

Abb. **6** Bei Frühgeborenen (N = 1597), die postnatal wegen eines ANS mit Surfactant (Alveofact®) behandelt wurden, ist der Anteil mit pränataler Lungenreifeinduktion mit Glukokortikoiden (Gk) gestationsaltersabhängig. Die Unterschiede sind statistisch signifikant (p < 0,05, χ^2-Test) (Wauer u. Mitarb.: Lung & Respiration 11 [1994] 31 – 35).

grad und die Beatmungsdauer im Vergleich zu Kontrollkindern signifikant vermindert. Gleichzeitig sinkt die Häufigkeit der intraventrikulären Blutungen (IVH) aller Grade, der nekrotisierenden Enterokolitis (NEC) und die Frühsterblichkeit. Auch die pränatale Applikation anderer Medikamente (Ambroxol, Thyroxin, TSH) vermindert die ANS-Inzidenz.

Es ist bemerkenswert, daß Neugeborene nach pränataler Lungenreifeinduktion mit Glukokortikoiden nicht nur einen leichteren Verlauf des ANS aufwiesen, sondern auch eine bessere klinische Wirkung auf exogene Surfactantgabe zeigten, signifikant weniger Surfactant benötigten und eine geringere Inzidenz periventrikulärer Leukomalazien oder schwerer intraventrikulärer Blutungen hatten.

Angesichts der seit Jahren bekannten Effektivität der pränatalen Gk-Prophylaxe des ANS, der inzwischen nachgewiesenen Therapiesicherheit (nahezu fehlende Nebenwirkungen bei Mutter und Kind auch in Langzeitstudien) und der Vorteile pulmonaler „Konditionierung" für eine postnatale Surfactanttherapie, sollte die Anwendung in der täglichen Praxis unter Berücksichtigung der wenigen Kontraindikationen optimal ausgeschöpft werden (Abb. **6**). Ziel muß sein, 60 – 70 % der Frühgeborenen mit einem Gestationsalter < 34 SSW einer pränatalen Gk-Prophylaxe des ANS zuzuführen.

Kostenschätzungen der unterschiedlichen Behandlungen des ANS ergaben die beste Effekti-

vität für die Kombination von pränataler Gk-Prophylaxe und postnataler prophylaktischer Surfactantgabe, weil damit die höchste Überlebensrate und die geringste Anzahl von Intensivtherapie-Behandlungstagen erreicht wurden.

Klinischer Verlauf des ANS

Der klassische klinische Verlauf des ANS vor Anwendung exogenen Surfactants ist in Abb. **7** wiedergegeben. Er war charakterisiert durch eine progressive respiratorische Insuffizienz während der ersten 24 – 36 Lebensstunden (Stadium I), gefolgt von einer Periode relativen Gleichstandes des Schweregrades für weitere 24 – 36 Stunden (Stadium II). In unkomplizierten Verläufen besserte sich nach dem 3. Lebenstag der klinische Zustand (Stadium III). Durch Applikation von exogenem Surfactant wurde dieser zeitliche Ablauf wesentlich moduliert, in der Regel verkürzt (s. Beiträge Gortner [S. 55] und Jorch [S. 90]).

Eine Reihe objektiver Parameter wie p_aO_2/F_IO_2-Ratio, inspiratorischer Spitzendruck (PIP), Atemwegsmitteldruck (MAP), verstärkte Diurese (Drainage des Lungenödems), Thoraxröntgenbild und respiratorische Compliance gestatten die objektive Beschreibung der Lungenfunktion sowie die Einschätzung von Schweregrad und Verlauf des ANS (s. Beitrag Jorch [S. 90], Beitrag Wauer u. Schmalisch [S. 75], Beitrag Jorch [S. 90] und Beitrag Herting [S. 130]).

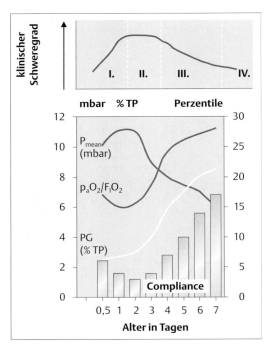

Abb. 7 Der subjektive Eindruck des klinischen Schweregrades im Verlauf des ANS (oben) ist durch verschiedene Kriterien weitgehend objektivierbar (unten). Diese Kriterien werden heute auch zur Beschreibung der Surfactantwirkung und zur Indikation einer Wiederholungsbehandlung herangezogen. Einzelheiten s. Text.

P_{mean} (mbar) = mittlerer Atemwegsdruck
p_aO_2 (kPa) = arterielle Sauerstoffspannung
F_IO_2 = inspiratorische Sauerstoff-Fraktion
(0,21 ... 1,0)
PG (in % TP) = Phosphatidylglyzerol im Trachealsekret
TP = Gesamtphospholipide

Perzentile als Maß für die pulmonale Compliance

Das letzte ANS-Stadium IV, in dem sich die Lungenfunktion normalisiert, kann in Abhängigkeit vom Grad der kindlichen Reife und vom Ausmaß der iatrogenen pulmonalen Schädigung 2 – 3 Wochen, aber auch Monate dauern. Die insbesondere bei Frühgeborenen < 1500 g (< 32 SSW) häufigen Komplikationen intrazerebrale Blutung, Persistieren des Ductus arteriosus und BPD manifestieren sich gewöhnlich während des Stadiums II. Der Schweregrad der Komplikationen bestimmt den weiteren Verlauf und die Prognose für das Kind.

Anamnese

Einige Anamnesekriterien korrelieren mit einem erhöhten ANS-Risiko: intranatale Asphyxie (niedriger Apgar-Wert postnatal nach 1 und 5 Minuten), vaginale Blutungen, Rh-Unverträglichkeit, mütterlicher Diabetes, Kaiserschnitt, männliches Geschlecht, Mehrlinge, Geschwister mit ANS. Ein vermindertes Risiko besteht bei vorzeitigem Blasensprung (> 24 h), bei klinischen Zuständen mit chronischem intrauterinen Sauerstoff-Nährstoffmangel (Hypotrophie, Gestose) sowie nach pränataler Lungenreifeinduktion (Glukokortikoide, TSH, Ambroxol).

Eine Vielzahl von Methoden ist hinsichtlich ihrer Eignung für eine ANS-Vorhersage klinisch positiv validiert worden. Sie beruhen entweder auf dem mikroskopischen, biochemischen oder physikalischen Nachweis von Surfactantbestandteilen (Lamellenkörperchen, Phospholipide, Surfactantproteine) oder auf der Messung der Oberflächenaktivität im pränatal gewonnenen Fruchtwasser bzw. im unmittelbar postnatal aspirierten Tracheal-, Pharyngeal- oder Magensekret.

Der Lezithin-Sphingomyelin-Quotient (L/S-Ratio) – ältester Parameter zur Einschätzung der fetalen biochemischen Lungenreife aus dem Fruchtwasser – gibt eine quantitative Aussage über den verfügbaren Surfactantpool. Bei einer L/S-Ratio im Fruchtwasser > 2 beträgt der Vorhersagewert für das Auftreten eines ANS 60–80 %, für eine reife Lunge 98 %. Der zusätzliche qualitative Nachweis der Minorkomponenten der Surfactantphospholipide, z. B. das Phosphatidylglyzerol (PG) (L/S-Ratio < 2 und PG negativ), verbessert den Vorhersagewert für das ANS auf ca. 85 – 90 %, für eine reife Lunge auf nahezu 100 %.

Für die Entscheidungsfindung zur postnatalen Surfactanttherapie haben diese Methoden bisher in Europa wenig Verbreitung gefunden. Ein einfacher bettseitiger Test mit schneller Resultatverfügbarkeit wäre hilfreich für eine objektive Therapieführung (s. u. und Beitrag Stevens u. Schadow, S. 30).

Diagnose

Bei der klassisch ausgeprägten klinischen Symptomatik des ANS weisen spontanatmende Frühgeborene eine ausgeprägte progrediente Atemnot mit den Symptomen Tachypnoe (> 60/min), Einziehungen, Knorksen (exspiratorisches Stöhnen) und zunehmende Sauerstoffabhängigkeit auf. Der *progrediente* Bedarf an Supplementärsauerstoff in der Inspirationsluft ist das beste differentialdiagnostische Kriterium gegenüber respiratorischen Anpassungsstörungen (sog. wet lung syndrome, pulmonary maladaptation, transitorische Tachypnoe), bei denen die Sauerstoffabhängigkeit in den ersten 24 Stunden kontinuierlich zurückgeht.

Heute sieht man in Deutschland diesen klassischen klinischen Verlauf des ANS seltener, denn es hat sich allgemein durchgesetzt, Früh- und Neugeborene mit Störungen der Lungenbelüftung, des Atemantriebs und der Kreislaufregulation unmittelbar nach Geburt sofort symptomatisch zu behandeln und schon frühzeitig mit geeigneten atemunterstützenden Maßnahmen (CPAP, Beatmung) zu beginnen.

> Wichtigste diagnostische Kriterien für ein ANS sind der progressive Sauerstoffbedarf, die radiologischen Veränderungen im Thoraxröntgenbild und der Ausschluß anderer Ursachen der respiratorischen Insuffizienz (Infektion, wet lung, persistierende fetale Zirkulation, Lungenhypoplasie, Fehlbildungen).

Es gibt Anstrengungen, praktikable Verfahren zum schnellen und spezifischen Nachweis von Surfactantmangel oder -dysfunktion zur Therapieentscheidung einzuführen. Bisher hat sich dieses Prinzip nur in Japan mit dem Mikrobubble-Stabilitäts-Test durchsetzen lassen. Biochemische Phospholipid-Analysen im postnatal gewonnenen Pharyngeal-, Tracheal- oder Magensekret sind ungeeignet, da sehr personal- und zeitaufwendig, so daß die Ergebnisse lediglich für eine retrospektive Diagnose, nicht jedoch für eine aktuelle Therapieentscheidung genutzt werden können (s. Beitrag Stevens u. Schadow, S. 23 ff.).

Therapie

> Entscheidend für den Therapieerfolg beim ANS ist die Durchsetzung einer Gesamtstrategie für die perinatale Betreuung von Risikoneugeborenen, insbesondere aber von sehr unreifen, sehr untergewichtigen Frühgeborenen. Diese Strategie (Tab. 5) umfaßt die
> – Frühgeburtprävention durch engmaschige Überwachung der Schwangeren,
> – rechtzeitige Zentralisierung der Schwangeren in ein Perinatalzentrum bei drohender Frühgeburt vor der 32. (34.) SSW,
> – Lungenreifeinduktion (evtl. wiederholt),

– perinatale Asphyxieprävention (intranatale Überwachung)
– optimierte Geburtsleitung (beachte die fehlende pulmonale Adaptation beim präventiven Kaiserschnitt),
– Einhaltung der Richtlinien für die symptomatische Therapie der respiratorischen Insuffizienz während der postnatalen Reanimation und während des evtl. notwendigen Transportes:
  – Warmhaltung (cave Körpertemperatur < 36 °C),
  – Supplementärsauerstoff,
  – apparative Atemunterstützung (CPAP oder Beatmung),
  – Korrektur der Azidose, der Hypovolämie und Hypotension,
  – Glukoseinfusion,
  – Surfactantapplikation.

Nach der Surfactantgabe tritt bei ca. 70–80 % der ANS-Frühgeborenen eine klinische Verbesserung ein (Responder). Hypothermie, niedriger Blut-

Tab. **5** Surfactanttherapie – Teil eines Gesamttherapiekonzeptes

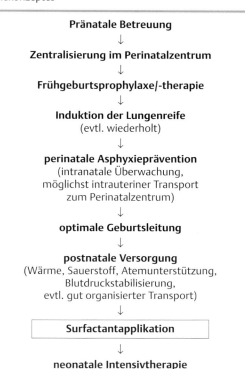

Pränatale Betreuung
↓
Zentralisierung im Perinatalzentrum
↓
Frühgeburtsprophylaxe/-therapie
↓
Induktion der Lungenreife (evtl. wiederholt)
↓
perinatale Asphyxieprävention (intranatale Überwachung, möglichst intrauteriner Transport zum Perinatalzentrum)
↓
optimale Geburtsleitung
↓
postnatale Versorgung (Wärme, Sauerstoff, Atemunterstützung, Blutdruckstabilisierung, evtl. gut organisierter Transport)
↓
Surfactantapplikation
↓
neonatale Intensivtherapie

druck und vermindertes Blutvolumen sind häufig bei Non-Respondern zu finden (s. Beitrag Jorch, S. 92).

Neben der endotrachealen Substitution von Surfactant ist die Induktion der Sekretionsfunktion der Typ-II-Zellen durch Ambroxol eine weitere Möglichkeit der kausalen Therapie, um den Verlauf eines ANS durch beschleunigte Ausschleusung intrazellulär gespeicherten Surfactants zu verbessern. Frühzeitige Anwendung von Ambroxol, möglichst vor der 6. Lebensstunde (Dosis 30 mg/kg/d in 4 Einzeldosen langsam über 20 min i. v.), vermindert die ANS-Begleitmorbidität bei den sehr unreifen Neugeborenen.

Prinzipien der Surfactantanwendung

Schon bald nach der Beschreibung des Basisdefekts beim ANS im Jahre 1959 durch Avery u. Mead wurde eine kausale Therapie versucht, da die Menge an Lezithin, die zur Ausbildung einer einmolekularen Lezithin-Schicht auf der Alveolaroberfläche der Lunge eines Neugeborenen notwendig wäre, nur ungefähr 5 mg/kg Körpergewicht beträgt (Überblick über die klinische Nutzung s. Beitrag Gortner, S. 54; über Applikationstechnik s. Beitrag Herting u. Jorch, S. 68).

Anwendung von Surfactant zur Prophylaxe des ANS

Als prophylaktischen Surfactant-Einsatz bezeichnet man die intratracheale Gabe von Surfactant unmittelbar postnatal vor oder während der ersten Atemzüge. Die prophylaktische Behandlung, mit der alle Frühgeborenen bei Vorliegen festgelegter Reifekriterien behandelt werden, ist prinzipiell nur bei Kindern mit hohem ANS-Risiko vertretbar, damit nicht zu viele Frühgeborene behandelt werden, die keinen Surfactantmangel aufweisen. Bei welchen Kriterien ein solches Risiko besteht, wird infolge verschiedener epidemiologischer Daten unterschiedlich eingeschätzt. Nach Abb. 1 besteht eine ANS-Inzidenz > 50 % nur bei Frühgeborenen < 30 SSW. Allgemein wird empfohlen, eine prophylaktische Surfactantbehandlung bei einem Gestationsalter ≤ 28 SSW (Geburtsgewicht < 1000 g) durchzuführen.

Die Theorie der prophylaktischen Anwendung gründet sich teils auf tierexperimentell gewonnene Ergebnisse und teils auf hypothetischen Überlegungen:

Der intratracheal oder pharyngeal applizierte Surfactant verteilt sich über die unmittelbar postnatal noch in den Atemwegen vorhandene Lungenflüssigkeit gleichmäßig bis zu den Gaswechseleinheiten der Lunge. Bei der Resorption der Lungenflüssigkeit werden die Alveolen in einer der natürlichen Weise nahekommenden Art mit Surfactant befilmt.

Außerdem werden die Epithelschädigungen weitgehend vermieden, die schon durch kurzzeitige Beatmung unreifer, surfactantarmer Lungen in den Atemwegen, insbesondere in den terminalen Bronchioli, durch Überdehnung entstehen. Die Anwesenheit von Surfactantinhibitoren (Fibrinmonomere, Hämoglobin, Albumin, Phospholipasen) führt über die Senkung der Lungencompliance, Epithelläsionen und weiteren Austritt von Inhibitorproteinen in die Atemwege zu einem Circulus vitiosus.

Die terminalen Atemwege ohne Knorpelgerüst kollabieren bei Surfactantmangel wie Alveolen. Bei der künstlichen Belüftung können diese Atemwege überdehnt werden, ohne die Alveolen selbst zu eröffnen. Die Befilmung der terminalen Atemwege mit exogenem Surfactant stabilisiert die Bronchioli im geöffneten Zustand, verhindert die atemsynchrone Überdehnung bei der Inspiration und ermöglicht die stabile Luftfüllung der Alveolen.

Bei prophylaktischer Anwendung wird das Kind unmittelbar postnatal intubiert und die Gesamtmenge des Surfactant instilliert. Je nach Zustand der Atemfunktion und Oxygenierung wird das Kind danach entweder wieder extubiert oder über den endotrachealen Tubus weiter beatmet.

Neben möglichen Vorzügen dieser Behandlungsform bestehen folgende Nachteile (s. Beitrag Gortner, S. 60):

- Surfactantinstillation unmittelbar post natum kann eine Asphyxie bewirken bzw. verstärken, da der Atmungsbeginn bis nach erfolgter Surfactantapplikation hinausgezögert werden muß (z. B. durch Thoraxkompression).
- Die generelle präventilatorische Applikation ist aus organisatorischen Gründen nicht in allen Kreißsälen möglich. Sie sollte nur in Perinatalzentren erfolgen.
- Intubation und Surfactantexposition sind bei Frühgeborenen ohne Atemstörungen unnötig und erhöhen die Behandlungskosten.

Anwendung von Surfactant zur Therapie des ANS

Surfactant wird bei manifestem, meist radiologisch bestätigtem ANS endotracheal instilliert. Da die im Verlauf eines ANS zunehmende Ausbildung pulmonaler hyaliner Membranen die Effektivität der Surfactanttherapie verschlechtert, ist es sinnvoll, die Erstapplikation früh – möglichst vor der 4. Lebensstunde – vorzunehmen. Die gleichen Überlegungen führen zu der Vorgabe, ein postnatales Alter von 12–15 Stunden nicht zu überschreiten, gezielte kontrollierte Studien über die Wirksamkeit einer Surfactanttherapie jenseits der ersten 12 Lebensstunden liegen jedoch nicht vor. Gegenwärtig gilt, daß die Surfactantgabe zum frühestmöglichen Zeitpunkt vorzunehmen ist, um Surfactant zu substituieren und Inhibitoren zu neutralisieren bzw. unter der Vorstellung zu wiederholen ist, daß der applizierte Surfactant durch nachgebildete Inhibitoren inaktiviert wurde.

Bei bereits belüfteter Lunge besteht das Problem, die endotracheal applizierte Surfactantsuspension gleichmäßig in der Lunge zu verteilen, denn der exogene Surfactant tendiert dazu, sich in belüfteten Lungenarealen zu sammeln und atelektatische Bezirke auszulassen. Deshalb ist vor und möglichst während der therapeutischen Surfactantgabe durch eine geeignete Beatmungstechnik anzustreben, daß möglichst alle Gaswechseleinheiten geöffnet sind und auch während der Applikation offen bleiben. Man findet eine homogenere intrapulmonale Surfactantverteilung, wenn während der Surfactantinstillation ein positiver endexspiratorischer Druck (PEEP) durch Nutzung eines speziellen Adapters aufrechterhalten wird.

Die therapeutische Wirkung eines Surfactantpräparates hängt letztendlich auch von dessen physikalischen Eigenschaften bei der intrapulmonalen Verteilung ab.

Beurteilung der Wirkung endotrachealer Surfactantgabe

Ausgehend von den Ergebnissen der ersten tierexperimentellen Untersuchungen zur Befilmung surfactantarmer Lungen mit natürlichem Surfactant, wurde auch im klinischen Einsatz erwartet, daß nach Surfactantgabe akute Verbesserungen in der Atemmechanik (Anstieg der verminderten pulmonalen Compliance) und im pulmonalen Gaswechsel (Anstieg des p_aO_2, Verringerung des erforderlichen F_IO_2) eintreten. Wesentlich für die Entscheidung zur klinischen Nutzung der Surfactanttherapie beim ANS war aber der Nachweis, daß sich der Krankheitsverlauf verkürzt, die Letalität sinkt und die ANS-assoziierte Begleitmorbidität vermindert wird (s. Abb. **4**). Es wurden eine Reihe physiologischer, biochemischer, radiologischer, klinischer und entwicklungsbiologischer Kriterien zur Wirkungsbeurteilung und zur Erfassung möglicher Nebenwirkungen dieser neuartigen Therapie herangezogen. Die in der Literatur veröffentlichten Studien unterscheiden sich hinsichtlich der behandelten Populationen, der Therapiestrategie, der verwendeten Surfactantpräparate, der Dosierung, der Applikationsart und der unterschiedlichen, zur Wirkungsbeurteilung herangezogenen Kriterien, so daß eine zusammenfassende Beurteilung in Form von Metaanalysen erschwert ist (s. Anhang, S. 164).

Zusammenfassung

Surfactantmangel ist der Basisdefekt beim ANS. Einerseits bestehen zwischen Surfactantmangel, ANS und Unreife enge Beziehungen, andererseits betrifft die Unreife nicht nur das Surfactantsystem, sondern auch den gesamten Atmungsapparat. Die Applikation von exogenem Surfactant kann deshalb das Problem ANS allein nicht lösen: Diese Therapie bildet – richtig gehandhabt – eine wichtige Facette im Gesamttherapiekonzept.

Obwohl seit Einführung der Surfactantapplikation die Letalität des ANS in vielen Einrichtungen nur noch 10–15% beträgt, ist das neonatale Atemnotsyndrom nach wie vor eine der bedeutendsten neonatalen Erkrankungen, da die ANS-assoziierte Begleitmorbidität nach wie vor für schwerwiegende Spät- und Langzeiterkrankungen verantwortlich ist. Jede neue Therapieform des ANS muß deshalb heute daran geprüft werden, ob sie in der Lage ist, nicht nur die Letalität, sondern auch die Langzeitmorbidität eindeutig zu senken.

Abkürzungen

ANS	Atemnotsyndrom
AaDO$_2$	alveolo-arterieller Druckgradient
BPD	bronchopulmonale Dysplasie
CPAP	kontinuierlicher positiver Atemwegsdruck
DPPC	Dipalmitoyl-Phosphatidylcholin
FRC	funktionelle Residualkapazität
Gk	Glukokortikoide
GW	Gestationswoche
IVH	intraventrikuläre Hirnblutung
LK	Lamellenkörperchen
L/S-Ratio	Lezithin-Sphingomyelin-Quotient
MAP	Atemwegsmitteldruck
NEC	nekrotisierende Enterokolitis
OFS	Oberflächenspannung
p$_a$O$_2$/F$_I$O$_2$	Oxygenierungsindex
PDA	persistierender Ductus arteriosus
PEEP	positiver endexspiratorischer Druck
PG	Phosphatidylglyzerol
PI	Phosphatidylinositol
PIE	pulmonales interstitielles Emphysem
PIP	inspiratorischer Spitzendruck
PL	Phospholipide
PnTh	Pneumothorax
SP	Surfactant-assoziiertes Protein
SSW	Schwangerschaftswochen

Literatur

Morphologische Entwicklung der Lunge

Hodson, W. A. (ed.): Development of the lung. Marcel Dekker, New York, Basel 1977

Hodson, W. A.: Normal and abnormal structural development of the lung. In Polin, R. A., W. W. Fox (eds.): Fetal and neonatal physiology. Saunders, Philadelphia 1992

Funktionelle Entwicklung der Lunge

Barthels, H., K. Riegel, J. Wenner, H. Wulf: Perinatale Atmung. Springer Verlag, Berlin, Heidelberg, New York 1972

Ekelund, L., B. Jonson, L. Malm (eds.): Surfactant and the respiratory tract. Elsevier, Amsterdam 1989

Gluckman, P. D., M. A. Heymann (eds.): Perinatal and pediatric pathophysiology: Clinical perspective. Edward Arnold, London, Boston, Melbourn, Auckland 1993

Hanson, M. A., J. A. Spencer, Ch. H. Rodeck (eds.): Breathing. Cambridge Univ. Press, Cambridge 1994

Scarpelli, E. M. (ed.): Pulmonary physiology: Fetus, newborn, child and adolescent. Lea and Febiger, Philadelphia 1988

Schwartze, H., P. Schwartze: Physiologie des Foetal-, Neugeborenen- und Kindesalters. Akademie-Verlag, Berlin 1977

Thorburn, G. D., R. Harding (eds.): Textbook of fetal physiology. Oxford University Press, Oxford, N. Y., Tokyo 1994

Walters, D. V., L. B. Strang, F. Geubelle (eds.): Physiology of the fetal and neonatal lung. MTP Press, Lancaster 1987

Biochemische Lungenreifung

Clements, J. A., W. H. Tooley: Kinetics of surface-active material in the fetal lung. In Hudson, W. A. (ed.): Development of the lung. Marcel Dekker, New York 1977 (349–366)

Jobe, A.: Fetal lung maturation and the respiratory distress syndrome. In Beard, R. W., P. W. Nathanielz (eds.): Fetal physiology and medicine. Marcel Dekker, New York 1984 (317–351)

Jobe, A. H.: Metabolism of endogenous surfactant and exogenous surfactants for replacement therapy. Semin. Perinatol. 12 (1988) 231–244

Robertson, B., L. M. G. van Golde, J. J. Batenburg (eds.): Pulmonary surfactant. Elsevier, Amsterdam 1984

Robertson, B., L. M. G. van Golde, J. J. Batenburg (eds.): Pulmonary surfactant. Elsevier, Amsterdam 1992

Robertson, B., H. W. Taeusch: Surfactant therapy for lung disease. Marcel Dekker Inc., New York, Basel, Hong Kong 1995

Klinik des Atemnotsyndroms

Chernick, V., E. L. Kendig (eds.): Disorders of the respiratory tract in children. W. B. Saunders comp., Philadelphia, London, Toronto 1990

Keuth, U.: Das Membransyndrom der Früh- und Neugeborenen. Springer Verlag, Berlin 1965

Reed, G. B., A. E. Claireaux, F. Cockburn (eds.): Diseases of the fetus and newborn. Vol. 1, Chapman & Hall Medical, London 1995

Robertson, B., H. W. Taeusch (eds.): Surfactant therapy for lung disease. Marcel Dekker Inc., New York 1995

Stern, L. (ed.): Hyaline membrane disease. Grune & Stratton, Orlando/Florida 1984

Strang, L. B.: Neonatal respiration. Blackwell Scientific Publications, Oxford 1977

Wauer, R. R. (ed.): Respiratory distress syndrome of premature infants – significance of surfactant and its pharmacological influence. VEB Verlag Volk und Gesundheit, Berlin 1987

Molekulare Diagnostik der Surfactantstörungen

P. A. Stevens, Barbara Schadow

Einleitung

Pulmonaler Surfactant ist ein komplexes Lipid-Protein-Gemisch, das von den Typ-II-Pneumozyten synthetisiert, in ihren Sekretionsorganellen, den sog. lamellar bodies, gespeichert und schließlich in die Alveolen ausgeschüttet wird. Im Alveolus senkt es die Oberflächenspannung, wie im 1. Beitrag erläutert wurde.

Zu etwa 90% besteht Surfactant aus Lipiden (Abb. 1). Die Hauptkomponente dieser Lipide, das Dipalmitoylphosphatidylcholin *(DPPC)*, die eigentliche oberflächenspannungssenkende Komponente, macht etwa 40% des Gesamtlipids aus. Zusätzlich findet man im Surfactant 30–40% andere Phosphatidylcholine *(PC)*, bis zu 10% Phosphatidylglyzerol *(PG)* und 8% Cholesterol *(Chol)*. Der Rest wird als Minorkomponenten bezeichnet. Etwa 10% des Surfactants besteht aus Protein. Bisher sind 4 Surfactant-spezifische Proteine beschrieben. Das quantitativ am stärksten vertretene Protein im Surfactant ist das Surfactant-assoziierte Protein A *(SP-A)*, ein überwiegend hydrophiles Glykoprotein mit einem Molekulargewicht im Nativzustand von etwa 650 kDa. Es besteht aus 18 Untereinheiten, sog. Monomeren, mit einem jeweiligen Molekulargewicht von ca. 28–36 kDa. Neben einer untergeordneten Funktion bei der Senkung der Oberflächenspannung spielt es eine wichtige regulierende Rolle im Surfactantmetabolismus. Außerdem ist es in die lokale Abwehr eingebunden. Weiterhin sind 2 hydrophobe kleinere Proteine beschrieben, *SP-B* (8 kDa) und *SP-C* (4 kDa), die unmittelbar an der klassischen Funktion des Surfactants, der Senkung der Oberflächenspannung, beteiligt sind. Das vierte Protein, *SP-D* (ca. 520 kDa in nativem Zustand als Dodecamer, 43 kDa in reduziertem monomerem Zustand), ist kein typisches Surfactantprotein, da es nicht mit den Surfactantlipiden assoziiert gefunden wird. Wie SP-A spielt es vermutlich eine Rolle bei der lokalen nonklonalen Abwehr in der Lunge. Die

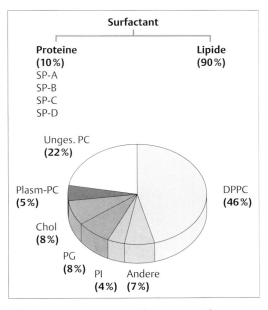

Abb. 1 Zusammensetzung des Lungensurfactants.
DPPC = Dipalmitoyl-Phosphatidylcholin
unges. PC = ungesättigte Phosphatidylcholine
PG = Phosphatidylglyzerol
PI = Phosphatidylinositol
Chol = Cholesterin
Plasm = Plasmalogene
Angaben in Gewichtsprozent

Aminosäuresequenz, Genstruktur und chromosomale Lokalisation der 4 Proteine ist bekannt (Tab. 1) [69].

Die Surfactantsynthese und Surfactantsekretion sind entwicklungsabhängig [19, 36]. Surfactantlipide sowie SP-A, SP-B und SP-D können etwa ab der 26.–30. SSW in der Amnionflüssigkeit auf niedrigem Niveau nachgewiesen werden. Etwa ab der 30. SSW steigt ihre Konzentration im Fruchtwasser bis zum Geburtstermin auf ein Vielfaches an. (Für SP-C fehlen noch zuverlässige

Tab. **1** Charakteristiken und Funktionen der Surfactantproteine

	Molekulargewicht Monomer (kDa)	**exprimiert in**	**Chromosom**	**Funktion**
SP-A	28 – 36	Typ-II-Pneumozyten, Clarazellen	10 q	Hilfsfunktion bei der Bildung des Surfactantmonolayers Regulation der Surfactant- homöostase lokale Abwehr
SP-B	8	Typ-II-Pneumozyten, Clarazellen	2	essentiell für die Bildung des Surfactantmonolayers
SP-C	4	Typ-II-Pneumozyten	8 q	essentiell für die Bildung des Surfactantmonolayers
SP-D	43	Typ-II-Pneumozyten, Clarazellen	10 q	lokale Abwehr

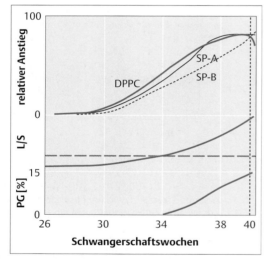

Abb. 2 Graphische Darstellung des Verlaufs einzelner Surfactantparameter in der Amnionflüssigkeit während der Schwangerschaft.

Surfactant DPPC, SP-A und SP-B: Angaben relativ zur Konzentration am Termin. L/S-Ratio: grau-gestrichelte Linie entspricht Grenzwert zur Differenzierung unreifer von reifer Lunge. PG angegeben in % der Gesamtphospholipide. Zusammenstellung aus [34, 35, 41, 52].

Daten, da es bisher keine spezifischen Antikörper für das mature SP-C gibt.) Auch die Zusammensetzung des Surfactants ändert sich im Verlauf der fetalen Lungenentwicklung. Der Anstieg der Lipide ist vor allem auf den Anstieg des DPPC zurückzuführen. Ab der 35. SSW sinkt in der menschlichen Amnionflüssigkeit der Anteil der Minorkomponente Phosphatidylinositol (PI). Gleichzeitig steigt der Anteil des Phosphatidylglycerols an. Eine pränatale Gabe von Steroiden kann etwa ab der 26. Schwangerschaftswoche die Surfactantsynthese (und die Lungenreifung) induzieren bzw. beschleunigen, was zu einem Anstieg der im Fruchtwasser nachweisbaren Menge an Surfactant und damit zu einer Änderung der von der Lungenreife abhängigen Parameter wie L/S-Ratio, Konzentration an Surfactantproteinen usw. führt. Dies wird im nächsten Abschnitt ausführlicher dargestellt [1, 32, 41, 52].

Pränatale Bestimmung der Lungenreife

Bedingt durch den Anstieg der Surfactantsynthese im Laufe der fetalen Entwicklung sezerniert die Lunge mit zunehmendem Gestationsalter vermehrt Surfactant in die Alveolen. Da Lungenflüssigkeit aus der Lunge in die Amnionhöhle gelangt, steigt auch im Fruchtwasser im Laufe der Gestation der Gehalt an Surfactantbestandteilen. Dies bildet die Grundlage für die Entwicklung mehrerer diagnostischer Tests zur Bestimmung der Lungenreife aus dem Fruchtwasser.

Der wohl bekannteste und am meisten verbreitete Test ist die Bestimmung der sog. Lezithin/Sphingomyelin-Ratio *(L/S-Ratio)*. In diesem Test wird der Anteil an Phosphatidylcholin (Lezithin) als Maß für Surfactantbestandteile in der Amnionflüssigkeit in Verhältnis zu dem nicht Surfactant-spezifischen Lipid Sphingomyelin, das unter normalen Umständen nur in kleinen Mengen im Surfactant vorkommt, bestimmt. Diese Bestimmung erfolgt meistens mit der sog. Dünnschichtchromatographie, seltener mit einem auf dem Prinzip der HPLC (Hochdruckflüssigchromatographie) basierenden Verfahren. Im Laufe der normalen Schwangerschaft steigt diese L/S-Ratio etwa ab der 30. SSW rapide an als Ausdruck der entwicklungsbedingten Zunahme des DPPC im Surfactant [33, 34].

Zusätzlich wird oft in der Amnionflüssigkeit auch eine zweite Surfactantkomponente, meist *Phosphatidylglyzerol* (PG), bestimmt [22]. Die Bestimmung kann dünnschichtchromatographisch [34], mit HPLC [50], mittels enzymatischer Methoden oder auch mit einem sog. slide agglutination test [16] erfolgen.

Weniger übliche Methoden sind die Bestimmung des *gesättigten PC* (Trennung von den ungesättigten PC-Spezies nach Oxidierung mit Osmiumtetroxid; gaschromatographisch oder mit HPLC) sowie die Analyse des Fettsäuremusters der Phospholipide mit Bildung einer Ratio wie die *Palmitin/Stearin-Ratio* (Gaschromatographie). Diese und ähnliche Methoden sind an sich hochempfindlich, aber mit größerem Aufwand verbunden und werden deshalb bisher nur in Forschungslaboratorien angewendet.

Auch die Expression der Surfactantproteine unterliegt einem Reifungsprozeß. Ihre Konzentration kann mittels guter spezifischer Antikörper hochempfindlich gemessen werden. In den letzten Jahren wurden deshalb entsprechende Assays, meist basierend auf Enzyme-linked-immunosorbent-assay-(ELISA-)Verfahren (Sandwich- oder Kompetitions-Assay) entwickelt. Üblicherweise wird die Konzentration von Surfactantprotein A *(SP-A)* oder Surfactantprotein B *(SP-B)*, neuerdings auch Surfactantprotein D (SP-D) [41] bestimmt. Ihr Verlauf in der Schwangerschaft ähnelt dem des DPPC [2, 29, 30, 35, 52, 58].

Insbesondere um Verdünnungsprobleme zu umgehen, werden häufig die oben beschriebenen Parameter in Form von Ratios, z.B. SP-A/Gesamtprotein oder SP-A/DPPC, dargestellt (siehe unten).

Weitere Tests sind entwickelt worden, die auf den biophysikalischen Eigenschaften des Surfactants basieren. Der sog. *shake test* oder foam stability test, entwickelt von Clements u. Mitarb., basiert auf der Bildung eines stabilen Schaums durch Schütteln einer Probe Amnionflüssigkeit in Äthanol 47,5 % [8]. Chida u. Mitarb. entwickelten einen sog. *stable microbubble test,* wobei Amnionflüssigkeit in einem mehr oder weniger standardisierten Verfahren in eine Pasteurpipette

aufgenommen, dann in eine Zählkammer gegeben wird und die entstandenen Luftbläschen einer bestimmten Größenklasse gezählt werden [4, 5]. Beide Tests basieren auf der Eigenschaft eines guten Surfactants, langlebige Filme bzw. Bläschen zu bilden. Bei Fehlen der Surfactantbestandteile bilden sich weniger bzw. kurzlebige Bläschen. Beide Verfahren erfordern relativ wenig Aufwand, sind schnell (< 10 min), und werden deshalb von ihren Entwicklern als „bedside test" empfohlen. Aufwendigere Verfahren wie die Messung der Oberflächenspannungsaktivität im *pulsating bubble surfactometer* oder *captive bubble surfactometer* werden ebenfalls von einigen Gruppen verwendet [26, 53, 56]. Hierbei wird in einer kleinen flüssigkeitsgefüllten Kammer, in die die zu testende Probe eingegeben werden kann, eine Blase erzeugt als Modell einer künstlichen Alveole. Die Größe der Blase sowie der erforderliche Druck, um diese Größe zu erreichen, lassen ziemlich genaue Rückschlüsse auf die Fähigkeit der Probe, die Oberflächenspannung zu senken, zu.

Tests zur postnatalen Bestimmung der Lungenreife

Mehrere Studien konnten belegen, daß auch postnatal entnommene Proben, entweder aus direkt nach der Geburt entnommenem Magensaft oder bei intubierten Kindern aus Trachealaspiraten, eine diagnostische Aussage über die Lungenreife erlauben [20, 21, 28, 47, 60].

Dies kann insbesondere bei der Differentialdiagnose eines primären Surfactantmangels bei Frühgeburt gegenüber einem sekundären Atemnotsyndrom, z.B. aufgrund eines Schocks, bei adult respiratory distress syndrome (ARDS), sowie bei einer konnatalen Pneumonie (v. a. durch β-hämolysierende Streptokokken), hilfreich sein, da diese Krankheitsbilder röntgenologisch häufig nicht unterschieden werden können.

Beispielhaft wird in Abb. **3** die Verteilung der gemessenen SP-A-Konzentrationen im Trachealaspirat bei beatmeten frühgeborenen Kindern mit und ohne RDS in einer solchen Studie dargestellt. Der Cut-off-Wert des in dieser Studie verwendeten Assays lag bei 0,3 µg/ml SP-A [60]. Postnatale Bestimmungen einiger oder mehrerer der lungenreifeabhängigen Parameter werden in letzter Zeit vermehrt getestet auf ihren Wert als Parameter für die Heilungsvorgänge in der Lunge (mögliche Anwendung zur Optimierung der Therapieansätze) bzw. auf ihren prognostischen

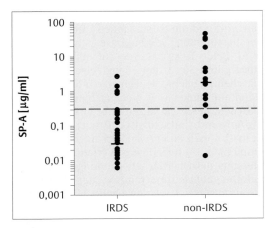

Abb. 3 Differenzierung IRDS versus non-IRDS anhand der SP-A-Konzentration im Trachealaspirat von beatmeten Frühgeborenen [aus 54].
Grau gestrichelte Linie: Grenzwert (0,3 µg/ml). Angaben als Einzelwerte, Median als horizontale Linie angegeben. X-Achse: SP-A-Konzentration (µg/ml) logarithmisch dargestellt.

Wert bezüglich des Ausgangs (Entwicklung einer bronchopulmonalen Dysplasie; Frühmortalität) [6, 27, 28, 37, 48, 60, 61]. Hier sind allerdings die möglichen Aussagen nicht so eindeutig wie bei der bloßen Lungenreifebestimmung (siehe unten).

Zuverlässigkeit und Probleme der Lungenreifetests

Grundsätzlich sind folgende Gesichtspunkte bei der Betrachtung der Zuverlässigkeit der erwähnten Methoden und Testverfahren und ihrer Probleme zu beachten:
1. Zum einen stellt sich immer die Frage, inwieweit eine oder mehrere nachgewiesene Surfactantkomponenten *lungenspezifisch* sind, d.h. ob die im jeweiligen Test nachgewiesenen Substanzen u.U. außer aus der Lavage auch aus anderen Quellen, Geweben, Organen o.ä. stammen könnten.
Dies läßt sich am einfachsten am Beispiel der L/S-Ratio erklären, die nicht ohne weiteres als lungenspezifisch zu betrachten ist. Nur ein Teil der Phospholipide in der Amnionflüssigkeit stammt aus der Lunge. Sowohl DPPC als auch andere PC-Moleküle kommen auch in anderen Geweben, Zellen usw. sowohl des Feten als der Amnionhöhle vor [32]. Die Ratio ist nur deshalb klinisch anwendbar, weil der

Anstieg der Surfactant-spezifischen Bestandteile im Fruchtwasser quantitativ überwiegt. Auch postnatal kann durch Beimischung von Zellbestandteilen (Pneumonie) vermehrt Lezithin vorhanden und damit die L/S-Ratio *falsch hoch* (d.h. nicht lungenreifebedingt) sein. Andererseits kann bei Zellzerfall oder enzymatischem Abbau von Phosphatidylcholin und/oder Freisetzung von größeren Mengen Sphingomyelin auch eine erniedrigte L/S-Ratio vorkommen.
2. Zum anderen können Tests nicht empfindlich genug sein, um auch geringe Mengen an Surfactantbestandteilen nachzuweisen. Ein Beispiel ist der erschwerte Nachweis von PG bei der Phospholipiddünnschichtchromatographie (TLC). Diese Methode erfordert große Mengen an Ausgangsmaterial. Es kommt dann vor, daß auch beim reifen Neugeborenen mit an sich ausgereifter Lunge diese Minorkomponente des Surfactants nicht nachgewiesen werden kann. An dieser Stelle muß auch darauf hingewiesen werden, daß bei jeder Methode Faktoren wie z.B. Verdünnungseffekte *falsch niedrige* Werte ergeben können, wie zum Beispiel für das SP-A im Fruchtwasser oder Trachealaspirat (Kochsalz!) gezeigt wurde [20].

Für die Diagnose unreife (kranke) vs. reife (gesunde) Lunge muß für jeden Test (Probenquelle, Labormethode) ein *Grenzwert* (sog. Cutoff-Wert) ermittelt werden, der eine Unterscheidung zwischen krank (Konzentration über dem Grenzwert) und gesund (Konzentration unter dem Grenzwert) ermöglicht [20, 60] (siehe auch Abb. 3). Bei der Diagnosestellung muß zunächst der großen Variabilität bei allen biochemischen Verfahren Rechnung getragen werden, deshalb sind größere Probenzahlen notwendig. Dieser Grenzwert muß dann im Hinblick auf seine *Sensitivität* und *Spezifität* hin gewählt werden. Jeder Assay hat eine sogenannte Grauzone, einen Bereich, in dem der gemessene Parameter keine eindeutige Aussage zuläßt. Will man möglichst alle kranken Kinder mit dem Test erfassen, setzt man den Grenzwert hoch an, d.h. man erhöht die Sensitivität. Hierbei werden dann aber in die sog. kranke Gruppe viele falsch positiven Testergebnisse (gesunde Kinder mit einem niedrigen Wert) eingeschlossen sein. Setzt man den Grenzwert zu niedrig an, gibt es in der Gruppe mit einem Wert unterhalb des Grenzwertes zwar nur noch kranke Kinder, man erfaßt aber einen Teil der gesamten kranken Kinder nicht mehr (niedrige *Spezifität*). Im Idealfall wären Spezifität und Sensitivität 100%, d.h. der Test würde alle kranken Kinder für krank und alle gesunden Kinder für gesund erklären. Leider gibt es einen solchen Test nicht, es wird immer falsch positive und falsch negative Ergebnisse geben. Um jetzt den geeignetsten Grenzwert bei optimaler Kombination von Spezifität und Sensitivität zu ermitteln, kann man eine sog. receiver operating characteristic curve (ROC-Kurve) aufstellen. Ein Beispiel einer solchen ROC-Kurve ist in Abb. **4** dargestellt [54]. Die Kurve A repräsentiert einen idealen Test mit optimaler Sensitivität und Spezifität. Je mehr eine Testkurve sich der Kurve A annähert, um so besser ist der Test. Umgekehrt, je mehr sie sich der Kurve B annähert, desto schlechter ist der Test.

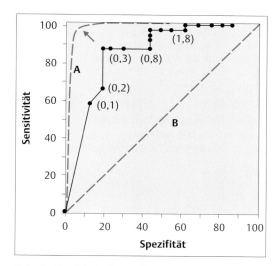

Abb. **4** Graphische Darstellung einer Receiver-operating-characteristic-(ROC-)Kurve.

Kurve **A** zeigt den Verlauf eines idealen Tests an. Der optimale Cut-off-Wert (Pfeil) wird für den Assay gewählt. Kurve **B** zeigt den Verlauf eines wertlosen Tests: Jede Zunahme der Sensitivität wird ausgeglichen durch einen gleichgroßen Verlust an Spezifität. Kurve **C**: „real-life" Receiver-operating-characteristic-(ROC-)Kurve eines SP-A-ELISA zur Differentialdiagnose IRDS versus non-IRDS in Trachealaspiration von beatmeten Frühgeborenen [nach 54]. Zahlen in Klammern sind Grenzwerte. Bei 0,3 µg/ml SP-A war das Verhältnis Spezifität/Sensitivität für diesen Test am besten. Für die anderen Punkte auf der Kurve könnte eine Verbesserung der Sensitivität nur mit einer relativ sehr viel schlechteren Spezifität und vice versa erreicht werden.

Die in der Amnionflüssigkeit gemessenen Werte sind mit den im Magenaspirat oder Trachealaspirat ermittelten Werten nicht einfach zu vergleichen. Daraus ergibt sich, daß für jeden Test, für jedes Labor, für jedes untersuchte Material eigene Grenzwerte ermittelt werden müßten.

Einzelparameter sind immer mit Vorsicht zu betrachten, da hierbei Verdünnungsartefakte (z.B. bei Oligo-/Polyhydramnion oder abnahmebedingt bei Trachealaspiraten) auftreten können, wodurch falsch niedrige Werte vorgetäuscht werden. Die bisher angewandten Verfahren, um diese Verdünnungseffekte zu umgehen (Ratio gegen Harnstoff, sIgA, Gesamtprotein usw.), sind in ihrer Aussagekraft eher enttäuschend. Von der bloßen Bestimmung eines einzigen Parameters ist deshalb abzuraten, z.B. sagt eine erniedrigte L/S-Ratio nur in 54% ein IRDS akkurat vorher [20]. Auch die alleinige Bestimmung an sich spezifischerer Parameter wie die Surfactantproteine ist nicht immer zuverlässig. So gibt es häufig falsch niedrige SP-B-Werte bei gesunden Kindern [52].

Zu beachten bei der Beurteilung von Testergebnissen auf der Basis einer Ratio Surfactantkomponente/Nicht-Surfactantkomponente ist außerdem, daß die Konzentration im Fruchtwasser, Trachealaspirat oder in der Lavage vieler der Nicht-Surfactantkomponenten häufig nicht konstant bleibt. Beispielsweise nimmt die Gesamtproteinkonzentration im Trachealaspirat im Laufe eines abheilenden IRDS ab, wenn sich die alveoloepitheliale Schranke schließt. Mit anderen Worten, die Ratio Surfactantkomponente/Nicht-Surfactantkomponente (z.B. L/S; SP-A/Ge-

samtprotein) kann sich ändern, weil der Zähler (die Surfactantkomponente) und/oder der Nenner (die Nicht-Surfactantkomponente) sich ändert. Aus diesen Gründen empfiehlt es sich immer, eine *Kombination mehrerer Tests* zu wählen, wodurch sich die Aussagekraft erheblich steigern läßt.

Man sollte sich immer das *Funktionsprinzip des verwendeten Tests* bewußt machen. So sind zum Beispiel shake test und stable bubble test keine Methoden zum bloßen Nachweis von Substanzen, statt dessen testen sie eine Funktion. Dies erklärt, warum diese Tests in den Fällen unzuverlässig zur Lungenreifebestimmung sind, in denen eine funktionelle Behinderung der Surfactantfunktion vorliegt. Bei solchen Krankheitsbildern wie perinataler Asphyxie, Schocklunge, Pneumonie usw. strömen Serumkomponenten in die Alveolen ein, die die Surfactantfunktion inhibieren. Obwohl unter Umständen die Menge an Surfactant ausreichend bzw. die Lunge reif ist, zeigen beide Tests aufgrund dieses Funktionsverlustes eine verminderte Senkung der Oberflächenspannung.

Änderungen in den Surfactantparametern bei Störung und Krankheit im Neugeborenenalter

Allgemein

Bei vielen unterschiedlichen Lungenerkrankungen (RDS, ARDS, Pneumonie, Lungenkollaps usw.) findet man ähnliche Abweichungen im Phospholipidmuster: Der Anteil an gesättigtem Phosphatidylcholin des Gesamtphospholipids ist herabgesetzt. PG sinkt ab oder verschwindet sogar vollständig. Im Gegenzug steigt der Anteil an unspezifischen Phospholipiden (z.B. Sphingomyelin) an. Häufig, insbesondere bei zellulärer Schädigung und entzündlichen Prozessen, die mit Freisetzung von Abbauenzymen einhergehen, findet man einen erhöhten Anteil an sog. Lyso-Verbindungen (Lysophosphatidylcholin, Lysophosphatidylethanolamin) als Ausdruck eines erhöhten enzymatischen Abbaus der Phospholipide. Auch die Surfactantproteine können mitreagieren. So findet man häufig bei sehr unterschiedlichen Lungenerkrankungen eine erniedrigte SP-A-Konzentration, seltener eine Erhöhung. Im folgenden werden die diagnostischen Merkmale einzelner Krankheitsbilder mit Relevanz für das Neugeborenenalter näher besprochen.

IRDS

Das klassische Atemnotsyndrom des Frühgeborenen, charakterisiert durch einen primären Surfactantmangel aufgrund einer generellen Unreife des Organsystems Lunge, läßt sich relativ eindeutig pränatal in der Amnionflüssigkeit sowie direkt postnatal im Magenaspirat oder am ersten Lebenstag im Trachealaspirat diagnostizieren. Die L/S-Ratio ist erniedrigt bei fehlendem PG, der Gehalt an SP-A und SP-B ist ebenfalls erniedrigt. Die biophysikalischen Tests, wie z.B. der shake test, sind negativ, und die Oberflächenspannung kann nicht gesenkt werden. Mit dem Schweregrad des IRDS korrelieren die meisten Tests nicht oder nur schlecht [42, 47].

In der Heilungsphase steigen etwa ab der 72. Lebensstunde die L/S-Ratio, SP-A und SP-B sowie die PI/PS-Ratio an. PG bleibt in den weniger empfindlichen Tests wie der Dünnschichtchromatographie häufig noch über mehrere Tage negativ. Ist die Heilung gestört mit Entwicklung zur BPD oder mit tödlichem Verlauf, steigt oft die L/S-Ratio an, nicht aber die PI/PS-Ratio oder das SP-A (Abb. **5**) [6, 37, 47, 60].

Kinder diabetischer Mütter

Die Bestimmung der Lungenreife bei Kindern diabetischer Mütter (IDM) ist etwas kontrovers. Frühere Studien zeigten im Vergleich zu gleichaltrigen lungengesunden Neugeborenen bei diesen Patienten, die oft klinisch einen manifesten Surfactantmangel bzw. ein IRDS hatten, eine häufig normale bzw. hohe L/S-Ratio bei fehlendem PG und erniedrigten SP-A- und SP-B-Werten. Hier hat es sich bewährt, mindestens zwei Parameter für die Lungenreife zu bestimmen. Zögert man nämlich die Geburt heraus, bis PG nachgewiesen werden kann, ist mit einer klinisch ausgereiften Lunge zu rechnen [21, 29, 33, 59].

Wurden allerdings der Gestationsdiabetes gut eingestellt und die Blutzuckerwerte in engen Grenzen gehalten sowie Schwangerschaft und Geburt gut betreut, konnte gezeigt werden, daß mütterlicher Diabetes per se kein Risikofaktor für das IRDS ist. In solchem Fall konnte kein Unterschied zwischen IDM und gleichaltrigen gesunden Feten und Neugeborenen bezüglich der Lungenreife nachgewiesen werden [38, 40].

Zustände mit akzelerierter Lungenreife

Bei bestimmten Streßsituationen, die sich auf das Kind auswirken wie einer chronischen schweren Präeklampsie sowie bei länger zurückliegendem Blasensprung (> 24 Stunden) kann es zu einer beschleunigten Lungenreife, die sich in allen diagnostischen Parametern (frühzeitiger Anstieg der L/S-Ratio, des SP-A usw.) widerspiegelt, kommen [20, 33, 47]. Die pränatale Gabe von Glukokortikoiden (evtl. in Kombination mit TRH) führt ebenfalls zu einer (erwünschten) vorzeitigen Lungenreife [1].

ARDS

Auch Surfactantdysfunktionen, die nicht auf einem primären Surfactantmangel beruhen, sind bei Neugeborenen beschrieben worden. Faix u.

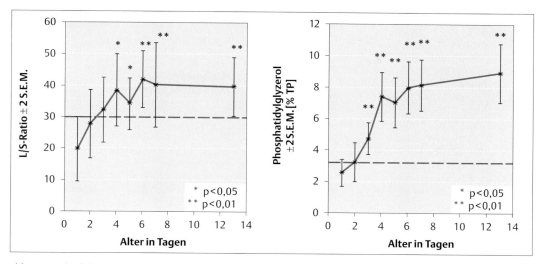

Abb. 5 Verlauf der L/S-Ratio und des PG, angegeben in % der Gesamtphospholipide, im Trachealsekret von sehr unreifen Frühgeborenen mit IRDS über die ersten zwei Lebenswochen. Bestimmung der Phospholipide mittels HPLC. Die mit */** markierten Werte symbolisieren signifikante Unterschiede zu den Werten des 1. Lebenstages [nach Wauer].

Mitarb. berichteten 1989 über das Bild des adult respiratory distress syndrome (ARDS) bei reifen Neugeborenen [13]. Wenn aufgrund eines schweren Schocks oder eines entzündlichen Prozesses die alveoloepitheliale Schranke durchlässig wird, können Fremdsubstanzen, insbesondere Serumbestandteile, in die Alveolen einströmen und die Wirkung des Surfactants inhibieren. Auch inflammatorische Zellen können Mediatoren und Enzyme (Elastase) freisetzen, die zu einer Inhibition des Surfactants führen. Hier kommt es dann, trotz ausreichender Menge an Surfactantkomponenten, zu einer Dysfunktion des Surfactants.

In ARDS-Typen, die mit Schädigung der Typ-II-Zellen einhergehen (Hyperoxie, NO_2, Zellgifte etc.), kann es zu herabgesetzten Surfactantpoolgrößen kommen. Andererseits kann bei Hyperventilation, β-adrenerger Stimulation oder Proliferation der Typ-II-Zellen (milde O_2-Exposition) die Größe des alveolären Pools ansteigen [57]. Die Zusammensetzung der Surfactantphospholipide ändert sich eher unspezifisch: die L/S-Ratio ist erniedrigt, der Anteil an PC und PG sinkt, der Anteil an Lyso-Verbindungen und unspezifischen zellulären Phospholipiden (PE, SM) steigt an. Die Konzentration an SP-A und SP-B kann erniedrigt sein. Die minimale Oberflächenspannung, die erreicht werden kann, ist erhöht als Zeichen einer Inhibition der Surfactantfunktion [11, 18, 23, 51].

Im Beitrag von Möller (S. 133) wird auf das Krankheitsbild des ARDS ausführlicher eingegangen.

Alveoläre Proteinose

Seit längerem ist bekannt, daß es Lungenerkrankungen mit einer stark erhöhten alveolären Surfactantpoolgröße gibt. Häufig ist der Auslöser eine exogene Noxe wie Silikose, Quarz, kationische amphiphile Medikamente wie Amiodaron, Chlorphenamin oder bestimmte Infektionen, z. B. mit Pneumocystis carinii, Mycobacterium usw. [17, 39, 43, 66]. Manchmal aber kann keine Ursache festgestellt werden (sog. idiopathische alveoläre Proteinose). Bei solchen Patienten findet man in der Lavage erhöhte Mengen an Surfactantphospholipiden und Surfactantproteinen. Meist beruht die Störung nicht auf einer erhöhten Sekretion oder Synthese, sondern auf einer gestörten Clearance aus den Alveolen [10, 24, 49, 54, 55].

Auch bei Neugeborenen kann eine alveoläre Proteinose auftreten. Sie ist gekennzeichnet durch ein in der Regel letal ausgehendes RDS bei einem reifen Neugeborenen.

Bei einem Teil dieser Kinder findet man einen SP-B-Mangel (ELISA, Bioptat) bei einer gleichzeitig erhöhten Gesamtmenge an Surfactantphospholipiden in Trachealaspirat oder Lavage [45]. Die Konzentration an SP-A ist dabei normal oder leicht erhöht. Es wird außerdem reichlich SP-C, allerdings eine aberrante Form, gefunden [65]. Molekulargenetisch zeigt sich bei diesen Kindern häufig eine Mutation im SP-B-Gen. In Kodon 121 von Exon 4 dieses Gens sind bei diesen Patienten 2 Basenpaare zuviel inseriert (sog. 121 ins2-Mutation). Hierdurch wird das Leseraster des SP-B-Gens zerstört, was zu einem frühzeitigen Abbruch der Translation dieses Gens und somit zu einem Mangel an SP-B-Protein führt [46]. Diese Mutation findet man in ca. 75 % der mutanten Allele. Die genaue Inzidenz dieser Mutation ist bei dem erst kürzlich identifizierten Krankheitsbild noch unbekannt, sie wird aber vermutlich sehr selten sein. SP-B-Mangel ist eine autosomal-rezessive Krankheit. *Ein Geschwisterkind eines solchen Patienten hat damit ein 25 %iges Risiko auf eine Wiederholung dieses bisher letalen Krankheitsbildes.* Inzwischen sind noch andere Mutationen in diesem Gen identifiziert, wobei einige zu einer einzigen Aminosäureänderung im SP-B-Protein führen. Obwohl sie noch nicht identifiziert und charakterisiert wurden, muß es also Krankheitsbilder geben, die mit einer Produktion von abnormen SP-B-Peptiden einhergehen. Zusätzlich zu den SP-B-Mutationen, die zu einer Alveolarproteinose führen, ist eine andere Variation, eine Insertion oder Deletion von $(CA)_n$-repeat-haltigen Motiven in Intron 4 des SP-B-Gens beschrieben, die mit einem klassischen RDS zu korrelieren scheint [15].

Post mortem kann ein SP-B-Mangel anhand von Immunofärbung (Nachweis von SP-A und SP-C bei fehlendem SP-B) oder – bei vorhandenem Assay – sogar über In-situ-Hybridisierung für SP-B-mRNA gestellt werden. Eine Behandlung gibt es für diese Kinder bisher nicht.

Beachte: Bei der Diagnosestellung kann es zu einem falsch-positiven Ergebnis der Trachealaspiratanalyse kommen, wenn der Patient in den letzten 24 – 48 Stunden vorher mit einem exogenen SP-B-haltigen Surfactantpräparat behandelt wurde.

Da es sich hier um eine seltene, erst kürzlich identifizierte Entität mit katastrophalem Ausgang handelt, die noch ungenügend charakterisiert ist, wäre es dringend notwendig, diese Fälle nur in solchen Zentren zu behandeln, wo die Diagnose gesichert und gleichzeitig das Krankheitsbild klinisch und molekulargenetisch weiterun-

tersucht werden kann. Den Eltern sollte mit diesen Kenntnissen eine gute fundierte genetische Beratung angeboten werden.

Zukunftsperspektive – mögliche Entwicklungen

Bronchopulmonale Dysplasie

Bereits vor Jahren wurde eine Verbindung zwischen dem Surfactantsystem und der Entwicklung einer bronchopulmonalen Dysplasie (BPD) vermutet. Bei Kindern mit einer BPD scheint die normale Heilung der Lunge, die sich im Anstieg der Surfactantparameter widerspiegelt, verzögert oder gestört abzulaufen [28, 42, 48, 60, 61]. Untersuchungen mit noch kleinen Fallzahlen scheinen darauf hinzuweisen, daß insbesondere die SP-A-Bestimmung in der ersten Lebenswoche eine prädiktive Hilfe in bezug auf Mortalität und Entwicklung einer chronischen Lungenkrankheit sein kann. In tierexperimentellen Untersuchungen an frühgeborenen Pavianen mit bronchopulmonaler Dysplasie konnte gezeigt werden, daß die Tiere, die eine BPD entwickelten, deutlich niedrigere SP-A-Spiegel in der Lunge sowie – interessanterweise – einen deutlich geringeren SP-A-mRNA-Gehalt im Lungengewebe zeigten. Eine Erklärung für diesen Befund gibt es bisher nicht, sowohl genetische als auch Umweltfaktoren (Hyperoxie, Umbau, Infektion) kommen in Betracht [9, 31]. Ob eine solche Bestimmung für die Klinik relevant und hilfreich sein wird, um die gefährdeten Patienten frühzeitig identifizieren zu können, wird allerdings nur mit größeren Fallzahlen untersucht werden können.

Molekulargenetik und Lungenerkrankungen

Daß es molekulargenetische Ursachen für bestimmte Lungenerkrankungen mit Beteiligung des Surfactantsystems im Neugeborenenalter gibt, ist bisher nur für die kongenitale alveoläre Proteinose auf Basis eines *SB-B-Mangels* belegt und wird für das *RDS* auf Basis von Mutationen in einem Intron im SP-B-Gen (siehe oben) vermutet. Sowohl für das SP-A-Gen als für das SP-B-Gen ist eine erhebliche genetische Variabilität beschrieben [14]. Bisher weiß man allerdings noch nicht, ob diese Heterogenität klinisch relevant ist. Möglich ist es, denn seit längerem wird eine familiäre Häufung für das IRDS diskutiert. Ein weiteres Beispiel: Kürzlich konnten wir innerhalb der heterogenen Gruppe der Kinder mit

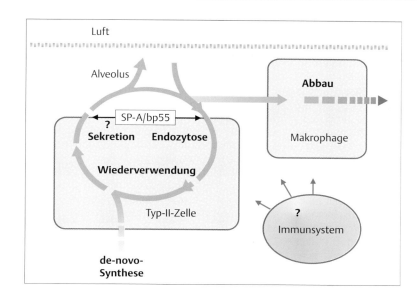

Abb. **6** Schematische Übersicht eines Modells der Surfactantclearance im Alveolus. Surfactantkomponenten werden von der Typ-II-Zelle synthetisiert, sezerniert und auch wieder aufgenommen (großer Kreis). Sekretion und Wiederaufnahme werden über eine Interaktion des Surfactantproteins A mit seinem Rezeptor bp55 reguliert [62,68]. Teile des alveolären Surfactants werden von Makrophagen aufgenommen und abgebaut. Wie im Text beschrieben, können immunmodulatorische Faktoren die Surfactanthomöostase im Alveolus beeinflussen.

schwerem Verlauf der BPD eine Subpopulation identifizieren, bei der das SP-A im Trachealaspirat auch nach 5 – 7 Tagen nicht oder nur in geringster Konzentration nachgewiesen werden konnte (Stevens u. Mitarb., in Vorbereitung). Es ist zumindest denkbar, daß sich hierunter Kinder mit einem genetischen Defekt, möglicherweise ähnlich dem beim SP-B-Mangel, verbergen. Auch andere genetische Faktoren werden seit langem bei der Entstehung der *bronchopulmonalen Dysplasie* diskutiert [3, 7, 44].

Die Surfactantproteine SP-A und SP-D sind eingebunden in die *lokale Abwehr* der Lunge [64]. Es wird sehr interessant sein zu untersuchen, ob bei Kindern, die im ersten Lebensjahr auffällig gehäuft pulmonale Infekte haben, möglicherweise – analog zum Krankheitsbild des Mangels an mannosebindendem Protein (MBP-Mangel), einem relativ häufig vorkommenden Defekt der Opsonierung – Fehler in den SP-A- oder SP-D-Genen oder -Molekülen vorliegen, die eine ähnlich negative Auswirkung auf die lokale Abwehr haben [63].

Zunehmend werden bei Tieren und Menschen Krankheitsbilder identifiziert, die mit dem Symptom einer alveolären Proteinose einhergehen. *Störungen der Surfactantclearance* sind bisher nur sehr ungenau charakterisiert. In Abb. **6** sind die bisher bekannten Hauptwege der Surfactantclearance, die Wiederaufnahme und Rezyklierung durch Typ-II-Pneumozyten und der

Abbau via Makrophagen, dargestellt. Darüber, wie diese Mechanismen im einzelnen funktionieren, ist bisher nur wenig bekannt. Es ist denkbar, daß *auf der Ebene der Typ-II-Zelle* eine Störung der Funktion des kürzlich identifizierten SP-A-Rezeptors bp55, der in die Surfactantwiederaufnahme durch diese Zellen eingebunden ist, zu Störungen des Surfactanthaushaltes mit Funktionsverlust führt [62]. Ebenso gibt es vermutlich Störungen *auf der Ebene der Makrophagen*, die zu einer Behinderung der Surfactantfunktion führen können. Hier ist besonders erwähnenswert, daß kürzlich eine sog. Knockout-Maus gezüchtet wurde, bei der das Gen für GM-CSF (granulocyte-macrophage colony-stimulating factor), einen hämatopoetischen Wachstumsfaktor, ausgeschaltet ist [12]. Bei diesen Tieren entwickelt sich bei ansonsten relativ normalem Immunsystem als Hauptsymptom eine alveoläre Proteinose, vermutlich auf der Basis einer Funktionsstörung der alveolären Makrophagen. Auch die sogenannte *Scid/scid*-Maus, ein Tier mit einem Immundefekt in der Lymphozytenausdifferenzierung, entwickelt im Laufe der Zeit eine alveoläre Proteinose [25]. Wie das immunologische System in Verbindung mit dem Surfactanthaushalt steht, und wie Störungen des einen sich im einzelnen auf das andere System auswirken, ist zur Zeit noch unklar.

Dieses und andere Modelle illustrieren beispielhaft, wie kompliziert das für die Surfactanthomöostase verantwortliche Zusammenspiel verschiedener Zellen und Systeme auf Alveolarebene ist. Sie zeigen ebenfalls, wie wenig bisher über die Lunge, insbesondere die neonatale Lunge, bekannt ist und wieviel Interessantes und klinisch Relevantes es noch zu entdecken gibt. Als erster Schritt müssen die involvierten Systeme und die dazugehörenden Krankheitsbilder identifiziert und mit allen verfügbaren Methoden so eingehend wie möglich charakterisiert werden.

Es erfordert keine große Phantasie vorauszuahnen, daß mit eingehenderen molekulargenetischen Untersuchungen in absehbarer Zukunft neue Krankheitsbilder auf Basis molekulargenetischer Defekte des Surfactantsystems identifiziert werden. Das Verständnis der involvierten molekularen Mechanismen, das dem Kliniker aus seiner Zusammenarbeit mit den Grundlagenwissenschaftlern zur Verfügung stehen wird, wird dann zweifellos zur erfolgreichen Therapie führen können.

Zusammenfassung

Biochemische und biophysikalische diagnostische Tests zur pränatalen und postnatalen Lungenreifebestimmung sind in der täglichen klinischen Praxis inzwischen etabliert. Bei den meisten dieser Tests wird entweder eine Surfactantkomponente (z.B. L/S-Ratio, Surfactantproteinkonzentration) oder eine biophysikalische Eigenschaft (Oberflächenspannungssenkung bei shake test, stable bubble test oder auch pulsating bubble surfactometer) gemessen. Um die Aussagekraft zu verbessern, wird eine Kombination einiger dieser Tests, wie z.B. die Bestimmung der L/S-Ratio und des PG oder eines der Surfactantproteine, empfohlen.

Alle vorhandenen Tests haben ihre spezifischen Eigenschaften sowie Vor- und Nachteile, über die man sich bei der Beurteilung von Ergebnissen bei besonderen Krankheitsbildern bewußt sein muß. In diesem Kapitel wurde versucht, einen Überblick über die Möglichkeiten und Fehlerquellen solcher Tests zu vermitteln. Obwohl die meisten Testverfahren recht aufwendig und zeitintensiv und bisher nicht in die klinische Praxis eingeführt sind bzw. werden können, liefern sie jedoch unter Umständen wichtige Informationen für die Diagnose und Therapie neonataler Lungenerkrankungen.

Anwendungsbeispiele solcher Tests sind die pränatale Lungenreifebestimmung und die Beurteilung des Erfolgs einer Lungenreifeinduktion (Amnionflüssigkeit) sowie die postnatale Differentialdiagnose zwischen IRDS und anderen neonatalen Atemnotsyndromen (Trachealaspirat). Auch bei Krankheitsbildern, bei denen nicht sofort an Surfactantstörungen gedacht wird, wie z.B. einem unklaren Atemnotsyndrom bei einem reifen Neugeborenen, kann diese Diagnostik Hilfestellung leisten (Diagnose, molekulargenetische Untersuchung und familiäre Beratung bei der alveolären Proteinose).

Das Potential solcher und ähnlicher Untersuchungen ist voraussichtlich noch lange nicht erschöpft. Zu erwarten sind zum Beispiel Beiträge zur frühzeitigen Abschätzung der Langzeitprognose beatmeter Frühgeborener sowie die Identifizierung neuer pathogenetischer Mechanismen etwa bei Defekten der lokalen Abwehr in der Lunge.

Abkürzungen

IRDS	neonatales Surfactantmangelsyndrom/infant respiratory distress syndrome
ARDS	adultes Atemnotsyndrom/adult respiratory distress syndrome
IDM	Neugeborenes einer diabetischen Mutter/infant of diabetic mother
L/S	Lezithin-Sphingomyelin-Quotient/lecithin-sphingomyelin ratio
SP-A, -B, -C, -D	Surfactant-assoziiertes Protein/surfactant protein A, B, C, D

Literatur

[1] Ballard, R. A., P. P. Ballard: Prevention of neonatal respiratory distress syndrome by pharmacological methods. In Robertson, B., L. M. G. van Golde, J. J. Batenburg (eds.): Pulmonary Surfactant. From molecular biology to clinical practice. Elsevier, Amsterdam 1992 (539 – 560)

[2] Beers, M. F., H. Shuman, H. G. Liley, J. Floros, L. W. Gonzales, J. Yue, P. L. Ballard: Surfactant protein B in human fetal lung: developmental and glucocorticoid regulation. Pediatric Research 38 (1995) 668 – 675

[3] Bertrand, J. M., S. P. Riley, J. Popkin, A. L. Coates: The long term pulmonary sequelae of prematurity: the role of familial airway hyperreactivity and the respiratory distress syndrome. New England Journal of Medicine 312 (1985) 742 – 745

[4] Chida, S., T. Fujiwara: Stable microbubble test for predicting the risk of respiratory distress syndrome: I. Comparisons with other predictors of fetal lung maturity in amniotic fluid. European Journal of Pediatrics 152 (1992) 148–151

[5] Chida, S., T. Fujiwara, M. Konishi, H. Takahashi, M. Sasaki: Stable microbubble test for predicting the risk of respiratory distress syndrome: II. Prospective evaluation of the test on amniotic fluid and gastric aspirate. European Journal of Pediatrics 152 (1992) 152–156

[6] Chida, S., D. Phelps, C. Cordle, R. Soll, J. Floros, H. W. Taeusch: Surfactant-associated proteins in tracheal aspirates of infants with respiratory distress syndrome after surfactant therapy. American Review of Respiratory Disease 137 (1988) 943–947

[7] Clark, D. A., P. L. G. M. Oliphant, C. Hubbell, R. P. Oates, F. R. Davey: HLA-A2 and chronic lung disease in neonates. Journal of the American Medical Association 248 (1982) 1868–1869

[8] Clements, J. A., A. C. G. Platzker, D. F. Tierney, C. J. Hobel, R. K. Creasy, A. J. Margolis, D. W. Thibeault, W. H. Tooley, W. Oh: Assessment of the risk of the respiratory distress syndrome by a rapid test for surfactant in amniotic fluid. New England Journal of Medicine 286 (1972) 1077–1081

[9] Coalson, J. J., R. J. King, F. Yang, V. Winter, J. A. Whitsett, R. A. deLemos, S. R. Seidner: SP-A deficiency in primate model of bronchopulmonary dysplasia with infection. In situ mRNA and immunostains. American Journal of Respiratory and Critical Care Medicine 151 (1995) 854–866

[10] Crouch, E., A. Persson, D. Chang: Accumulation of surfactant protein D in human alveolar proteinosis. American Journal of Pathology 142 (1993) 241–248

[11] Doyle, I. R., T. E. Nicholas, A. D. Bersten: Serum surfactant protein-A levels in patients with acute cardiogenic pulmonary edema and adult respiratory distress syndrome. American Journal of Respiratory and Critical Care Medicine 152 (1995) 307–317

[12] Dranoff, G., A. D. Crawford, M. Sadelain, B. Ream, A. Rashid, R. T. Bronson, G. R. Dickersin, C. J. Bachurski, E. L. Mark, J. A. Whitsett, R. C. Mulligan: Involvement of granulocyte-macrophage colony-stimulating factor in pulmonary homeostasis. Science 264 (1994) 713–716

[13] Faix, R. G., R. M. Viscardi, M. A. DiPietro, J. J. Nicks: Adult respiratory distress syndrome in full-term newborns. Pediatrics 83 (1989) 971–976

[14] Floros, J., A. M. Karinch: Genetics of neonatal lung disease in relation to the surfactant protein genes. In Robertson, B., H. W. Taeusch (eds.): Surfactant therapy for lung disease. Marcel Dekker, Inc., New York 1995 (95–106)

[15] Floros, J., S. V. Veletza, P. Kotikalapuddi, L. Krizkova, A, M. Karinch, C. Friedman, S. Buchter, K. Marks: Dinucleotide repeats in the human surfactant protein-B gene and respiratory-distress syndrome. Biochemical Journal 305 (1995) 583–590

[16] Francoual, J., J. F. Magny, J. C. Ropert, M. Dehan, R. Leluc: Phosphatidylglycerol in tracheal aspirates for diagnosis of hyaline membrane disease. Arch. Dis. Childh. 62 (1987) 193–194

[17] Ghio, A. J., G. E. Hatch: Lavage phospholipid concentration after silica instillation in the rat is associated with complexed (Fe^{3+}) on the dust surface. American Journal of Respiratory Cell and Molecular Biology 8 (1993) 403–407

[18] Gregory, T. J., W. J. Longmore, M. A. Moxley, J. A. Whitsett, C. R. Reed, A. A. Fowler, III, L. D. Hudson, R. J. Maunder, T. Crim, T. M. Hyers: Surfactant chemical composition and biophysical activity in acute respiratory distress syndrome. Journal of Clinical Investigation 88 (1991) 1976–1981

[19] Haagsman, H. P., J. J. Batenburg, C. Clercx, M. J. H. Geelen, L. M. G. van Golde: Surfactant lipids and proteins in the perinatal and adult lung. In Cuczva, J. M. (ed.): Endocrine and Biochemical Development of the Fetus and Neonate. Plenum Press, New York 1990 (231–250)

[20] Hallman, M., P. Arjomaa, M. Mizumoto, T. Akino: Surfactant proteins in the diagnosis of fetal lung maturity. I. Predictive accuracy of the 35 kD protein, the lecithin/sphingomyelin ratio, and phosphatidylglycerol. American Journal of Obstetrics and Gynecology 158 (1988) 531–535

[21] Hallman, M., P. Arjomaa, K. Hoppu, K. Termao, T. Akino: Surfactant proteins in the diagnosis of fetal lung maturity. II. The 35 kd protein and phospholipids in complicated pregnancy. American Journal of Obstetrics and Gynecology 161 (1989) 965–969

[22] Hallman, M., B. H. Feldman, E. Kirkpatrick, L. Gluck: Absence of phosphatidylglycerol (PG) in respiratory distress syndrome in the newborn. Study of the minor surfactant phospholipids in newborns. Pediatric Research 11 (1977) 714–720

[23] Hallman, M., P. Maasilta, I. Sipilä, J. Tahvanainen: Composition and function of pulmonary surfactant in adult respiratory distress syndrome. Eur. Respir. J. 2 (1990) 104 s–108 s

[24] Honda, Y., H. Takahashi, N. Shijubo, Y. Kuroki, T. Akino: Surfactant protein-A concentration in bronchoalveolar lavage fluids of patients with pulmonary alveolar proteinosis. Chest 103 (1993) 496–499

[25] Jennings, V. M., D. L. Dillehay, S. K. Webb, L. A. S. Brown: Pulmonary alveolar proteinosis in SCID mice. American Journal of Respiratory Cell and Molecular Biology 13 (1995) 297–306

[26] Kari, M. A., T. Akino, M. Hallman: Prenatal dexamethasone and exogenous surfactant therapy: surface activity and surfactant components in airway specimens. Pediatric Research 38 (1995) 676–684

[27] Kari, M. A., K. O. Raivio, P. Venge, M. Hallman: Dexamethasone treatment of infants at risk for chronic lung disease: surfactant components and inflammatory parameters in airway specimens. Pediatric Research 36 (1994) 387–393

[28] Kattner, E., R. Maier, E. Waiß, P. Stevens: Lecithin/sphingomyelin ratio from tracheal aspirates and compliance of the respiratory system in infants with bronchopulmonary dysplasia. Lung Suppl. (1990) 883–890

[29] Katyal, S. L., J. S. Amenta, G. Singh, J. A. Silverman: Deficient lung surfactant apoproteins in amniotic fluid with mature phospholipid profile from diabetic pregnancies. American Journal of Obstetrics and Gynecology 148 (1984) 48–53

[30] Katyal, S. L., G. Singh: An enzyme-linked immunoassay of surfactant apoproteins. Its application to the study of fetal lung development in the rat. Pediatric Research 17 (1983) 439–443

[31] King, R. J., J. J. Coalson, R. A. deLemos, D. R. Gerstmann, S. R. Seidner: Surfactant protein-A deficiency in a primate model of bronchopulmonary dysplasia. American Journal of Respiratory and Critical Care Medicine 151 (1995) 1989–1997

[32] King, R. J., J. Ruch, E. G. Gikas, A. C. G. Platzker, R. K. Creasy: Appearance of apoproteins of pulmonary surfactant in human amniotic fluid. Journal of Applied Physiology 39 (1975) 735–741

[33] Kulovich, M. V., L. Gluck: The lung profile. II. Complicated pregnancy. American Journal of Obstetrics and Gynecology 135 (1979) 64–70

[34] Kulovich, M. V., M. B. Hallman, L. Gluck: The lung profile. I. Normal pregnancy. Am. J. Obstet. Gynecol. 135 (1979) 57–63

[35] Kuroki, Y., H. Takahashi, Y. Fukada, M. Mikawa, A. Inagawa, S. Fujimito, T. Akino: Two-site "simultaneous" immunoassay with monoclonal antibodies for the determination of surfactant apoproteins in human amniotic fluid. Pediatric Research 19 (1985) 1017–1020

[36] Kuroki, Y., D. R. Voelker: Pulmonary surfactant proteins. Journal of Biological Chemistry 269 (1994) 25943–25946

[37] Lotze, A., J. A. Whitsett, L. A. Kammerman, M. Ritter, G. A. Taylor, B. L. Short: Surfactant protein A concentrations in tracheal aspirate fluid from infants requiring extracorporeal membrane oxygenation. Journal of Pediatrics 116 (1990) 435–440

[38] McMahan, M. J., F. Mimouni, M. Miodovnik, W. M. Hull, J. A. Whitsett: Surfactant associated protein (SAP-35) in amniotic fluid from diabetic and non-diabetic pregnancies. Obstetrics and Gynecology 70 (1987) 94–98

[39] Miller, K., R. C. Cottrell: Adverse effects of toxins and drugs on the surfactant system. Eur. J. Respir. Dis. 71, Suppl. 153 (1987) 237–241

[40] Mimouni, F., M. Miodovnik, J. A. Whitsett, J. C. Holroyde, T. A. Siddiqi, R. C. Tsang: Respiratory distress syndrome in infants of diabetic mothers in the 1980 s: no direct adverse effect of maternal diabetes with modern management. Obstet. Gynecol. 69 (1987) 191–195

[41] Miyamura, K., R. Malhotra, H.-J. Hoppe, K. B. M. Reid, P. J. R. Phizackerley, P. Macpherson, A. López Bernal: Surfactant proteins A (SP-A) and D (SP-D): levels in human amniotic fluid and localization in the fetal membranes. Biochimica et Biophysica Acta 1210 (1994) 303–307

[42] Moya, F. R., H. F. Montes, V. L. Thomas, A. M. Mouzinho, J. F. Smith, C. R. Rosenfeld: Surfactant protein A and saturated phosphatidylcholine in respiratory distress syndrome. American Journal of Respiratory and Critical Care Medicine 150 (1994) 1672–1677

[43] Nhieu, J. T. V., A.-M. Vojtek, J.-F. Bernaudin, E. Escudier, J. Fleury-Feith: Pulmonary alveolar proteinosis associated with Pneumocystis carinii. Ultrastructural identification in bronchoalveolar lavage in AIDS and immunocompromised non-AIDS patients. Chest 98 (1990) 801–805

[44] Nickerson, B. G., L. M. Taussig: Family history of asthma in infants with bronchopulmonary dysplasia. Pediatrics 65 (1980) 1140–1144

[45] Nogee, L. M., D. E. deMello, L. P. Dehner, H. R. Colten: Deficiency of surfactant protein B in congenital alveolar proteinosis. New England Journal of Medicine 328 (1993) 406–410

[46] Nogee, L. M., G. Garnier, H. C. Dietz, L. Singer, A. M. Murphy, D. E. deMello, H. R. Colten: A mutation in the surfactant protein B gene responsible for fatal neonatal respiratory disease in multiple kindreds. Journal of Clinical Investigation 93 (1994) 1860–1863

[47] Obladen, M.: Tracheale Phospholipid-Zusammensetzung und Atemnot-Syndrom des Neugeborenen. Fortschritte der Medizin 97 (1979) 403–408

[48] Obladen, M., P. Stevens, U. Wahn: Chronischer Surfactantmangel und eingeschränkte Lungenfunktion bei der Bronchopulmonalen Dysplasie. In Schachinger, H. (ed.): Moderne Intensivmedizin bei Kindern. Zuckschwerdt Verlag, München 1986 (22–24)

[49] Onodera, T., M. Nakamura, T. Sato, T. Akino: Biochemical characterization of pulmonary washings of patients with alveolar proteinosis, interstitial pneumonitis and alveolar cell carcinoma. Tohoku J. exp. Med. 139 (1983) 245–263

[50] Pison, U., E. Gono, T. Joka, U. Obertacke, M. Obladen: High-performance liquid chromatography of adult human bronchoalveolar lavage: assay for phospholipid lung profile. J. Chromat. 377 (1986) 79–89

[51] Pison, U., U. Obertacke, M. Brand, W. Seeger, T. Joka, J. Bruch, K. P. Schmit-Neuerburg: Altered pulmonary surfactant in uncomplicated and septicemia-complicated courses of acute respiratory failure. Journal of Trauma 30 (1990) 19–26

[52] Pryhuber, G. S., W. M. Hull, I. Fink, M. J. McMahan, J. A. Whitsett: Ontogeny of surfactant proteins A and B in human amniotic fluid as indices of fetal lung maturity. Pediatric Research 30 (1991) 597–605

[53] Putz, G., J. Goerke, H. W. Taeusch, J. A. Clements: Comparison of Captive and Pulsating Bubble Surfactometers with Use of Lung Surfactants. Journal of Applied Physiology 76 (1994) 1425–1431

[54] Ramirez-R. J., W. R. Harlan, Jr.: Pulmonary alveolar proteinosis. Nature and origin of alveolar lipid. Am. J. Med. 45 (1968) 502–512

[55] Sahu, S., R. P. DiAugustine, W. S. Lynn: Lipids found in pulmonary lavage of patients with alveolar proteinosis and in rabbit lung lamellar organelles. Am. Rev. Respir. Dis. 114 (1976) 177–185

[56] Schoel, W. M., S. Schürch, J. Goerke: The captive bubble method for the evaluation of pulmonary surfactant: surface tension, area, and volume calculations. Biochimica et Biophysica Acta 1200 (1994) 281–290

[57] Seeger, W., A. Günther, H. D. Walmrath, F. Grimminger, H. G. Lasch: Alveolar surfactant and adult respiratory distress syndrome. Pathogenetic role and therapeutic prospects. Clinical Investigator 71 (1993) 177–190

[58] Shelley, S. A., J. U. Balis, J. E. Paciga, R. A. Knuppel, E. H. Ruffolo, P. J. Bouis: Surfactant "apoproteins" in human amniotic fluid: an enzyme-linked immunosorbent assay for the prenatal assessment of lung maturity. Am. J. Obstet. Gynecol. 144 (1982) 224–228

[59] Snyder, J. M., J. E. Kwun, J. A. O'Brien, C. R. Rosenfeld, M. J. Odom: The concentration of the 35-kDa surfactant apoprotein in amniotic fluid from normal and diabetic pregnancies. Pediatr. Res. 24 (1988) 728–734

[60] Stevens, P., B. Schadow, S. Bartholain, H. Segerer, M. Obladen: Surfactant protein A in the course of respiratory distress syndrome. European Journal of Pediatrics 151 (1992) 596–600

[61] Stevens, P., U. Thieman, M. Obladen: Computer-corrected neonatal lung profile. In Wichert von, P. (ed.): Current Concepts in Surfactant Research. Karger Verlag, Basel 1984 (230–234)

[62] Stevens, P. A., H. Wissel, D. Sieger, V. Meienreis-Sudau, B. Rüstow: Identification of a new surfactant protein A binding protein at the cell membrane of rat type II pneumocytes. Biochemical Journal 308 (1995) 77–81

[63] Super, M., J. Lu, S. Thiel, R. J. Levinsky, M. W. Turner: Association of low levels of mannan-binding protein with a common defect of opsonisation. Lancet II (1989) 1236–1239

[64] van Golde, L. M. G.: Potential role of surfactant proteins A and D in innate lung defense against pathogens. Biology of the Neonate 6 (Suppl. 1) (1995) 2–17

[65] Vorbroker, D. K., S. A. Profitt, L. M. Nogee, J. A. Whitsett: Aberrant processing of surfactant protein C in hereditary SP-B deficiency. American Journal of Physiology 268 (1995) L647–L656

[66] Watanabe, K., K. Sueishi, K. Tanaka, N. Nogata, N. Hirose, N. Shigematsu, S. Miake, M. Yoshida: Pulmonary alveolar proteinosis and disseminated atypical mycobacteriosis in a patient with busulfan lung. Acta Pathol. Jpn. 40 (1990) 63–66

[67] Wauer, R. R.: Das Atemnotsyndrom. In Wauer, R. R. (Hrsg.): Surfactanttherapie des neonatalen ANS. Thieme, Stuttgart 1993 (1. Auflage)

[68] Wissel, H., A. C. Looman, I. Fritzsche, B. Rüstow, P. A. Stevens: The SP-A-binding protein bp55 is involved in surfactant endocytosis by type II pneumocytes. American Journal of Physiology 271 (1996) 432–440

[69] Wright, J. R., J. A. Clements: Metabolism and turnover of lung surfactant. American Review of Respiratory Disease 135 (1987) 426–444

Methoden der Atemfunktionsdiagnostik bei Neugeborenen mit Surfactantmangel

G. Schmalisch, R. R. Wauer

Surfactantmangel oder Surfactantfunktionsstörungen beeinflussen ganz entscheidend die postnatale Lungenentfaltung, die Atemmechanik und den alveolären Gasaustausch (s. Beitrag Wauer, S. 76). Die heutige Standardtherapie ist die exogene Surfactantinstillation bei gleichzeitiger maschineller Beatmung oder Atemunterstützung mittels CPAP und Erhöhung des F_IO_2. Eine wesentliche Voraussetzung der Therapieoptimierung stellt dabei der gesicherte Nachweis eines gestörten Surfactantsystems dar.

Neben den im vorangegangenen Abschnitt untersuchten biochemischen und biophysikalischen Verfahren zum Nachweis eines Surfactantmangels sind die Auswirkungen eines gestörten Surfactantsystems auf Ventilation, Atemmechanik und Gasaustausch auch mittels Atemfunktionsdiagnostik (AFD) nachweisbar. In den vergangenen 30 Jahren ist für die AFD bei Neugeborenen und Säuglingen unter Berücksichtigung der atemphysiologischen Besonderheiten dieser Altersgruppe ein breites Spektrum an speziellen Untersuchungsmethoden entwickelt worden (Übersicht in [38]).

Die AFD dient aber nicht nur der Diagnostik von Atemstörungen, sondern stellt auch die Grundlage für die Beatmungsoptimierung dar, da ein enger Zusammenhang zwischen Atemmechanik und den Beatmungsparametern besteht [34], der in Abb. 1 dargestellt ist.

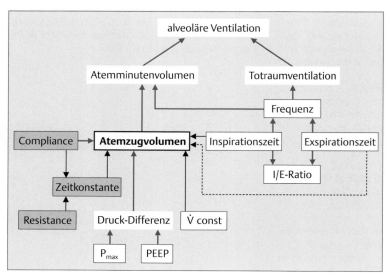

Abb. 1 Einflußgrößen auf die alveoläre Ventilation (Differenz aus Atemminutenvolumen $\dot{V}_E = V_T \cdot f$ und Totraumventilation $\dot{V}_D = V_D \cdot f$) bei maschineller Beatmung.

Entscheidend hierfür ist das Atemzugvolumen V_T, das sich aus dem Zusammenspiel von Atemmechanik (rot hinterlegt) und Beatmungsparametern (mit schwarzer Umrandung) ergibt. Die roten Pfeile stellen den Zusammenhang bei maximaler Inspiration (d. h. quasistatische Meßbedingungen am Ende der Inspiration) dar, bei der V_T allein von der Compliance und der Be-atmungsdruckdifferenz abhängt. Wird infolge einer zu kurzen Inspirationszeit das maximale V_T nicht erreicht, so ergeben sich weitere Einflußfaktoren auf V_T (schwarze Pfeile). Wenn sich in der Lunge ein inadvertent PEEP aufbaut, so hat auch die Exspirationszeit einen Einfluß auf V_T (gestrichelter Pfeil).

⚠ Das Ziel der maschinellen Beatmung ist die Sicherung einer ausreichenden alveolären Ventilation für den Gasaustausch bei gleichzeitiger Minimierung des Volo- bzw. Barotraumas. Dieses Ziel kann nur durch eine optimale Respiratoreinstellung unter Berücksichtigung der Atemmechanik des Neugeborenen erreicht werden.

Seit Ende der achtziger Jahre werden verschiedene Meßplätze zur AFD bei spontanatmenden und beatmeten Neugeborenen angeboten, erste internationale Bemühungen zur Standardisierung der AFD sind bereits erfolgt [3]. Wenn auch noch nicht alle Meßplätze den klinischen und meßtechnischen Anforderungen im gewünschten Maße entsprechen [32], so lassen sie sich doch bereits für eine Vielzahl von klinischen Fragestellungen vorteilhaft einsetzen. In einer kurzen Übersicht soll daher der gegenwärtige Stand der bettseitig einsetzbaren Untersuchungstechniken zur AFD bei atemgestörten Neugeborenen dargestellt werden.

Einfluß des Surfactantmangels auf Ventilation, Atemmechanik und Gasaustausch

Das Einsetzen der Spontanatmung nach der Geburt knüpft an einen funktionellen Entwicklungsprozeß an, der vor allem in den letzten Schwangerschaftswochen sehr intensiv abläuft (s. Beitrag Wauer, S. 4 ff.). Unter physiologischen Bedingungen erfolgen die Belüftung der Lungen und die Resorption der Lungenflüssigkeit gleichzeitig. Dieser Prozeß ist abgeschlossen, wenn die gesamte Lungenflüssigkeit (ca. 30 ml/kg Körpergewicht) durch ein etwa gleich großes Gasvolumen – die funktionelle Residualkapazität (FRC) – ersetzt ist (s. Beitrag Wauer u. Schmalisch, S. 76).

Entscheidend für die Lungenbelüftung und die Herausbildung der FRC ist die schnelle Senkung der Oberflächenspannung an der alveolären Gas-Flüssigkeits-Grenzschicht durch das pulmonale Surfactant. Bei Surfactantmangel, Surfactantfunktionsstörungen oder durch Eindringen von Surfactantinhibitoren in den Alveolarraum kommt es zu keiner ausreichenden Senkung der Oberflächenspannung, so daß bereits nach der ersten Inspiration wieder ein exspiratorischer Kollaps der bereits expandierten Alveolen eintreten kann – es entstehen Atelektasen. Die verminderte pulmonale Luftmenge am Ende der Exspiration (FRC) behindert dadurch die optimale Lungenbelüftung und den Gasaustausch. Im Gegensatz zur normalen Lungenentfaltung bleibt dann ein hoher transpulmonaler Druck notwendig, da bei jeder erneuten Inspiration der Eröffnungsdruck für die wenig belüftete Lunge aufgebracht werden muß. Dies führt zu einer schnellen Erschöpfung der Atemmuskulatur, wenn die Atmung nicht mechanisch unterstützt wird. Besonders deutlich werden die Auswirkungen des Surfactantmangels auf die Atemmechanik im Druck-Volumen-Diagramm von Lunge und Thorax. Wie Abb. 2 zeigt, sind durch die geringere Anzahl ausreichend belüfteter Alveolen nicht nur Compliance und FRC stark vermindert, sondern der nahezu lineare Teil der statischen Druck-Volumen-Kurve, in dem die Lungendehnbarkeit am größten ist und in dem auch die Atemexkursionen erfolgen, ist ebenfalls reduziert. Vor allem bei maschineller Beatmung kann es mit zunehmendem Beatmungsvolumen zu einem Überschreiten dieses linearen Bereiches und damit zu einer Überblähung der Alveolen kommen – ersichtlich an sichelförmigen Druck-Volumen-Kurven.

Bereits in den sechziger und siebziger Jahren sind die Veränderungen von Ventilation und Atemmechanik bei Neugeborenen mit Atemnotsyndrom (nANS) umfassend untersucht worden (Literaturübersichten in [18,19]). Diese Untersuchungen zeigten, daß *beim neonatalen ANS insbesondere die Compliance und die FRC vermindert sind, während die Atemwegsresistance meist keine größeren Auffälligkeiten zeigt.*

Bei Spontanatmung sind infolge der verminderten Compliance das Atemzugvolumen reduziert und die Atemfrequenz deutlich erhöht, solange das Kind nicht knorkst [18]. Mit zunehmender Atemfrequenz nehmen die Atemsignale einen sinusförmigen Verlauf an, was auch die Form der Atemschleifen beeinflußt [18,33]. Das Atemminutenvolumen ($\dot{V}_E$) verhält sich von Kind zu Kind unterschiedlich. Bei hohen Atemfrequenzen kann es zu einer Hyperventilation ($\dot{V}_E$ erhöht) mit einer gesteigerten Totraumventilation (s. Abb. 1) kommen, mit zunehmender Dekompensation können aber auch normale oder sogar verminderte Werte für $\dot{V}_E$ gemessen werden.

Eine AFD unter Spontanatmung bei Neugeborenen mit akutem schwerem ANS ist heute ethisch nicht mehr vertretbar, da man so frühzeitig wie möglich eine entsprechende Therapie einleiten wird (Intubation, Surfactanttherapie, Atemunterstützung oder maschinelle Be-

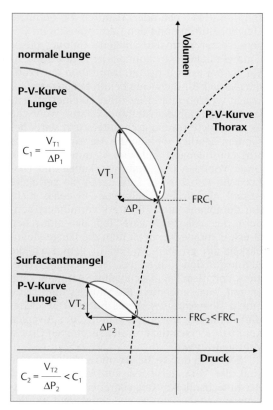

normale Lunge

**P-V-Kurve
Lunge**

$$C_1 = \frac{V_{T1}}{\Delta P_1}$$

VT_1

ΔP_1

**P-V-Kurve
Thorax**

FRC$_1$

Volumen

Surfactantmangel

**P-V-Kurve
Lunge** VT_2

ΔP_2

FRC$_2 <$FRC$_1$

Druck

$$C_2 = \frac{V_{T2}}{\Delta P_2} < C_1$$

Abb. 2 Mit dem Einsetzen der Spontanatmung nach der Geburt können sich zwei unterschiedliche Bedingungen für die Atmung herausbilden, die vor allem im Druck-Volumen-Diagramm von Lunge und Thorax (Campbell-Diagramm) deutlich werden. Diese schematische Darstellung zeigt einen Atemzyklus bei normaler Atemmechanik (oben) und bei Surfactantmangel (unten). Der Surfactantmangel führt zu einer deutlichen Verschiebung der Atemlage (vermindertes FRC) und zu einer Abflachung der Druck-Volumen-Kurve (verminderte Compliance, reduzierter linearer Bereich). Die Atemlage ergibt sich dabei jeweils aus dem Schnittpunkt der beiden Druck-Volumen-Kurven von Lunge und Thorax.

atmung). Bei dieser Patientengruppe wird daher die AFD meist unter Atemunterstützung (z. B. CPAP mit erhöhtem F$_I$O$_2$) oder Beatmung erfolgen, wobei die AFD vor allem zur Therapieüberwachung und -optimierung eingesetzt wird.

Ventilationsmessung

Ventilationsmessungen liefern Aussagen über die Intensität sowie die Art und Weise der Atmung. In den vergangenen Jahren wurde hierfür bereits eine Vielzahl von Meßverfahren entwickelt, die sowohl bei Spontanatmung wie auch maschineller Beatmung einsetzbar sind. Bei spontanatmenden Neugeborenen lassen sich schwere Veränderungen der Atemmechanik häufig schon an den ventilatorischen Parametern (Atemzugvolumen, Atemfrequenz, Atemminutenvolumen, Zeitpunkt des maximalen Inspirationsflows…) am Atemmuster oder an der Form der Flow-Volumen-Kurve erkennen [19, 38].

Messung unter Spontanatmung

Von allen atemphysiologischen Parametern sind die ventilatorischen Größen am einfachsten zu messen und lassen sich vollständig aus dem zeitlichen Verlauf der Atemstromgeschwindigkeit $\dot{V}(t)$ (kurz Flow genannt) und des Volumensignals $V(t)$ bestimmen. Beide Signale müssen aber nicht getrennt gemessen werden, sondern können durch elektronische Integration bzw. Differentiation voneinander gewonnen werden.

Bei der Ventilationsmessung unterscheidet man zwischen der Messung im Atemgasstrom unter Verwendung von Nasentuben, Atemmasken oder Gesichtskammern und der Ganzkörpervolumenmessung (Bodyplethysmographie), bei der die atemsynchronen Volumenänderungen des Thorax gemessen werden (Abb. 3). Damit ist entsprechend dem Boyle-Mariotteschen Gesetz für die Meßkammer P · V = const. eine druck- oder volumenkonstante Messung möglich, wobei meist näherungsweise von isothermen Meßbedingungen ausgegangen wird.

Bei Bodyplethysmographen, bei denen das Gesicht außerhalb der Meßkammer liegt [10,19], erfolgt zwar keine Behinderung der Atmung durch den Meßkopf, allerdings ist der apparative Aufwand sehr hoch, die Fixierung des Kindes umständlich und die Handhabung der Meßkammer im Inkubator kaum praktikabel, so daß sein Einsatz auf die Bearbeitung spezieller wissenschaftlicher Fragestellungen beschränkt bleiben dürfte [10]. Die Ventilationsmessung bei Neugeborenen erfolgte in den letzten Jahren vorwiegend pneumotachographisch, wobei zur Messung des Atemflows $\dot{V}(t)$ verschiedene lineare oder nichtlineare Meßwandler eingesetzt wurden. Nichtlineare Wandler (z. B. Blendenrezeptoren oder

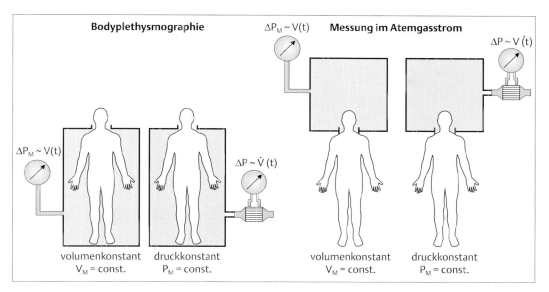

Abb. 3 Die Grundprinzipien der Ventilationsmessung bei Neugeborenen mittels Bodyplethysmographie (links) oder direkt im Atemgasstrom unter Verwendung von Gesichtskammern, Gesichtsmasken oder Nasentuben (V_M = Volumen der Meßkammer, P_M = Druck in der Meßkammer). Bei all diesen Meßverfahren wird die Ventilationsmessung auf eine Druckmessung zurückgeführt, entweder durch Druckmessung in der Meßkammer (volumenkonstante Messung) oder durch Differenzdruckmessung über einen Pneumotachographen-Meßkopf (druckkonstante Messung).

Anemometer) sind zwar meist preiswerter und sehr robust im Aufbau, was vor allem die Desinfektion vereinfacht, exemplarabhängige Kennlinienabweichungen lassen sich jedoch nur schwer korrigieren.

Ein speziell für Neugeborene entwickeltes Verfahren zur Ventilationsmessung ist die Flow-Through-Technik (FTT), die auch Ventilationsmessungen unter CPAP erlaubt und eine kontinuierliche Leckkontrolle und -korrektur während der Messung ermöglicht [33]. Bei der FTT wird durch einen konstanten Hintergrundflow (Abb. **4**) die gesamte Meßanordnung kontinuierlich durchspült, so daß keine CO_2-Rückatmung eintreten kann. Dieses Meßverfahren eignet sich besonders für sauerstoffabhängige Neugeborene, da der F_IO_2 der Atemluft frei wählbar ist. Da eine CO_2-Akkumulation vermieden wird, ist die Untersuchungsdauer nicht durch die Meßtechnik begrenzt, so daß auch Neugeborene mit respiratorischer Insuffizienz oder Neugeborene mit irregulären Atemmustern, die lange Meßzeiten benötigen, untersucht werden können.

Die direkte Volumenmessung mittels mechanischer Spirometer [22,42] wird bei Neugeborenen wegen der begrenzten meßtechnischen

Eigenschaften (z. B. Grenzfrequenz) und der mit der Atemgasrückatmung verbundenen Probleme (z. B. CO_2-Absorption und O_2-Zumischung) kaum noch verwendet.

Für die Ventilationsmessung sind in den letzten Jahren auch verschiedene rückwirkungsfreie, indirekte Meßverfahren (z. B. Atemgürtel, transthorakale Impedanzmessung) entwickelt worden, die flow- oder volumenproportionale Meßsignale liefern. Mit diesen indirekten Verfahren lassen sich die Zeitintervalle des Atemzyklus (In- und Exspirationszeit; Zeitpunkt des maximalen Atemflows) meist ausreichend genau bestimmen, aber eine Beurteilung der Atemtiefe ist damit nur qualitativ möglich. Ihre Anwendung beschränkt sich vorwiegend auf die Atemüberwachung, die Untersuchung des Atemmusters und der Phasenverschiebung zwischen thorakaler und abdominaler Atmung [37,39] sowie die Synchronisierung anderer Untersuchungsabläufe (z. B. bei bildgebenden Verfahren).

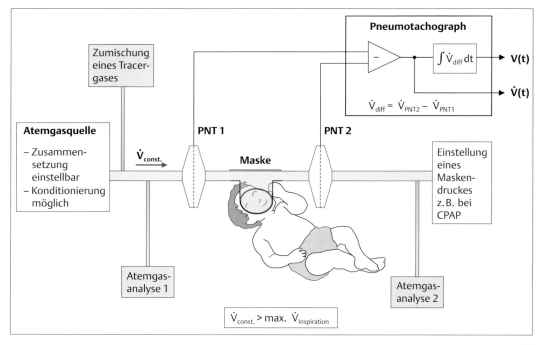

Abb. 4 Grundprinzip der Flow-Through-Technik, bei der die Gesichtsmaske ständig durch einen Hintergrundflow durchspült wird. Das Atemsignal ergibt sich dabei aus der Differenz des durch die Maske ein- und austretenden Atemgasstromes. Durch optionale Erweiterungen (schattierte Einheiten) ist dieses Meßprinzip für verschiedene Untersuchungsmethoden (Ventilationsmessung bei CPAP, FRC-Messung, Atemgasanalyse, Lungenszintigraphie…) einsetzbar.

Messung unter Beatmung

Bei beatmeten Neugeborenen erfolgt die Ventilationsmessung meist durch Zwischenschalten eines Flowsensors zwischen Endotrachealtubus und Beatmungskopf (Abb. **5**), wobei hier der Patientensicherheit größere Aufmerksamkeit geschenkt werden muß (Dichtheit des Beatmungssystems, Verlegungsgefahr, Desinfektion…). Lineare Meßwandler, die Kapillaren, Siebe oder Lamellen als Meßwiderstände enthalten, dürfen daher nur unter Aufsicht eingesetzt werden, da bei diesen Wandlern die Gefahr der Verlegung (Kondenswasser, Schleimpartikel…) besonders hoch ist. Vor allem für Langzeitmessungen bevorzugt man bei beatmeten Patienten die robusten, nichtlinearen Meßwandler (Anemometer, Staudruckmessung, einfache Blendenrezeptoren), die gut miniaturisierbar sind und den Atemgasstrom nur geringfügig beeinträchtigen. Als besonders günstig erscheinen Ultraschall-Meßwandler, da keine Strömungswiderstände vorhanden sind. Allerdings befinden sich totraumarme Ultraschall-Meßwandler für Neugeborene noch in der Entwicklung. Indirekte Meßverfahren werden nur zur Beatmungsüberwachung und in einigen Fällen auch zur Gewinnung von Triggersignalen für die assistierte Beatmung eingesetzt.

Bei einigen modernen Beatmungsgeräten für Neugeborene ist dieser Flowsensor bereits in das Beatmungssystem integriert, so daß neben der Flow- und Volumenmessung auch eine Bestimmung des Tubuslecks möglich ist. Diese Anordnung ist zwar meßtechnisch am einfachsten zu realisieren, hat aber den Nachteil der Totraumvergrößerung.

Wegen der geringen Atemzugvolumina von 5–8 ml/kg Körpergewicht bei Frühgeborenen stellt der eingebrachte apparative Totraum des Flowsensors ein häufig unterschätztes Problem dar [24,32]. Abb. **6** zeigt, in welchem Maße bei beatmeten Frühgeborenen das Zwischenschalten eines Meßkopfes für 10 min den $tcpCO_2$ ansteigen läßt. Moderne Meßköpfe haben bereits ein Totraumvolumen < 1 ml, so daß auch bei kleinen

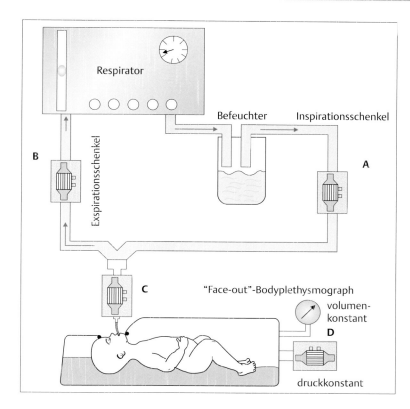

Abb. 5 Für die Ventilationsmessung unter Beatmung gibt es drei unterschiedliche Möglichkeiten hinsichtlich des Meßortes (schattierte Flächen), die sich erheblich in ihren meßtechnischen Eigenschaften und dem apparativen Aufwand unterscheiden:
- PNT im Inspirations- (**A**) und Exspirationsschenkel (**B**);
- PNT zwischen Tubus und Beatmungskopf (**C**);
- Volumenmessung durch Bodyplethysmographie (**D**), druck- oder volumenkonstant.

Ventilationsmessungen unter Beatmung erfolgen bisher fast ausschließlich durch Einfügen eines Flowsensors zwischen T-Stück und Beatmungstubus (Meßanordnung **C**).

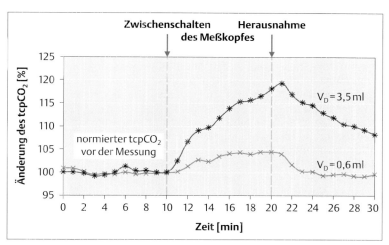

Abb. 6 Einfluß der Totraumvergrößerung bei beatmeten Neugeborenen < 1500 g auf den transkutan gemessenen pCO_2 durch Zwischenschaltung eines Meßkopfes von 0,6 ml und 3,5 ml vor den Beatmungstubus für 10 min (Darstellung der gemittelten, auf den Ausgangswert normierten Kurven von 8 Patienten). Während bei einem apparativen Totraum von 0,6 ml der $tcpCO_2$ nur um ca. 5 % ansteigt und bereits nach wenigen Minuten ein Plateau erreicht, führt eine Totraumvergrößerung von 3,5 ml zu einem kontinuierlichen Anstieg auf 20 % nach 10 min, ohne daß ein Plateau erkennbar ist.

Atemzugvolumina zumindest Kurzzeitmessungen möglich sind.

Die Totraumvergrößerung kann vermieden werden, indem die Flowmessung in den In- und Exspirationsschenkeln des Beatmungssystems erfolgt, was aber bei IPPV-Beatmung meßtechnisch erheblich schwieriger zu realisieren ist (z. B. durch den großen Flow-Meßbereich, unterschiedliche Arbeitsbereiche der Pneumotachographen, Kompensation des entstehenden Auto-PEEP, Gefahr der Kondenswasserbildung).

Die bodyplethysmographische Ventilationsmessung ist zwar totraumfrei und unter Beatmung die einzige Methode, um bei einem unbekannten Tubusleck das tatsächliche Atemvolumen zu bestimmen, allerdings ist der bettseitige Einsatz eines Bodyplethysmographen bei beatmeten Neugeborenen kaum praktikabel.

Atemmechanische Untersuchungen

Unter der Messung der Atemmechanik versteht man die Darstellung und Analyse der Druck-Flow- bzw. Druck-Volumen-Beziehungen im Lungen-Thorax-System während der Atemexkursionen. Die einfachste Beschreibung dieser funktionellen Abhängigkeiten stellt das lineare Einkompartment-Modell der Lunge (Abb. **7**) dar, bestehend aus einer Alveole mit einer konstanten Compliance C, einem konstanten Strömungswiderstand R und einem physiologischen Totraum V_D, in dem derjenige Teil des Lungenvolumens zusammengefaßt ist, der nicht am Gasaustausch teilnimmt. Der aufzubringende transpulmonale (bei Spontanatmung) oder transthorakale Druck (bei Beatmung) dient der Überwindung der elastischen und viskösen Widerstände des Lungengewebes und der Brustwand sowie der Strömungswiderstände in den Atemwegen. Aus dieser Druckbilanz erhält man für das Einkompartment-Modell die in Abb. **7** angegebene Modellgleichung, die die Grundlage der meisten Meßverfahren darstellt und für *gesunde Neugeborene* auch im ausreichenden Maße adäquat ist.

Wesentlich für die Bestimmung der atemmechanischen Parameter ist der Ort der Druckmessung (Abb. **8**). Bei der Messung des transpulmonalen Druckes (z. B. durch Ösophagusdruckmessung bei Spontanatmung) erhält man die pulmonale Compliance C_{pul} und pulmonale Resistance R_{pul}, während man bei der Messung des transthorakalen Druckes (z. B. Beatmungsdruck oder Verschlußdruck bei Okklusionstests) die Compliance und Resistance des gesamten respiratorischen

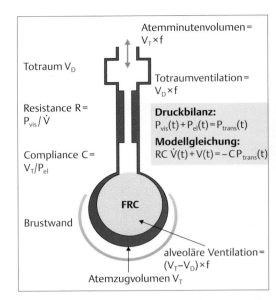

Abb. 7 Das Einkompartment-Modell des Lunge-Thorax-Systems besteht aus dem Totraum V_D, einer konstanten Compliance C und Resistance R. Bei diesem Modell setzt sich der aufzubringende transpulmonale bzw. transthorakale Druck additiv aus den Druckanteilen zur Überwindung der elastischen und nichtelastischen Widerstände zusammen. Aus dieser Druckbilanz ergibt sich die angegebene Modellgleichung zur Beschreibung der Atemmechanik.

Systems C_{resp} und R_{resp} einschließlich der mechanischen Eigenschaften der Brustwand C_{bw} und R_{bw} erhält. Für die Compliance gilt dabei die einfache Beziehung $1/C_{resp} = 1/C_{pul} + 1/C_{bw}$, aus der bereits zu erkennen ist, daß insbesondere bei Frühgeborenen mit ihrer hohen Brustwandcompliance $C_{bw} > C_{pul}$ die Unterschiede zwischen respiratorischer und pulmonaler Compliance gering sind (z. B. für $C_{pul} = 25$ ml/kPa und $C_{bw} = 100$ ml/kPa erhält man $C_{resp} = 20$ ml/kPa).

Ferner muß man bei der Bestimmung der atemmechanischen Parameter berücksichtigen, ob die Messungen unter dynamischen Bedingungen stattfinden (z. B. während einer ununterbrochenen Spontanatmung oder Beatmung) oder ob die Messungen unter quasistatischen Bedingungen erfolgen, bei denen zumindest für eine kurze Zeit im gesamten Atemtrakt $\dot{V}(t) = 0$ ist. Nur wenn im gesamten Atemtrakt keine Atemgasbewegungen mehr stattfinden, kann es auch keine Druckgradienten und damit keinen Druckunterschied zwischen Mund- und Alveolardruck geben. In Abhängigkeit von diesen Meßbedingun-

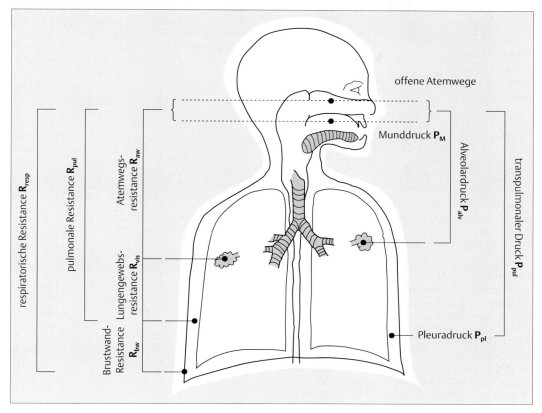

Abb. 8 Die Drücke im Lunge-Thorax-System bei Spontanatmung und die entsprechenden Widerstände. Unter Beatmung bestimmt man den *transthora-* *kalen Druck*, mit dem man bei relaxierten Patienten Lunge, Thorax und Zwerchfell bewegt und der als Munddruck/Beatmungsdruck meßbar ist.

gen unterscheidet man daher zwischen „statischen" und „dynamischen" Werten.

Bei Neugeborenen ist C_{dyn} meist kleiner als C_{stat}, und mit zunehmender Atemfrequenz nimmt dieser Unterschied noch zu. Ursachen hierfür liegen in den viskoelastischen Eigenschaften des Lungengewebes und vor allem in der Inhomogenität der alveolären Ventilation [28].

Bei Surfactantmangel können durch die notwendigen Drücke zur Öffnung von Atelektasen wie auch durch die Überblähung bereits eröffneter Alveolen nichtlineare Druck-Volumen-Charakteristiken entstehen, die eine Volumenabhängigkeit der Compliance verursachen (s. Beitrag Wauer u. Schmalisch, S. 78). Bei nichtlinearen Kennlinien ergeben sich unterschiedliche Werte für die differentielle (Anstieg an einem beliebigen Punkt der P-V-Kurve) und die bei Nullflow berechnete Compliance (Abb. 9). Bei der Compliance-Mes-

sung unter CPAP oder Beatmung muß noch berücksichtigt werden, ob bei der Ausatmung ein positiv endexspiratorischer Druck (PEEP) erhalten bleibt (Exspiration erfolgt in den Ausatemschenkel) oder ob mittels eines Drei-Wege-Shutters die Ausatmung in die Umgebung (d.h. auf Atmosphärendruck) erfolgt. Wenn es durch die Einstellung eines PEEP zu einer deutlichen FRC-Vergrößerung kommt (z.B. durch Offenhalten der Alveolen bzw. alveoläres Rekruitment [20]), so wird bei einer Exspiration in die Atmosphäre eine deutlich größere Compliance gemessen als bei Exspiration auf PEEP-Niveau (Abb. 9).

Um Fehlinterpretationen zu vermeiden, müssen daher bei der klinischen Interpretation atemmechanischer Parameter oder deren Vergleich mit anderen Meßergebnissen stets die Meßbedingungen berücksichtigt werden, unter denen sie gewonnen wurden.

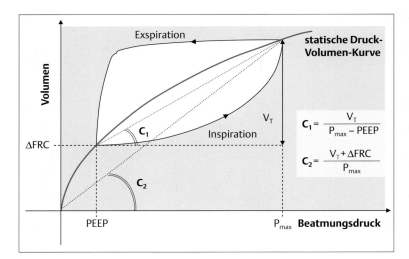

Abb. **9** Schematische Darstellung eines Atemzyklus im Druck-Volumen-Diagramm bei IPPV-Beatmung. Bei nichtlinearen P-V-Kurven ist die bei Ausatmung auf Atmosphärendruck gemessene Compliance C_2 immer dann größer als C_1 (Ausatmung bis auf PEEP-Niveau), wenn durch den PEEP ein erheblicher Anteil an Alveolen geöffnet bzw. offengehalten werden kann. In diesem Fall ist $\Delta FRC > C_1 \cdot PEEP$.

Bestimmung atemmechanischer Parameter durch simultane Flow-, Volumen- und Druckmessung

Die Bestimmung atemmechanischer Parameter durch simultane Messung von Atemflow, Atemvolumen und transpulmonalem (Spontanatmung) oder transthorakalem Druck (Beatmung) ist die älteste Methode zur AFD bei Neugeborenen. Unter der Voraussetzung, daß das lineare Einkompartment-Modell im ausreichenden Maße adäquat ist, lassen sich aus den drei Meßsignalen anhand der Modellgleichung (s. Abb. **7**) die atemmechanischen Parameter R und C wie auch die Atemarbeit W eindeutig bestimmen.

Dieses Meßverfahren, bei dem ausschließlich „dynamische" Werte gemessen werden, zeichnet sich durch eine hohe zeitliche Auflösung aus, d. h. für jeden Zeitpunkt des Atemzyklus lassen sich Aussagen zur Atemmechanik gewinnen. Früher, als die Signalauswertung noch manuell erfolgte, verwendete man zur Bestimmung von R und C charakteristische Funktionswerte der Signale [21]. Bei der heutigen computergestützten Auswertung bevorzugt man für die Parameterbestimmung die Methode der kleinsten Fehlerquadrate (MKQ) [4,15]. Die simultane Messung von Druck, Atemflow und Atemvolumen hat verschiedene Vorteile:

– Dieses Meßverfahren kann nahezu problemlos auch bei sehr kleinen Frühgeborenen eingesetzt werden [26].

– Die Messung der atemmechanischen Parameter erfolgt unter physiologischen Bedingungen (meist unter Ruheatmung oder unter den therapeutisch erforderlichen Beatmungsparametern).
– Die drei Meßsignale erlauben die Darstellung verschiedener Atemschleifen, die auch bei Abweichung vom linearen Einkompartment-Modell Aussagen zur Atemmechanik zulassen.

Messung unter Spontanatmung

Unter Spontanatmung bestimmt man den transpulmonalen Druck näherungsweise aus den atemsynchronen Ösophagusdruckänderungen, zu deren Messung Ballonkatheter, wassergefüllte Katheter oder Miniaturdruckmeßwandler verwendet werden (Übersicht in [38]). Bei Einsatz der Flow-Through-Technik zur Ventilationsmessung können auch Langzeituntersuchungen zur Berücksichtigung des Aktivitätszustandes des Kindes und der Variabilität der Signale durchgeführt werden.

Im Ergebnis der Messung erhält man die pulmonale Compliance C_{pul} und die pulmonale Resistance R_{pul}, die sich additiv aus den Atemwegswiderständen und den pulmonalen Gewebswiderständen zusammensetzt (s. Abb. **8**). Die Ösophagusdruckmessung im Rahmen der AFD wird bei spontanatmenden Neugeborenen heute nur noch selten eingesetzt, da sie invasiv ist und das Meßergebnis in starkem Maße von der korrekten Positionierung des Katheters abhängt [7,22]. In den letzten Jahren ist dieses Verfahren von den nichtinvasiven Okklusionstests weitgehend verdrängt worden, da auch die Validierung der Ösophagusdruckmessung nur mittels Okklusionstests möglich ist [7].

Messung unter Beatmung

Besonders einfach ist dieses Verfahren aber unter Beatmung durchführbar, da die Druck-, Flow- und Volumensignale bereits am Beatmungskopf meßbar sind. Die Auswertealgorithmen sind die gleichen wie unter Spontanatmung und beruhen auch auf den gleichen Modellvorstellungen. Allerdings bestehen gegenüber der Messung unter Spontanatmung einige Unterschiede:

- Unter Beatmung entsprechen die Ösophagusdruckänderungen dem Druck, der zur Dehnung der Brustwand erforderlich ist. Durch Subtraktion des Ösophagusdruckes vom Beatmungsdruck erhält man näherungsweise den transpulmonalen Druck.
- Von der verwendeten Beatmungsform hängt ab, welche atemmechanischen Parameter überhaupt meßbar sind. Bei Neugeborenen mit IPPV-Beatmung ist keine Ermittlung atemmechanischer Parameter während der Exspiration möglich, da in der Exspirationsphase der am Beatmungskopf gemessene Druck nahezu unabhängig von der Atemmechanik des Patienten ist [34].
- Bei intubierten Patienten muß der flowabhängige Tubuswiderstand berücksichtigt werden, der nicht nur die gemessene Resistance, sondern auch die Form der verschiedenen Atemschleifen beeinflußt.

Verzichtet man auf die Bestimmung des transpulmonalen Druckes durch Ösophagusdruckmessung, so stellt dieses Meßverfahren eine sehr elegante und wenig aufwendige Methode dar, die auch schon in einigen Beatmungsmonitoren genutzt wird [16]. Bei atemgestörten Neugeborenen muß aber stets überprüft werden, ob die Gültigkeit des Einkompartment-Modells angenommen werden kann. Liegen schwere Verteilungsstörungen oder ausgeprägte Nichtlinearitäten vor, so sollte auf eine Berechnung der atemmechanischen Parameter nach der MKQ verzichtet werden. Eine Alternative stellen nichtparametrische Beschreibungsformen dar, z.B. Atemschleifen oder die graphische Darstellung der Volumen- bzw. Flowabhängigkeit von C und R.

Okklusionstechniken

Für die Ermittlung atemmechanischer Parameter werden zur Zeit vorwiegend nichtinvasive Okklusionstechniken verwendet, die sowohl bei Spontanatmung als auch unter Beatmung eingesetzt werden können [38]. Eine Voraussetzung für Okklusionstests ist ein Shutter, der entweder mechanisch, pneumatisch oder elektromagnetisch angetrieben wird und der einen raschen Verschluß der Atemwege erlaubt, so daß nach einer entsprechenden Zeit für den Druckausgleich der Munddruck gleich dem Alveolardruck ist. Bei relaxierter Atemmuskulatur – hierzu nutzt man bei Spontanatmung den Hering-Breuer-Reflex – erhält man den quasistatischen transthorakalen Druck als Verschlußdruck, aus dem die respiratorische Compliance berechnet wird.

Seit den ersten Arbeiten von Taeusch und Olinsky [27] sind verschiedene Untersuchungstechniken entwickelt worden, die mit Ausnahme der quasistatischen Compliancemessung sowohl bei Spontanatmung als auch unter Beatmung in gleicher Weise eingesetzt werden können.

Quasistatische Compliancemessung

Unter Beatmung ist die quasistatische Messung der respiratorischen Compliance nach $C_{resp} = V_T / (P_{occ} - PEEP)$ entweder durch einen endinspiratorischen Verschluß der Atemwege oder durch eine endexspiratorische Injektion eines bekannten Gasvolumens möglich, wobei P_{occ} der Verschlußdruck ist [34, 35]. Wie bei allen Okklusionstests setzt auch dieses Meßverfahren voraus, daß keine Lecks bestehen und daß die Verschlußzeit ausreichend lang ist, so daß $\dot{V}(t) = 0$ im gesamten Atemtrakt gilt.

Eine gewisse Validierung der Messung ist anhand des Druckplateaus [35] möglich (Plateauabfall bei Lecks; Plateauanstieg bei Gegenatmung). Dieses Meßverfahren ist relativ einfach ausführbar, läßt sich aber nur bei beatmeten, intubierten Patienten mit vollständiger Muskelrelaxation einsetzen, so daß sein Anwendungsbereich eingeschränkt ist.

Single-Breath-Okklusionstechnik (SBOT)

Auch bei der SBOT soll durch einen ausreichend langen Atemwegsverschluß erreicht werden, daß der Munddruck gleich dem Alveolardruck ist. Die anschließende passive Exspiration (bei Spontanatmung Ausnutzung des Hering-Breuer-

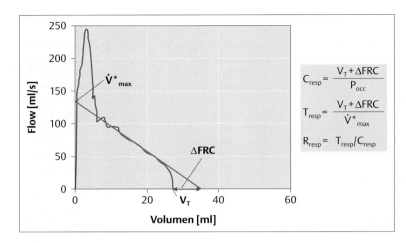

Abb. **10**   Berechnung der atemmechanischen Parameter beim Single-Breath-Okklusionstest (SBOT) aus der Flow-Volumen-Kurve bei passiver Exspiration. Die Bestimmung der respiratorischen Zeitkonstante T_{resp} ist nur dann möglich, wenn die Voraussetzungen für die SBOT erfüllt sind und der lineare Bereich der Flow-Volumen-Kurve deutlich ausgeprägt ist.

Reflexes zur Muskelrelaxation) hat bei einem Einkompartment-Modell einen exponentiellen Verlauf mit der Zeitkonstante $T_{resp} = R_{resp} \cdot C_{resp}$ des respiratorischen Systems. Nach der Okklusion werden der Munddruck gemessen und die respiratorische Compliance aus dem Volumen-Druck-Verhältnis berechnet. Anschließend wird die passive exspiratorische Fluß-Volumen-Kurve aufgenommen (Abb. **10**). Der Anstieg des linearen Teils der Kurve stellt die respiratorische Zeitkonstante dar, aus der die respiratorische Resistance berechnet werden kann. Eine nachträgliche Korrektur des gemessenen Volumens bei funktioneller FRC-Erhöhung anhand der Fluß-Volumen-Kurve ist möglich.

Die SBOT wird am häufigsten genutzt und ist bereits in verschiedenen kommerziellen Meßgeräten enthalten [16]. Allerdings wird häufig übersehen, daß die Anwendung der SBOT an bestimmte Voraussetzungen gebunden ist [13, 39]:
– vollständiger Druckausgleich zwischen Alveolar- und Munddruck während der Verschlußzeit
– vollständige Relaxation der Atemmuskulatur während der Atemwegsokklusion und während der darauffolgenden passiven Exspiration
– Gültigkeit des linearen Einkompartment-Modells zur Beschreibung der Atemmechanik.

Die Überprüfung dieser Voraussetzungen ist schwierig und anhand der gemessenen Fluß-Volumen-Kurven nur teilweise möglich. Insbesondere bei chronischen Lungenerkrankungen oder variablen Atemwegsstenosen läßt sich die Atemmechanik meist nicht durch das Einkompartment-Modell beschreiben und die SBOT daher nicht einsetzen.

Multiple-Okklusionen-Technik (MOT)

Die älteste, ursprünglich von Olinsky [27] vorgeschlagene Okklusionstechnik war eine multiple Atemwegsokklusion, d.h. bei einer Folge von Atemzügen wird auf verschiedenen Volumenniveaus okkludiert. Die gemessenen Druck-Volumen-Werte werden anschließend in einem Druck-Volumen-Diagramm dargestellt, und die Compliance wird aus dem Anstieg der Regressionsgeraden bestimmt. Die Druck-Volumen-Kennlinie muß aber nicht notwendigerweise linear sein. Ebenso wie bei der SBOT wird auf diese Weise eine endexspiratorische funktionelle FRC-Erhöhung erkannt und bei der Auswertung berücksichtigt. Im Gegensatz zu Olinsky bevorzugt man heute die exspiratorische Okklusion über die ersten zwei Drittel des exspirierten Volumens. Die MOT ist zwar gegenüber der SBOT weniger von der Gültigkeit des Einkompartment-Modells abhängig, dieses Verfahren setzt jedoch neben einem ausreichenden Hering-Breuer-Reflex auch eine konstante FRC von Atemzug zu Atemzug voraus. Man erhält bei der MOT keine Aussagen über die Resistance, und die Meßdauer ist gegenüber der SBOT deutlich länger, was insbesondere bei Frühgeborenen zu signifikanten $tcpCO_2$-Erhöhungen infolge des apparativen Totraumes führen kann. In kommerziellen Meßplätzen wird die MOT bisher nicht eingesetzt.

Interrupter-Techniken

Der Grundgedanke dieses Verfahrens besteht darin, daß durch eine rasche Folge sehr kurzer Okklusionen innerhalb eines Atemzyklus die Druck-, Flow- und Volumensignale gemessen werden. Aus den Volumen-Druck- bzw. Druck-Flow-Verhältnissen bestimmt man die Compliance und Resistance [11]. Dabei wird vorausgesetzt, daß während der Verschlußzeit ein vollständiger Ausgleich zwischen Mund- und Alveolardruck erfolgt, so daß während eines Atemzyklus ausreichend viele Okklusionen durchgeführt werden können. Allerdings gibt es hierbei noch verschiedene ungelöste physiologische und meßtechnische Probleme [36]. Problematisch ist dabei vor allem der verzögerte Druckausgleich bei inhomogenen Lungen, wie sie sowohl für Surfactantmangelkrankheiten wie auch für chronische Lungenkrankheiten typisch sind.

Weitere Meßverfahren zur Beurteilung der Atemmechanik

Zur Untersuchung der Atemmechanik gibt es noch weitere Methoden, die sich aber teilweise noch in der Entwicklung befinden oder deren Anwendungsbereich stark eingeschränkt bzw. deren Anwendung an ganz spezielle Voraussetzungen gebunden ist.

Prinzip des *gewichtsbelasteten Spirometers* [25, 42]: Diese Methode zur Messung der respiratorischen Compliance besticht durch ihre Einfachheit, läßt sich aber nur bei Spontanatmung anwenden. Dem Einsatz mechanischer Spirometer wie auch der Verwendung geschlossener Systeme sind in der Neonatologie Grenzen gesetzt.

Oszillationstechniken: Bei diesen Verfahren versucht man, durch die Verwendung periodischer [9, 23] oder aperiodischer [5, 40] Testsignale Aussagen über das dynamische Verhalten des Lunge-Thorax-Systems zu gewinnen. Oszillationstechniken sind sowohl bei Spontanatmung wie auch unter Beatmung einsetzbar und eignen sich vor allem für die AFD bei nichtkooperierenden Patienten. Allerdings sind die Testsignalerzeugung und Einkopplung bei Neugeborenen nicht einfach zu realisieren, auch die klinische Interpretation der gemessenen Impedanz ist schwierig. Obwohl bereits seit längerer Zeit an der Entwicklung einer geeigneten Meßmethodik und Gerätetechnik gearbeitet wird, gibt es bisher noch keine kommerzielle Meßtechnik für das Neugeborenenalter.

Spezielle Methoden zur Ermittlung atemmechanischer Parameter unter Beatmung (z. B. quasistatische Compliancemessung durch Einfügung von Beatmungspausen; Messung des inadvertent PEEP durch endexspiratorischen Atemwegsverschluß): Diese zum Teil aus der AFD bei Erwachsenen übernommenen Methoden lassen sich auch bei IPPV-Beatmung anwenden, allerdings erfordern sie oft ein direktes Eingreifen in die Beatmung bzw. Beatmungssteuerung und sind daher nur bedingt einsetzbar.

Methoden der forcierten Exspiration: Aussagen über die Atemmechanik erhält man auch durch eine forcierte Exspiration, die man bei Neugeborenen entweder durch eine thorakale Druckbelastung mittels pneumatischer Jacke oder durch Aufbau eines Unterdruckes in den Atemwegen (Deflationstechnik) erreicht (Übersicht in [38]). Die schnelle thorakale Druckbelastung ist nichtinvasiv, bei spontanatmenden wie beatmeten Patienten einsetzbar und erfordert keine besondere Sedierung. Ihr Einsatzbereich liegt vor allem in der Diagnostik von Flowlimitierungen, deren Ausprägung und Ursachen sowie deren Lage im Bronchialbaum. Für Neugeborene mit Surfactantmangel hat diese Methode bisher keine klinische Bedeutung erlangt, da deren Einsatz unter ITS-Bedingungen erschwert ist und bei intubierten Patienten die gemessenen Fluß-Volumen-Kurven vor allem durch die Tubusresistance bestimmt werden.

Messung der funktionellen Residualkapazität

Eine verminderte Lungenentfaltung infolge Surfactantmangel oder Surfactantfunktionsstörungen spiegelt sich vor allem in einem stark reduzierten endexspiratorischen Gasvolumen, der funktionellen Residualkapazität (FRC), wider, zu deren Messung es drei unterschiedliche Verfahren gibt:
- Bodyplethysmographie [19, 38]
- Gas-Äquilibrierungstechniken im geschlossenen Atemsystem [8, 41]
- Gasein- oder Gasauswaschverfahren [14, 41].

Bei der bodyplethysmographischen Volumenmessung bestimmt man die Gesamtheit des im Thorax eingeschlossenen Gasvolumens, während man bei den Gasmischtechniken lediglich den Teil des pulmonalen Gasvolumens erfaßt, der mit den Atemwegen kommuniziert. Vor allem bei alveolären Verteilungsstörungen können beide Meßprinzipien zu unterschiedlichen Ergebnissen führen [32].

Die bodyplethysmographische Bestimmung der FRC ist zwar bei großen Säuglingen und Kleinkindern eines der ausgereiftesten Untersuchungsverfahren [38], bettseitig und unter Beatmung ist sie aber kaum praktikabel. Für die Messung der FRC bei atemgestörten Neugeborenen werden gegenwärtig fast ausschließlich Gasein- bzw. Gasauswaschverfahren oder Dilutionstechniken eingesetzt, deren Meßergebnisse auch gut vergleichbar sind [41] und die sich sowohl bei Spontanatmung wie auch Beatmung einsetzen lassen. Die FRC-Bestimmung mittels Dilution basiert auf einer Rückatemtechnik in einem geschlossenen Kreislauf mit dem Ziel, die Äquilibrierung eines Tracergases (meist He) zwischen Lunge und Meßkammer zu erreichen. Damit ergeben sich bei längeren Äquilibrierungszeiten die typischen Rückatmungsprobleme (CO_2-Akkumulation, Konstanthalten der Meßbedingungen). Unter Beatmung läßt sich dieses Meßverfahren nur schwer realisieren und erfordert spezielle Beatmungsbeutel [8].

Bei der FRC-Messung mit Gasein- oder Gasauswaschverfahren verwendet man meist Stickstoff oder Schwefelhexafluorid (SF_6) als Tracergas. Insbesondere unter Beatmung ist das SF_6-Auswaschverfahren am einfachsten zu realisieren, da es wegen der niedrigen SF_6-Konzentration die Beatmung kaum beeinflußt [43].

Die simultane Messung von Gaskonzentration und Atemflow ist aber meßtechnisch nicht ganz einfach. Gerhardt u. Mitarb. [14] entwickelten auf der Grundlage der Flow-Through-Technik ein totraumarmes FRC-Meßverfahren, das diese Simultanmessung umgeht und das prinzipiell auch unter Beatmung eingesetzt werden kann. Allerdings ist der apparative Aufwand unter Beatmung erheblich, da für die Gaseinwaschung und die Gasauswaschung zwei Beatmungsgeräte mit identischen Einstellungen benötigt werden [44]. Die Messung der FRC mittels Gas-Äquilibrierungstechniken oder Gasauswaschverfahren bietet außerdem den Vorteil, daß man aus dem Konzentrationsverlauf Aussagen über die Homogenität der alveolären Ventilation erhält, was vor allem bei beatmeten Neugeborenen mit strukturellen Lungenveränderungen von klinischem Interesse ist [17].

Atemgasanalyse

Ein Surfactantmangel bzw. eine Surfactantfunktionsstörung führen nicht nur zu einer verminderten FRC und einer Beeinträchtigung der Atemmechanik, sondern auch zu einem gestörten alveolären Gasaustausch, was sich mittels Alveolargasanalyse nachweisen läßt. Unter der Alveolargasanalyse versteht man meist die Messung der CO_2- und O_2- Konzentration im Atemgas sowie die Bestimmung der alveolären Ventilation und des physiologischen bzw. anatomischen Totraumes.

Metabolische Untersuchungen (Messung der Sauerstoffaufnahme und der CO_2-Produktion) sind bisher nur für rein wissenschaftliche Fragestellungen eingesetzt worden [30]. In den letzten Jahren gewinnt aber die exspiratorische CO_2-Messung zunehmend an klinischer Bedeutung, da bereits verschiedene kommerzielle Kapnographen angeboten werden, die sowohl bei spontanatmenden wie auch bei beatmeten Neugeborenen eingesetzt werden können. Die CO_2-Messung erfolgt dabei im Haupt- oder Nebenstrom, wobei jedes dieser Verfahren Vor- und Nachteile hat [2]. Eine hohe Meßdynamik und Phasentreue, wie sie bei simultaner CO_2- und Ventilationsmessung (z. B. für den Single-Breath-CO_2-Test [1]) erforderlich ist, läßt sich nur im Hauptstromverfahren realisieren, was aber den Nachteil des zusätzlichen apparativen Totraumes hat. Durch die Verfügbarkeit kleiner, totraumarmer CO_2-Meßköpfe, die auch schon in Kombination mit einem PNT (Kombinationsmeßkopf) angeboten werden, wird die Kapnographie für die neonatologische Intensivtherapie attraktiv, da sie nichtinvasiv ist und diagnostische Aussagen erlaubt, die mit anderen Untersuchungsmethoden nur schwer zu erhalten sind. So erhält man bei der in Abb. **11** gezeigten Single-Breath-CO_2-Messung bereits aus der Form des CO_2-Plateaus Aussagen über die Lungenentwicklung und die Homogenität der alveolären Ventilation [12,29]. Anhand des F_ECO_2-Volumen-Diagramms ist eine Differenzierung zwischen anatomischem und physiologischem Totraum möglich, was u.a. auch eine Wirkungsbeurteilung der Surfactanttherapie [6] erlaubt (s. Beitrag Wauer u. Schmalisch, S. 83).

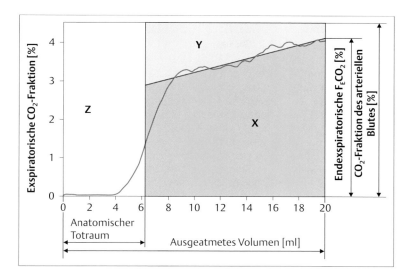

Abb. **11** Berechnung der CO_2-Produktion sowie des anatomischen und physiologischen Totraumes aus dem F_ECO_2-Volumen-Diagramm bei der Single-Breath-CO_2-Messung nach Fletcher [1]. Die Fläche X entspricht der ausgeatmeten CO_2-Menge und die Flächen Z + Y dem nicht ausgeatmeten CO_2 infolge des anatomischen (X) und alveolären (Y) Totraumes. Damit ergibt sich für den physiologischen Totraum $V_{D-phys} = V_T \cdot (Y + Z)/(X + Y + Z)$ und für den alveolären Totraum $V_{D-alv} = V_{D-phys} - V_{D-anatom}$.

Besonderheiten der AFD unter Beatmung

Die ersten atemmechanischen Untersuchungen Mitte der fünfziger Jahre erfolgten ausschließlich bei spontanatmenden Neugeborenen, da die AFD unter Beatmung erheblich schwieriger ist. Inzwischen gibt es bereits verschiedene kommerzielle AFD-Meßplätze, die auch unter Beatmung eingesetzt werden können. Dennoch sind wesentliche Besonderheiten gegenüber der AFD bei Spontanatmung zu berücksichtigen:

– Die ventilatorischen Parameter haben nur noch eine eingeschränkte diagnostische Aussagekraft, da deren Einstellung am Respirator von der jeweiligen „Beatmungsphilosophie" abhängt und sehr subjektiv ist. Ihr Zusammenhang mit der Atemmechanik und dem Gasaustausch sind daher nur sehr indirekt.

– Das Atemgas ist meist keine Raumluft. Deren physikalische Eigenschaften ändern sich im Verlauf der Beatmung (insbesondere der F_IO_2), was bei der Kalibrierung wie auch der Flow- und Volumenmessung zu berücksichtigen ist. Meßtechnische Probleme können an den Pneumotachographen-Meßköpfen auch durch die hohe Luftfeuchtigkeit (z. B. Änderung des Widerstandes durch Kondenswasserbildung) entstehen.

– Unter Beatmung wird die Messung durch die strömungstechnischen Eigenschaften des Beatmungssystems beeinflußt, insbesondere durch das kompressible Gasvolumen und die Strömungswiderstände im Exspirationsschenkel.

– Die gemessene Resistance wird ganz erheblich durch den Beatmungstubus bestimmt, dessen Resistance aber vom Aufbau, der Krümmung und vom Flow abhängt, was auch zu einer Verformung des Flow- und Volumensignals führen kann.

– Weist ein beatmeter Patient auch Spontanatmung auf, so kommt es zu einer Überlagerung von Atem- und Beatmungssignalen (z. B. AFD bei synchronisierter Beatmung), wodurch die Atemzugerkennung und die Berechnung atemmechanischer Parameter (Compliance, Resistance, Atemarbeit...) erschwert wird.

– Bei der AFD unter Beatmung muß der Desinfektion der Sensorik besondere Aufmerksamkeit geschenkt werden. Ob die gegenwärtig favorisierten Einmalgebrauchsensoren aus meßtechnischer, ökonomischer und ökologischer Sicht eine optimale Lösung darstellen, ist noch fraglich.

Mit Ausnahme von Respiratoren, bei denen die Lungenfunktionsanalyse bereits integriert ist, kann das Zwischenschalten der Sensorik einen nicht unerheblichen Eingriff in die Beatmung darstellen (Dekonnektierung, Unterbrechung der Beatmung, PEEP-Abfall).

Dies gilt insbesondere, wenn durch die Sensorik der apparative Totraum vergrößert wird. Problematisch ist vor allem die Kombination verschiedener Meßköpfe (z. B. PNT und CO_2-Hauptstromsensor), da nicht nur durch die Meßkammervolumina, sondern auch durch die Konnektion erhebliche apparative Toträume entstehen können.

Neugeborene in stabilem klinischem Zustand tolerieren die Belastungen durch die AFD meist problemlos, aber bei Neugeborenen mit schwerer respiratorischer Insuffizienz gibt es auch Grenzen in der Anwendung von zusätzlichen Meßgeräten zur AFD.

Interpretation der Meßergebnisse

Um mit Hilfe der AFD pathologische Veränderungen in Ventilation, Atemmechanik und Gasaustausch erkennen zu können, benötigt man sowohl

– reproduzierbare Meßergebnisse (Reduzierung der intraindividuellen Streuung durch Standardisierung der Messung und Auswertung ausreichend vieler Atemzyklen) als auch
– Kenntnisse über die Parameterentwicklung in der Neonatalperiode und die biologische Variabilität bei gesunden Neugeborenen (Beschreibung der interindividuellen Parameterstreuung).

Erschwert ist die Interpretation der Meßergebnisse bei der AFD unter Beatmung, da es unter diesen Bedingungen kaum möglich ist, „Referenzwerte" anzugeben (z. B. Abhängigkeit der Resistance vom Beatmungstubus und -flow; Einfluß des Beatmungsmusters auf Atemmechanik und FRC). Aber auch unter diesen Bedingungen ist es oft nützlich, Referenzwerte von spontanatmenden gesunden Neugeborenen zum Vergleich heranzuziehen. In der Neonatalperiode können atemphysiologische Parameter nur unter Berücksichtigung der morphologischen und funktionellen Reife des Kindes interpretiert werden. Bei Messungen in den ersten Lebensstunden müssen außerdem noch Adaptationsvorgänge berücksichtigt werden. Unter physiologischen Bedingungen sind diese Adaptationsvorgänge aber nach 24 h weitgehend abgeschlossen.

Im Neugeborenen- und Säuglingsalter wird als Bezugsgröße meist nicht wie bei Erwachsenen üblich die Körperlänge, sondern das Geburtsgewicht (innerhalb der ersten Lebenstage) bzw. das aktuelle Körpergewicht (nach Wiedererreichen des Geburtsgewichtes) verwendet, da es

meist besser mit atemphysiologischen Parametern korreliert als die Körperlänge und vor allem einfacher meßbar ist.

Mit Ausnahme von Verlaufsstudien beim gleichen Patienten basiert die klinische Interpretation eines Meßwertes meist auf einem Vergleich mit Meßergebnissen einer Referenzpopulation, zu deren Beschreibung es verschiedene Möglichkeiten gibt, die sich in ihrem Informationsgehalt stark unterscheiden:

– Der *Referenzwert* (bzw. der gewichtsbezogene Referenzwert bei ausgeprägter Abhängigkeit vom Körpergewicht, wie z. B. bei V_T, $\dot{V}_E$, FRC…) stellt eine sehr grobe Beschreibung der Parameterentwicklung dar und gestattet nur eine subjektive Einschätzung eines Meßwertes, da er keine Aussagen über die biologische Variabilität liefert. Für viele atemphysiologische Parameter ist wegen fehlender Meßdaten die Verwendung von Referenzwerten die einzige Möglichkeit zur Ergebnisinterpretation.
– Der *gewichtsspezifische Referenzbereich,* meist durch lineare Regression berechnet, beschreibt die gewichtsspezifische Entwicklung und biologische Variationsbreite der Lungenfunktionsparameter. Er gestattet damit eine objektive, allerdings nur kategoriale Beurteilung („normal" oder „pathologisch"). Die Verwendung von Referenzbereichen ist heute in der Klinik die gebräuchlichste Form der Meßwertinterpretation.
– Der *„standard deviation score"* kann auf jedes Regressionsmodell angewandt werden und berechnet sich aus der Formel (Meßwert – Referenzwert)/Standardabweichung. Er ist ein quantitatives Maß für die Lage eines Meßwertes im Referenzbereich. Jedoch ist seine Anwendung nur bei normalverteilten Meßwerten sinnvoll, denn nur unter dieser Voraussetzung beschreibt die Standardabweichung die biologische Variabilität.
– *Perzentilenkurven* stellen die geeignetste Form zur Beschreibung der Parameterentwicklung und interindividuellen Streuung dar. Sie ermöglichen eine anschauliche, quantitative Bewertung eines Meßergebnisses. Im Gegensatz zum standard deviation score sind Perzentilenkurven an keine einschränkenden Voraussetzungen gebunden.

Die Berechnung von Perzentilenkurven, vor allem wenn man diese ohne Annahme eines mathematischen Modells durchführen will, erfor-

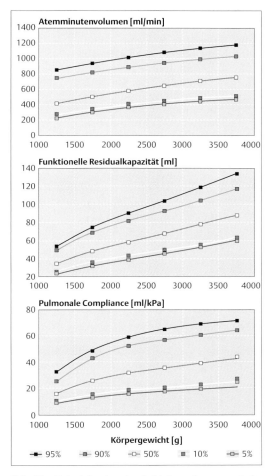

Abb. 12 Beispiele der durch Metaanalyse von Referenzwertstudien gewonnenen Perzentilenkurven für die Neonatalperiode [31] für das Atemminutenvolumen (oben), die FRC (Mitte) und die pulmonale Compliance (unten).

Die Verwendung von Perzentilenkurven ermöglicht eine anschauliche Interpretation der Meßergebnisse: pathologische Veränderungen können schnell erkannt werden, und auch für die Forschung eröffnen sich neue Möglichkeiten, insbesondere für Gruppenstatistiken und Verlaufsanalysen. Die Analyse der Lage der Meßwerte in den Perzentilen erlaubt:

– Meßergebnisse von Kindern mit unterschiedlichem Körpergewicht zu vergleichen,
– die zeitliche Entwicklung der Parameter über die ganze Neugeborenenperiode unter Berücksichtigung der Gewichtsentwicklung zu analysieren,
– die diagnostische Wertigkeit (Spezifität, Sensibilität) der einzelnen Parameter bei verschiedenen Erkrankungen zu bestimmen sowie
– den Einfluß der intraindividuellen Parameterstreuung auf die diagnostische Aussage quantitativ zu untersuchen.

Die gleichzeitige Verwendung von mehreren Perzentilenkurven für die Meßwertinterpretation ist aber umständlich und für die klinische Routine kaum geeignet, so daß nur mittels computergestützter Auswertung die Vorteile von Perzentilenkurven für die Klinik voll genutzt werden können [31].

Schlußfolgerungen

Atemstörungen bei Neugeborenen infolge Surfactantmangel sind und bleiben eine Herausforderung für Geburtshelfer und Neonatologen. Der gegenwärtige methodische und apparative Entwicklungsstand der AFD gestattet bereits einen sehr frühzeitigen bettseitigen Einsatz dieser neuen diagnostischen Möglichkeiten, auch wenn noch nicht für alle Untersuchungsverfahren eine ausgereifte Meßtechnik zur Verfügung steht.

⚠️ Der Schwerpunkt der AFD besteht gegenwärtig vor allem in der Überwachung und Optimierung der Therapie, um chronische Lungenerkrankungen als Spätfolge der Langzeitbeatmung zu vermeiden. Die AFD erfolgt daher meist unter Beatmung oder Atemunterstützung, was einige Besonderheiten in sich birgt.

Um Meßfehler und Fehleinschätzungen zu vermeiden, müssen vor allem bei der AFD unter Beatmung die grundlegenden Voraussetzungen jeder Untersuchungsmethode sowie der Einfluß

dert eine erhebliche Anzahl von Meßdaten, die sich gegenwärtig nur durch Poolen von Daten mehrerer Labors gewinnen läßt. Das Zusammenfassen von Daten unterschiedlicher Labors ist aber noch durch die fehlende Standardisierung der AFD im Neugeborenenalter erschwert [3]. Einige Beispiele für die auf nichtparametrischem Wege ermittelten Perzentilenkurven sind in Abb. 12 dargestellt. Daraus ist aber bereits ersichtlich, daß einfache lineare Regressionsmodelle nur bedingt geeignet sind, die Parameterentwicklung und interindividuelle Streuung zu beschreiben.

des Respirators auf die Messung bekannt sein und berücksichtigt werden. Dies gilt auch für die meßtechnischen Grenzen der derzeit verfügbaren Gerätetechnik.

⚠ Hinsichtlich der AFD unter Beatmung sind in den vergangenen Jahren erhebliche apparative Fortschritte erreicht worden. Bei einigen Respiratoren für Neugeborene ist eine kontinuierliche AFD bereits integriert. Moderne, computergestützte Atemfunktionsmeßplätze oder Beatmungsmonitore vereinfachen zwar die AFD ganz erheblich, sie können aber nicht ein ausreichendes Wissen und praktische Erfahrungen hinsichtlich Atemphysiologie und Meßtechnik ersetzen.

Bei vielen Lungenfunktionsparametern ist die klinische Interpretation noch schwierig, da für die Mehrzahl der heute meßbaren Parameter weder deren Entwicklung im Neugeborenen- und Säuglingsalter noch deren normale interindividuelle Streuung in ausreichendem Maße bekannt sind.

Abkürzungen

nANS	neonatales Atemnotsyndrom
AFD	Atemfunktionsdiagnostik
C	Compliance
C_{bw}	Compliance der Brustwand
C_{dyn}	dynamische Compliance
C_{pul}	pulmonale Compliance
C_{resp}	respiratorische Compliance
C_{stat}	statische Compliance
CPAP	continuous positive airway pressure
f	Atemfrequenz
$F_E CO_2$	exspiratorische Kohlendioxid-Fraktion
$F_I O_2$	inspiratorische Sauerstoff-Fraktion
FRC	funktionelle Residualkapazität
FTT	Flow-Through-Technik
IPPV	intermittent positive pressure ventilation
MKQ	Methode der kleinsten Fehlerquadrate
MOT	Multiple-Okklusionen-Technik
P(t)	Druck
P_{occ}	Verschlußdruck bei Atemwegsokklusion
PEEP	positive endexpiratory pressure
PNT	Pneumotachograph
R_{bw}	Gewebsresistance der Brustwand
R_{pul}	pulmonale Resistance
R_{resp}	respiratorische Resistance
SBOT	Single-Breath-Okklusionstechnik
$tcpCO_2$	transkutan gemessener Kohlendioxid-Partialdruck
T_{resp}	respiratorische Zeitkonstante
$\dot{V}(t)$	Atemstromgeschwindigkeit
$\dot{V}_E$	Atemminutenvolumen
V(t)	Atemvolumen
V_T	Atemzugvolumen
V_D	Totraum
V_{D-alv}	alveolärer Totraum
$V_{D-anatom}$	anatomischer Totraum
V_{D-phys}	physiologischer Totraum

Literatur

[1] Arnold, J. H., J. E. Thompson, L. W. Arnold: Single breath CO_2 analysis: Description and validation of a method. Crit. Care Med. 24 (1996) 96 – 102

[2] Arsowa, S., G. Schmalisch, R. R. Wauer: Meßtechniken und klinische Anwendung der Kapnographie bei Neugeborenen und Säuglingen. Pädiatrie und Grenzgeb. 31 (1993) 295 – 311

[3] ATS/ERS-Statement: Respiratory mechanics in infants: physiologic evaluation in health and disease. Eur. Respir. J. 6 (1993) 279 – 310

[4] Bhutani, V. K., E. M. Sivieri, S. Abbasi, T. H. Shaffer: Evaluation of neonatal pulmonary mechanics and energetics: A two factor least mean square analysis. Pediatr. Pulmonal. 4 (1988) 150 – 158

[5] Bisgaard, H., B. H. Klug: Non-invasive lung function testing during tidal breathing in awake young children with asthma. Eur. Resp. J. 8 (1995) 2067 – 2075

[6] Bowen, W., C. R. Martin, A. N. Krauss, A. M. Auld: Ventilation-perfusion relationships in preterm infants after surfactant treatment. Pediatr. Pulmonol. 18 (1994) 155 – 162

[7] Coates, A. L., J. Stocks: Esophageal pressure manometry in human infants. Pediatr. Pulmonol. 11 (1991) 350 – 360

[8] daSilva, W. J., S. Abbasi, G. Pereira, V. K. Bhutani: Role of positive end-expiratory changes on functional residual capacity in surfactant treated preterm infants. Pediatr. Pulmonol. 18 (1994) 89 – 92

[9] Desager, K. N., W. Buhr, N. Willemen, H. P. van-Bever, W. de-Backer, P. A. Vermeire, F. J. Landser: Measurement of total respiratory impedance in infants by forced oscillation technique. J. Appl. Physiol. 71 (1991) 770 – 776

[10] Edberg, K. E., K. Sandberg, A. Silberberg, B. A. Sjöqvist, B. Ekström-Jodal, O. Hjalmarson: A plethysmographic method for assessment of lung function in mechanically ventilated very low birthweight infants. Pediat. Res. 30 (1991) 501 – 504

[11] Fletcher, M. E., C. A. Dezateux, J. Stocks: Respiratory compliance in infants: a preliminary evaluation of the multiple interrupter technique. Pediatr. Pulmonol. 14 (1992) 118 – 125

[12] Fletcher, R., A. Larsson: Gas exchange in the partially atelectatic lung. Anaesthesia 40 (1985) 1186 – 1188

[13] Gappa, M., P. S. Rabette, K. L. Costeloe, J. Stocks: Assessment of passive respiratory compliance in healthy preterm infants: a critical evaluation. Pediatr. Pulmonol. 15 (1993) 304 – 311

[14] Gerhardt, T., D. Hehre, E. Bancalari, H. Watson: A simple method for measuring functional residual capacity by N_2-washout in small animals and newborn infants. Pediatr. Res. 19 (1985) 1165 – 1169

[15] Gerhardt, T., E. Bancalari: Measurement and monitoring of pulmonary function. Clinics in Perinatology 18 (1991) 581 – 609

[16] Hauschild, M., G. Schmalisch, R. R. Wauer: Vergleichende Untersuchung kommerzieller Atemfunktionsmeßplätze und Beatmungsmonitore für Neugeborene und Säuglinge. Z. Klin. Pädiat. 206 (1994) 167 – 174

[17] Hjalmarson, O.: Lung function testing – useless in ventilated newborns. Eur. J. Pediatr. 153 (1994) S 22 – S 26

[18] Hjalmarson, O.: Mechanics of breathing in RDS. In Raivo, K. O., N. Hjalmarson, K. Kouvalainen, I. Välimäki (eds.): Respiratory distress syndrome. Academic Press. Inc., London 1984 (171 – 185)

[19] Hjalmarson, O.: Mechanics of breathing in newborn infants with pulmonary disease. Acta Paediat. Scand. 70 (1974) Suppl. 247

[20] Kelly, E., H. Bryan, F. Possmayer, H. Frndova, C. Bryan: Compliance of the respiratory system in newborn infants pre- und postsurfactant replacement therapy. Pediatr. Pulmonol. 15 (1993) 225 – 230

[21] Krieger, I.: Studies on mechanics of respiration in infancy. Amer. J. Dis. Child. 105 (1963) 51 – 60

[22] LeSouef, P. N., S. England, A. C. Bryan: Influence of chest wall distortion on esophageal pressure. J. Appl. Physiol. 55 (1983) 353 – 358

[23] Marchal, F., H. Mazurek, M. Habib, C. Duvivier, J. Derelle, R. Peslin: Input respiratory impedance to estimate airway hyperreactivity in children: standard versus head generator. Eur. Resp. J. 7 (1994) 601 – 607

[24] Marsh, M. J., D. Ingram, A. D. Milner: The effect of instrumental dead space on measurement of breathing pattern and pulmonary mechanics in the newborn. Pediatr. Pulmonol. 16 (1993) 316 – 322

[25] Merth, I. T., P. H. Quanjer: Respiratory system compliance assessed by the multiple occlusion and weighted spirometer method in non-intubated healthy infants. Pediatr. Pulmonol. 8 (1990) 273 – 279

[26] Neto, S., T. O. Gerhardt, N. Claure, S. Duara, E. Bancalari: Influence of chest wall distortion and esophageal catheter position on esophageal manometry in preterm infants. Pediatr. Res. 37 (1995) 617 – 622

[27] Olinsky, A., A. C. Bryan, M. H. Bryan: A simple method of measuring total respiratory system compliance in newborn infants. S. Afr. Med. J. 50 (1976) 128 – 130

[28] Otis, A. B., C. B. McKerrow, R. A. Bartlett, J. Mead, M. B. McIlroy, N. J. Selverstone, E. P. Radford: Mechanical factors in distribution of pulmonary ventilation. J. Appl. Physiol. 8 (1956) 427 – 443

[29] Ream, R. S., M. S. Schreiner, J. D. Neff, K. M. McRae, A. F. Jawad, P. W. Scherer, G. R. Neufeld: Volumetric Capnography in children. Anaesthesiology 82 (1995) 63–73

[30] Roze, J. C., B. Chambille, M. Dehan, C. Gaultier: Measurement of oxygen uptake in newborn infants during assisted and spontaneous ventilation. Respir. Physiol. 98 (1994) 227–239

[31] Schmalisch, G., K. Grubba, R. R. Wauer: Computer-aided interpretation of pulmonary parameters in newborn infants. Med. Biol. Eng. and Comp. 34 (1996) 160–164

[32] Schmalisch, G., R. R. Wauer: Die gegenwärtigen meßtechnischen Grenzen der Atemfunktionsdiagnostik bei Neugeborenen. Pediatr. u. Grenzgeb. 34 (1995) 21–37

[33] Schmalisch, G., R. R. Wauer: Dimensionierung des Hintergrundflows bei Verwendung der Flow-Through-Technik zur Ventilationsmessung von Neugeborenen und Säuglingen. Pneumologie 49 (1995) 461–465

[34] Schmalisch, G., R. R. Wauer: Die grundlegenden atemmechanischen Vorgänge bei der druckbegrenzten Beatmung von Neugeborenen. Kinderärztl. Prax. 58 (1990) 653–661

[35] Simbruner, G., H. Coradello, G. Lubec, A. Pollak, H. Salzer: Respiratory compliance of newborns after birth and its prognostic value for the course and outcome of respiratory disease. Respiration 43 (1982) 414–423

[36] Sly, P. D., J. H. T. Bates: Computer analysis of physical factors affecting the use of the interrupter technique in infants. Pediatr. Pulmonol. 4 (1988) 219–224

[37] Stick, S. M., E. Ellis, P. N. LeSouef, P. D. Sly: Validation of respiratory inductance plethysmography (Respitrace) for measurement of tidal breathing parameters in newborns. Pediatr. Pulmonol. 14 (1992) 187–191

[38] Stocks, J., P. Sly, R. Tepper, W. Morgan (eds.): Infant pulmonary function testing. Wiley-Liss, New York 1996

[39] Stocks, J.: Recent advances in the assessment of lung function in infants. Pneumologie 45 (1991) 881–886

[40] Sullivan, K. J., M. Durand, H. K. Chang: A forced pertubation method assessing pulmonary mechanical function in intubated infants. Pediatr. Res. 29 (1991) 82–88

[41] Tepper, R. S., S. Asdell: Comparison of helium dilution and nitrogen washout measurements of functional residual capacity in infants and very young children. Pediatr. Pulmonol. 13 (1992) 250–254

[42] Tepper, R. S., R. D. Pagtakhan, L. M. Taussig: Noninvasive determination of total respiratory system compliance in infants by the weighted-spirometer method. Am. Rev. Respir. Dis. 130 (1984) 461–466

[43] Vilstrup, C. T., L. J. Bjorklund, A. Larsson, B. Lachmann, O. Werner: Functional residual capacity and ventilation homogeneity in mechanically ventilated small neonates. J. Appl. Physiol. 73 (1992) 276–283

[44] Wilke, T., G. Schmalisch, C. Werner, R. R. Wauer: Accuracy and reproducibility of the N_2 washout procedure for the determination of the functional residual capacity in ventilated neonates. Pediatr. und Grenzgeb. 33 (1994) 373–380

[45] Vilstrup, C. T., L. J. Bjorklund, A. Larsson, B. Lachmann, O. Werner: Functional residual capacity and ventilation homogeneity in mechanically ventilated small neonates. J. Appl. Physiol. 73 (1992) 276–283

[46] Wilke, T., G. Schmalisch, C. Werner, R. R. Wauer: Accuracy and reproducibility of the N2 washout procedure for the determination of the functional residual capacity in ventilated neonates. Pediatr. und Grenzgeb. 33 (1994) 373–380

Surfactanttherapie des neonatalen Atemnotsyndroms

Surfactantanwendung beim Surfactant-Mangelsyndrom (RDS) des Frühgeborenen

L. Gortner

Einleitung

Nach der Erstbeschreibung einer erfolgreichen Surfactantbehandlung des RDS bei Frühgeborenen durch Fujiwara [14] zu Beginn der 80er Jahre wurden seit deren Einführung in die klinische Routine zu Beginn der 90er Jahre in der Bundesrepublik pro Jahr rund 8000 Frühgeborene mit Surfactant behandelt. Die somit klinisch etablierte Therapie ist derzeit in einer Phase der Feinabstimmung, wobei nicht mehr der Wirkungsnachweis im Vordergrund steht, sondern Unterschiede zwischen einzelnen Präparaten, die Optimierung der Dosis- sowie des Behandlungszeitpunktes und Interaktionen von Surfactant mit pränatalen pharmakologischen Interventionen, z. B. Kortikosteroiden, untersucht werden.

Das vorliegende Kapitel gibt einen Überblick über die Problemkreise zurückliegender, klinisch kontrollierter Untersuchungen und fokussiert auf die oben erwähnten Aspekte der Feinabstimmung der Behandlung. Im weiteren werden die Kosten der Surfactanttherapie vor dem Hintergrund der immer wichtigeren Kosten-Nutzen-Analyse sowie die zukünftigen medizinischen Perspektiven der Surfactantbehandlung aufgegriffen.

Surfactantpräparationen

Die derzeitig auf dem europäischen Arzneimittelmarkt kommerziell vertriebenen Surfactantpräparationen natürlichen Ursprungs lassen sich hinsichtlich ihrer Herkunft in Präparationen aus Rinder- und Schweinelungen unterteilen. Die aus bovinen homogenisierten Lungen gewonnene Präparation Beractant (Survanta®) enthält ebenso wie die anderen natürlichen Surfactantpräparationen die Surfactant-assoziierten Proteine B und C, d.h. die Gruppe hydrophober Proteine. Ein anderer Weg in der Präparation aus Rinderlungen wird bei dem Surfactant SF-RI1 (Alveofact®) gegangen, wo aus der Lungenspül-

flüssigkeit von Rindern die bovine Surfactantpräparation gewonnen wird. Ähnlich wie bei der zuvor erwähnten Substanz liegt der Anteil der Surfactant-assoziierten Proteine B und C bei rund 1 %. Neben den beiden bovinen Präparationen ist eine porcine, d. h. aus Schweinelungen extrahierte Surfactantpräparation (Curosurf®), auf dem Markt, die ein vergleichbares Muster an Surfactant-assoziierten Proteinen B und C enthält. Synthetische (proteinfreie) Präparationen sind in Europa Colfosceril (Exosurf®), das neben Basisphospholipiden Hexadecanol und Tyloxapol zur Spreitungsverbesserung enthält und ALEC (artificial lung expanding compound). (Zur näheren Charakteristik der verschiedenen Surfactantpräparationen siehe Beitrag Wauer, S. 9, Tab. **3**).

Als relevante Neuentwicklungen können die sogenannten Surfactants der 2. Generation angesehen werden. Die Zielvorstellung der Entwicklung dieser Präparationen ist es, eine Proteinkomponente rekombinant zu gewinnen und der Phospholipidfraktion hinzuzufügen oder, anstelle des gesamten Proteins mit dessen Fragmenten (meist SP-B-mimetische Polypeptide) in Kombination mit den Basisphospholipiden eine ähnliche Wirksamkeit wie mit den natürlichen Surfactantpräparationen zu erreichen. Neben der Standardisierung der jeweiligen Präparation ist ein weiteres Ziel der Entwicklungen eine verminderte Empfindlichkeit gegenüber Surfactant-Inaktivatoren. Als Beispiel für den letztgenannten Ansatz und eine für die Praxis potentiell relevante Substanz ist der sogenannte KL_4-Surfactant zu nennen, wobei KL_4 für ein Lysin-Leuzin-Polypeptid steht, dem ein SP-B-artiger Effekt zugeschrieben wird [34]. Rekombinant gewonnenes SP-C stellt die Basis für eine weitere Entwicklung dar, die derzeit tierexperimentell erprobt wird [18]. Klinische Pilotdaten liegen bislang nur für den KL_4-Surfactant vor [4]. Einen Überblick gibt Tab. **1**.

Tab. 1 Auf dem europäischen Markt erhältliche Surfactants

natürliche Präparationen		synthetische Präparationen	
Beractant	Survanta®	Colfosceril	Exosurf®
SF-RI1	Alveofact®	ALEC (artificial lung expanding compound)	
Curosurf	Curosurf®		

In Entwicklung befindliche Präparate der 2. Generation:
– KL$_4$-Surfactant
– rekombinanter LSF (= lung surfactant factor; SP-C-haltig)

Klinische Untersuchungen zur Surfactant-Anwendung

Klinisch kontrollierte Studien mit natürlichen Surfactantpräparationen

Die Wirkung natürlicher Surfactantpräparationen bei sehr unreifen Frühgeborenen mit RDS läßt sich im wesentlichen in drei zeitlich distinkte Abschnitte unterteilen:
a) *kurzfristiger Effekt* auf den Gasaustausch (Verminderung des Sauerstoffbedarfs, Rückgang der zur adäquaten Ventilation notwendigen inspiratorischen Spitzendrücke und Beatmungsfrequenz),
b) *mittelfristiger Effekt* in Form einer Verminderung des pulmonalen Barotraumas (u.a. pulmonales interstitielles Emphysem und Pneumothorax) und

c) *längerfristiger Effekt* in Form einer Verbesserung der Überlebensrate bzw. einer Verbesserung der Überlebensrate ohne bronchopulmonale Dysplasie (BPD; chronische Lungenerkrankung Frühgeborener).

In der ersten, 1985 von Enhorning u. Mitarb. [13] veröffentlichten klinisch kontrollierten Studie eines natürlichen Surfactants bei sehr unreifen Frühgeborenen zeigte sich ein verbesserter Gasaustausch mit Reduktion des Sauerstoffbedarfs sowie der zur adäquaten Ventilation erforderlichen inspiratorischen Spitzendrücke. Es folgten 15 weitere klinisch kontrollierte Untersuchungen [Übersicht bei Pramanik; 33], in denen natürliche Surfactantpräparationen mit der primären Studien-Fragestellung des pulmonalen kurzfristigen bzw. mittelfristigen und langfristigen Effektes appliziert wurden.

Hinsichtlich des Gasaustausches konnten die Befunde von Enhorning u. Mitarb. [13] nahezu uniform reproduziert werden. In der Mehrzahl der Studien war weiterhin eine im Vergleich zur Kontrollgruppe verminderte Inzidenz des pulmonalen Barotraumas, faßbar als pulmonales interstitielles Emphysem bzw. Pneumothorax, nach Surfactant nachweisbar. Als weiterer Effekt der Surfactantgabe war in rund der Hälfte der Studien eine verbesserte Überlebensrate ohne BPD erkennbar. Eine Metaanalyse der oben genannten Studien belegt den Zusammenhang von Surfactanttherapie und Erhöhung der Überlebensrate ohne BPD [12].

Tab. 2 gibt einen Überblick über die Wirkung natürlicher Surfactantpräparationen hinsichtlich mittelfristiger und längerfristiger Effekte. Auf

	Surfactant (n = 1207)	Kontrollen (n = 1198)
Überlebensrate ohne BPD	679 (56%)	497 (41%)
Gesamtüberlebensrate	1003 (83%)	879 (73%)
pulmonales interstitielles Emphysem (864/852)*	148 (17%)	313 (37%)
Pneumothorax	141 (12%)	311 (26%)
intrazerebrale Blutungen (1114/1098)*	509 (46%)	524 (48%)
Grad III–IV	238 (20%)	248 (21%)
therapiebedürftiger Ductus arteriosus	580 (48%)	555 (46%)
nekrotisierende Enterokolitis (1083/1070)*	57 (5%)	54 (5%)

Tab. 2 Überblick über die Wirkung natürlicher Surfactantpräparationen hinsichtlich mittel- und längerfristiger Effekte (kontrollierte Studien mit sehr kleinen Frühgeborenen)

* unvollständige Daten mit Angabe der jeweils in die Analyse einbezogenen Patienten

eine weitergehende Metaanalyse wurde verzichtet, da die unterschiedlichen Surfactantpräparationen (s. o.) mit verschiedenen Initialdosen (zwischen 50 und 200 mg/kg KG) zu unterschiedlichen Zeitpunkten mit variablen Möglichkeiten von Folgeapplikationen und differenten Beatmungsschemata appliziert wurden. Zur Problematik der Metaanalyse wird auf den Anhang verwiesen. Wichtig erscheint vor allem der Unterschied im zeitlichen Beginn mit einer prophylaktischen, also unmittelbar nach der Geburt einsetzenden Applikation bzw. frühen Therapie innerhalb der ersten 30 min auf der einen Seite und der Behandlung bei klinisch manifestem RDS (in der Mehrzahl der Studien rund 2 – 8 h nach der Geburt = Rescue- bzw. Interventionsbehandlung) auf der anderen Seite.

Daraus ergeben sich u. a. Fragestellungen hinsichtlich des Therapiebeginns und der jeweils zu verabfolgenden Dosis. Bevor die genannten Problemkreise vertieft werden, soll auf kontrollierte Studien mit synthetischem Surfactant eingegangen werden.

Klinisch kontrollierte Studien mit synthetischen Surfactantpräparationen

Die weitaus größte Zahl klinisch kontrollierter Studien mit synthetischen Surfactantpräparationen wurde mit Exosurf® in den Vereinigten Staaten und in Kanada durchgeführt. In drei kontrollierten Studien erhielten insgesamt 1761 Frühgeborene Exosurf® als Rescue-Therapie bei manifestem RDS (in der Regel mit einem Quotienten des arteriellen zum alveolären Sauerstoffpartialdruck [pa/pAO$_2$] von < 0,22 als Indikator der schweren Atemstörung) in einer Dosis von jeweils knapp 70 mg/kg KG (bezogen auf den Phospholipidanteil; entsprechend 5 ml/kg KG). In zwei der drei Studien fand sich eine Verminderung der BPD-Inzidenz bzw. der Mortalität, wobei in diesen Studien Folgeapplikationen möglich waren. Wichtige Nebenbefunde waren hier eine reduzierte Inzidenz des Pneumothorax und eine statistisch signifikante Verbesserung des Gasaustausches innerhalb der ersten drei Lebenstage. In 2 der 3 Studien wurde eine erhöhte Apnoefrequenz nach Beendigung der maschinellen Beatmung beschrieben, wobei dies im Zusammenhang mit der tendenziell kürzeren Beatmungsdauer nach Exosurf® interpretiert werden kann [Übersicht bei Pramanik; 33].

Die Wirkung der prophylaktischen Applikation von synthetischen Surfactantpräparationen wurde in fünf klinisch kontrollierten Studien an insgesamt 1120 Patienten untersucht. Wesentliche Ergebnisse hierbei waren eine Reduktion der Mortalität bzw. des kombinierten Merkmals von BPD und Mortalität während der ersten 28 Lebenstage [33]. Eine Ausnahme bildet die Studie von Stevenson u. Mitarb. [37], die nach einmaliger Gabe von Exosurf® innerhalb der ersten 30 min postnatal bei Frühgeborenen eines Gewichtes von 500 – 699 g lediglich eine Abnahme der Pneumothoraxhäufigkeit, jedoch ohne Verbesserung der Mortalität, BPD oder anderer Variablen beobachteten. Darüber hinaus zeigte diese Studie als mögliche unerwünschte Wirkung von Exosurf® eine signifikante Erhöhung der Inzidenz pulmonaler Hämorrhagien.

Die genannten Studiendaten für Exosurf® führten zur Zulassung des Medikamentes für Frühgeborene eines Geburtsgewichtes von über 700 g sowohl zur Prophylaxe als auch zur Therapie bei manifestem RDS. Alle zuvor zitierten Studien mit synthetischem Surfactant stimmen hinsichtlich kurzfristiger Effekte dahingehend überein, daß die Verbesserung der Oxygenierungsfunktion zeitlich deutlich langsamer abläuft, als dies nach der Gabe natürlicher Surfactantpräparationen bei unreifen Frühgeborenen mit RDS beobachtet wurde.

Kontrollierte Studien zur Dosierung von Surfactant

Wie oben erwähnt, lagen im Rahmen klinisch kontrollierter Studien die intratracheal verabfolgten Initialdosen natürlicher Surfactantpräparationen zwischen 50 und 200 mg/kg KG. Daneben differieren die o. e. Untersuchungen hinsichtlich der Option von Folgeapplikationen bei unzureichendem Initialeffekt. Bei rund einem Drittel der Studien mit natürlichen Surfactantpräparationen waren Folgeapplikationen vorgesehen, wenn der Effekt der Initialdosis als unzureichend beurteilt wurde (in der Regel bei einem inspiratorischen Sauerstoffbedarf von 40 % oder mehr nach erster Applikation).

Optimierung der Initialdosis natürlicher und synthetischer Surfactantpräparationen

Die japanische Arbeitsgruppe von Konishi u. Mitarb. [28] konnte nachweisen, daß eine Hochdosis-Behandlung mit Surfactant-TA (120 mg/kg KG) im Vergleich zu einer Dosis von 60 mg/kg KG hinsichtlich des Akuteffektes eine

Verbesserung des Gasaustausches erbringt. In die zitierte Studie wurden 34 Kinder mit radiologisch diagnostiziertem RDS und einem Geburtsgewicht zwischen 1000 und 1499 g aufgenommen. Weiterhin konnte die genannte Arbeitsgruppe zeigen, daß die Inzidenz der bronchopulmonalen Dysplasie (radiologische Diagnose) in der Hochdosisgruppe ebenso wie die Inzidenz schwerer intrakranieller Blutungen signifikant reduziert war. Eine schlüssige Erklärung für den letztgenannten Befund läßt sich der Arbeit nicht entnehmen. Eine deutsche multizentrische Arbeitsgruppe untersuchte den bovinen Surfactant Alveofact® in einer randomisierten Studie mit Initialdosen von 100 mg/kg KG gegen 50 mg/kg KG (Standarddosis in der zuvor durchgeführten klinisch kontrollierten Studie) mit der Fragestellung des Dosis-Wirkungs-Effektes auf den Gasaustausch an 90 Patienten [16]. Die Resultate dieser Studie zeigten, daß nach Applikation der höheren Initialdosis bei beatmungsbedürftigen Frühgeborenen eines Gestationsalters von 24–29 Wochen eine weitergehende Verbesserung des Gasaustausches eintritt. Das pulmonale interstitielle Emphysem wurde in der Hochdosis-Gruppe nur halb so häufig wie in der Tiefdosis-Gruppe diagnostiziert, die Gesamtbeatmungsdauer lag in der Hochdosis-Gruppe im Median bei 6 Tagen, verglichen mit 19 Tagen in der Tiefdosis-Gruppe. Unverändert waren die Gesamtüberlebensrate bzw. Überlebensrate ohne BPD (Definition: $F_IO_2 > 0,3$ am 28. Lebenstag). In einer multizentrischen europäischen Vergleichsstudie mit Curosurf® wurden 1069 Frühgeborene mit schwerem Atemnotsyndrom ($pa/pAO_2 < 0,22$) mit einer Initialdosis von 100 mg/kg KG verglichen mit 1099 Kindern, die initial mit 200 mg/kg KG behandelt wurden [19]. Es waren in beiden Gruppen nach der Initialtherapie innerhalb der ersten 72 h Folgeapplikationen in Höhe der Erstdosis im Abstand von 12–24 h möglich. Es wurden keine Unterschiede in der Überlebensrate und der Inzidenz der BPD beobachtet am Tag 28 sowie zum Zeitpunkt des errechneten Geburtstermins. Signifikant weniger Kinder in der Hochdosis-Gruppe benötigten nach 72 h >40% Sauerstoff inspiratorisch als in der Tiefdosis-Gruppe (42,6% versus 48,4%). Dies bestätigt den initial signifikant besseren Gasaustausch in der Hochdosis-Gruppe. Die Gesamtbeatmungsdauer war mit 6 Tagen (Tiefdosis-Gruppe) und 5 Tagen (Hochdosis-Gruppe; jeweils Medianwerte) nicht different. Die Autoren schließen daraus, daß die niedriger dosierte Surfactantbehandlung (100 mg/kg

KG) bei verringerten Kosten eine klinisch äquivalente Effektivität zeigt. Es läßt sich daher zusammenfassen, daß für die natürlichen Surfactantpräparationen ein weitgehender Konsens hinsichtlich einer Initialdosis von 100 mg/kg KG besteht. Zur Problematik der Applikationstechnik siehe Beitrag Herting u. Jorch, S. 68.

Die beiden zuletzt zitierten Gruppen arbeiteten mit der Option von Folgeapplikationen, wobei in der multizentrischen deutschen Studie die kumulative Gesamtdosis zwischen den beiden Studienkollektiven nicht differierte (Hochdosis-Gruppe: 130 mg/kg KG; Standarddosis-Gruppe: 118 mg/kg KG; [16]). Im Rahmen der Curosurf®-Studie hingegen lagen die kumulativen Gesamtdosen in der Tiefdosis-Gruppe bei 242 mg/kg KG, 380 mg/kg KG in der Hochdosis-Gruppe. Kontrollierte Untersuchungen zu Dosis- und Absaugintervallen fehlen, jedoch lassen tierexperimentelle pharmakokinetische Daten der Surfactant-Phospholipide ein absaugfreies Intervall nach Applikation von mindestens 6–8 h als sinnvoll erscheinen.

In eine Dosis-Vergleichsstudie mit Exosurf® wurden insgesamt 263 Kinder einbezogen. Es wurde entweder die Standarddosis von knapp 70 mg/kg KG ($\cong$ 5 ml/kg KG) oder 2,5 ml/kg KG bzw. 7,5 ml/kg KG gegeben. Hinsichtlich der Gesamtbeatmungsdauer, der Überlebensrate und dem BPD-freien Überleben zeigten sich keine statistisch faßbaren Unterschiede zwischen den drei Therapiegruppen [2].

Einmalige gegen mehrfache Surfactantapplikation mit natürlichen und synthetischen Präparationen

Klinisch kontrollierte Studien mit der Fragestellung einer einmaligen gegenüber einer mehrfachen Applikation natürlicher Surfactantpräparationen wurden bislang von zwei Arbeitsgruppen publiziert. Dunn u. Mitarb. [8] konnten keinen praxisrelevanten Vorteil von repetitiven Gaben eines bovinen Surfactants bei Frühgeborenen eines Gestationsalters von 30–36 Wochen mit manifestem RDS im Vergleich zu einer einmaligen Applikation nachweisen. Kritisch zu dieser Studie muß angemerkt werden, daß Frühgeborene eines Gestationsalters von mehr als 30 Schwangerschaftswochen nicht das typische Risikokollektiv in der neonatologischen Intensivmedizin repräsentieren. Gänzlich im Gegensatz zu der zuvor erwähnten Studie stehen die Daten einer europäischen multizentrischen Studiengruppe, in denen Frühgeborene eines Geburtsgewichtes von 700–2000 g mit Curosurf® bei manifestem RDS ($F_iO_2 > 0,6$) behandelt wurden. Ein verbesserter Gasaustausch sowie eine erhöhte Überlebensrate zeigten sich in der Mehrfachdosis-Gruppe, ohne daß die Inzidenz adverser Reaktionen erhöht war [36]. Da die letztgenannte Studie Patienten einbezog, die hinsichtlich der Unreife und des Schweregrades der Lungenerkrankung ($pa/pAO_2 < 0,22$) ein praxisrelevantes Problem in der neonatologischen Intensivmedizin darstellen, ist für die klinische Routine die mehrfache Surfactantapplikation als Standardvorgehen zu fordern, wobei als Indikation für Folgeapplikationen derzeit mehrheitlich ein inspiratorischer Sauerstoffbedarf von > 40% akzeptiert ist.

In einer europäischen multizentrischen Studie (OSIRIS) mit Exosurf®, in der neben der Fragestellung des Behandlungszeitpunktes die Effektivität einer 2fachen gegenüber einer 4fachen Surfactantapplikation untersucht wurde, konnte kein Unterschied zwischen den beiden Dosierungsregimen gefunden werden [38]. Dies gilt sowohl für die kurzfristigen Effekte als auch für mittelfristige Komplikationen und die Überlebensrate bzw. Überlebensrate ohne BPD. Dabei wurden 3376 Frühgeborene mit bis zu 4 Dosen verglichen mit 3381 Kindern, bei denen maximal 2 Dosen vorgesehen waren. Als Eintrittskriterium für diese Studie fungierte ein RDS ($pa/pAO_2 < 0,22$) bei Intubations- und Beatmungsbedürftigkeit während der ersten 2 Lebensstunden ohne Festschreibung von Grenzen des Gewichtes oder des Gestationsalters. Die Indikation für Folgeapplikationen war eine respiratorische Verschlechterung nach initial jeweils zwei verabfolgten Surfactantdosen zu rund 70 mg/kg KG. Die Autoren schlußfolgern, daß mehr als zwei Surfactantdosen keinen Vorteil über die Initialbehandlung hinaus erbringen. Im Gegensatz zu der häufig zitierten OSIRIS-Studie konnten Corbet u. Mitarb. [5] an Kindern mit einem Geburtsgewicht von 700–1100 g einen signifikanten Vorteil der Mehrfach- gegenüber der einmaligen Surfactantbehandlung mit Exosurf® aufzeigen. Alle 826 in die Studie einbezogenen Kinder erhielten innerhalb der ersten 30 min nach ihrer Geburt rund 70 mg/kg KG, während danach bei 416 Kindern in der Mehrfachdosis-Gruppe bis zu zwei identische Folgedosen gegeben werden konnten. Als wichtigstes Resultat dieser Studie waren während der ersten Woche postnatal der Sauerstoffbedarf und die mittleren Atemwegsdrücke in der Mehrfachdosis-Gruppe signifikant reduziert. Am Tag 28

zeigte sich eine relative Verminderung der Mortalitätsrate um 43%, was einem hochsignifikanten Vorteil der repetitiven Applikation entspricht. Die Widersprüche zwischen den vorliegenden, mit Exosurf® gewonnenen Daten zu den Resultaten der OSIRIS-Studie könnten u. a. mit den unterschiedlich definierten Studienkollektiven, Applikationszeitpunkten und intensivmedizinischen Behandlungsstandards zu erklären sein. Einen Überblick zur Surfactantdosierung gibt Tab. **3**.

Tab. **3** Dosierung von natürlichen und synthetischen Surfactants

natürliche Präparate	synthetische Präparate
Initialdosis: (50)–100–(200) mg/kg KG	Initialdosis: Exosurf® 5 ml/kg KG ($\cong 70$ mg/kg KG Phospholipid)
Folgeapplikationen mit 50–100 mg/kg KG bei > 40% inspiratorischem Sauerstoffbedarf	Folgeapplikationen mit 5 ml/kg KG für Frühgeborene mit 700–1100 g Gesamtgewicht

Studien zur Optimierung des Behandlungszeitpunktes

Kontroverse Studienresultate liegen bislang zu der Fragestellung vor, welcher Zeitpunkt der Surfactantapplikation postnatal optimale Behandlungsergebnisse erbringt. Die konkurrierenden Konzepte umfassen eine möglichst frühe bzw. prophylaktische Gabe (in der Regel 5–30 min nach der Geburt) im Vergleich zur Interventionsbehandlung (Rescue-Therapie) bei manifestem RDS. Bei diesem Ansatz liegt der Behandlungszeitpunkt in der Regel 2–8 h postnatal. Eine unmittelbar postnatale Surfactantapplikation („vor dem ersten Atemzug", also eine Prophylaxe im engeren Sinne) wird derzeit in der Mehrzahl der Zentren nicht oder nicht mehr praktiziert.

Auf dem Hintergrund tierexperimenteller Daten, u. a. von Grossmann u. Mitarb. [17], die bronchioläre Läsionen bei Surfactant-defizienten, maschinell beatmeten unreifen Kaninchen bereits nach wenigen Minuten nachweisen konnten, erscheint eine möglichst frühe Therapie mit Surfactant sinnvoll zur Vermeidung der genannten pulmonalen Schädigungen.

Die präventive Applikation von Surfactant im Tierexperiment kann die genannten Läsionen verhindern. Diese Befunde sprechen für einen möglichst frühen Beginn der Behandlung mit Surfactant bei Surfactant-defizienten Lungen. Diese Einschätzung wurde jedoch in klinischen Studien nicht uniform bestätigt.

▌ Merritt u. Mitarb. [31] zeigten an 55 Einlingen eines Gestationsalters von 24–29 Schwangerschaftswochen mit prophylaktischer Behandlung im Vergleich zu 50 Kindern mit Therapie erst bei manifestem RDS (Indikation für die Surfactantgabe $F_IO_2 > 0,5$ und mittlerer Atemwegsdruck $> 7\,cm\,H_2O$) keinerlei Vorteile der prophylaktischen Applikation hinsichtlich des Gasaustausches, der Komplikationsrate und der Überlebensrate. Weiterhin waren die entwicklungsneurologischen Befunde der prophylaktisch behandelten Frühgeborenen ungünstiger als in der Gruppe mit Interventionsbehandlung [39]. Die Autoren ziehen aus den zuletzt zitierten Studien den Schluß, daß die prophylaktische Applikation eines aus humaner Amnionflüssigkeit extrahierten Surfactants eher nachteilig ist. Kritisch zu dem Studienprotokoll von Merritt u. Mitarb. [31] bleibt anzumerken, daß in der Prophylaxegruppe die Surfactantpräparation unmittelbar nach Intubation „vor dem ersten Atemzug" instilliert wurde und somit die *vor* Surfactantgabe stets angestrebte *Stabilisierung von Gasaustausch und Hämodynamik* nicht möglich war. Dieser Aspekt könnte im Sinne einer verlängerten postnatalen Periode mit Hypoxie und/oder Hypotension die entwicklungsneurologisch schlechtere Situation der prophylaktisch behandelten Kinder erklären. Ähnliche Resultate hinsichtlich mittel- und langfristiger neonataler Variablen wurden von Dunn u. Mitarb. [9] publiziert, die 62 prophylaktisch mit einem bovinen Surfactant behandelte sehr unreife Frühgeborene mit 60 Kindern verglichen, die eine Interventionsbehandlung erhielten (Indikation $F_IO_2 > 0,21$, also milde ausgeprägte Atemstörung). In der Inzidenz initialer neonataler Komplikationen sowie der längerfristigen Behandlungsresultate zeigten sich keine Unterschiede. Bei der letztgenannten Studie ist dies dadurch erklärlich, daß jeglicher Sauerstoffbedarf über das Raumluftniveau hinaus zu einer Interventionsbehandlung führte und somit die respiratorische Ausgangssituation zwischen beiden Behandlungsgruppen nicht ausreichend diskriminiert. Zu beiden zuvor zitierten Studien völlig in Kontrast stehen die Ergebnisse der Untersuchungen von Kendig u. Mitarb. [27], die an insgesamt 479 sehr unreifen Frühgeborenen ei-

nes Gestationsalters von weniger als 30 Wochen nach prophylaktischer Behandlung mit einem bovinen Surfactant (Dosis 90 mg/kg KG) eine Überlegenheit der prophylaktischen Therapie hinsichtlich der Gesamtüberlebensrate mit 88% gegenüber 80% zeigten. Besonders deutlich war der Effekt zugunsten der Prophylaxe in der Gruppe der extrem unreifen Frühgeborenen eines Gestationsalters von unter 27 Wochen, wo die Überlebensrate mit 75% nach prophylaktischer Gabe im Vergleich zur Interventionsgruppe mit 54% hochsignifikant verbessert war. Daneben fand sich in dieser Altersgruppe die Inzidenz des pulmonalen interstitiellen Emphysems mit 7% nach Prophylaxe gegenüber 18% signifikant reduziert. In einer weiteren Studie von Konishi u. Mitarb. [29] wurde der Effekt von 100 mg/kg KG Surfactant-TA, entweder bis 30 min oder 6 h postnatal gegeben, verglichen. Als Hauptbefund zeigte sich eine signifikant reduzierte Inzidenz der BPD ($F_IO_2 > 0,3$ und pathologisches Röntgenbild des Thorax am Tag 28) in der Frühbehandlungsgruppe mit 7% versus 50%. Allerdings waren in die genannte Studie nur jeweils 16 Kinder pro Gruppe einbezogen, was die Aussagekraft der Studienergebnisse deutlich einschränkt. Eine weit größere Patientenzahl umfaßt die Untersuchung von Kattwinkel u. Mitarb. [26], in der Kinder eines Gestationsalters von 29–32 Wochen entweder prophylaktisch oder bei moderatem RDS (radiologische Kriterien) therapeutisch mit einem bovinen Surfactant behandelt wurden. 627 Kinder der Prophylaxegruppe wurden unmittelbar postnatal obligat intubiert und erhielten 150 mg eines bovinen Surfactants, während in der Interventionsgruppe (n = 621) die Intubationsfrequenz bei rund 60% lag. Rund 43% der Kinder der Interventionsgruppe erfüllten die Kriterien des leichten RDS ($F_IO_2 > 0,3$) und wurden mit identischer Dosis wie die Prophylaxegruppe behandelt. Die Autoren fanden eine signifikant geringere Inzidenz des mittelschweren RDS ($F_IO_2 > 0,4$) sowie eine geringere Frequenz von Folgeapplikationen als kurzfristige Effekte nach Prophylaxe. Eine verminderte Rate des kombinierten Merkmals BPD und Mortalität am Tag 28 postnatal mit 5% in der Prophylaxegruppe gegenüber 9% ist das klinisch wichtigste Resultat der Untersuchung. Der Effekt war besonders deutlich für Kinder eines Gestationsalters von 30 Wochen oder weniger bzw. eines Geburtsgewichtes von < 1500 g. Die Arbeitsgruppe von Egberts u. Mitarb. [11] behandelte Frühgeborene eines Gestationsalters von ≤ 30 Wochen mit 200 mg/kg KG

	Prophylaxe (n = 1070)	Intervention (n = 1063)
Gasaustausch (48 – 72 h postnatal)	signifikant verbessert nach Prophylaxe	
Pneumothorax	40 (3,7%)	58 (5,5%)
intrazerebrale Blutung	236 (22,0%)	243 (22,8%)
Grade III–IV	46 (5,5%)	34 (4,2%)
BPD (28. Lebenstag)	189 (17,6%)	189 (17,9%)
Überlebende ohne BPD (28. Lebenstag)	847 (79,1%)	810 (76,2%)
Gesamtüberlebensrate	1010 (94,4%)	925 (87,0%)

Tab. **4** Übersicht über Effekte prophylaktischer versus Interventions-behandlung des RDS mit natürlichen Surfactant-präparationen (nach [9,11,26,27,29,31])

Curosurf® entweder als frühe Therapie innerhalb von 10 min postnatal oder als Rescue-Therapie. Auch hier zeigten sich eine signifikante Verminderung des schweren RDS sowie kürzere Intervalle eines inspiratorischen Sauerstoffbedarfs von > 40% bei der Frühbehandlungsgruppe mit insgesamt 75 Kindern, verglichen mit 72 Kindern in der Interventionsgruppe. Die Effekte waren besonders ausgeprägt bei Frühgeborenen eines Gestationsalters von weniger als 29 Wochen bzw. eines Geburtsgewichtes von < 1000 g sowie männlichen und nicht mit Kortikosteroiden vorbehandelten Patienten. Einen Überblick über die verschiedenen Studien zum Behandlungszeitpunkt gibt Tab. **4**.

Aus den zitierten Daten zur Optimierung des Behandlungszeitpunktes läßt sich ableiten, daß eine frühe bzw. prophylaktische Behandlung besonders bei extrem unreifen Kindern, d.h. Kindern eines Gestationsalters von ≤ 26 Wochen Priorität hat. Eine Behandlungsoption im Sinne der Prophylaxe ist darüber hinaus besonders bei männlichen und nicht mit Kortikosteroiden antenatal behandelten Frühgeborenen mit 27 – 29 Wochen zu sehen. Jenseits dieses Gestationsalters gilt beim Fehlen weiterer Risikofaktoren die Interventionstherapie gegenwärtig als Standard.

Festzuhalten bleibt, daß die Interventionsbehandlung *nicht* bis zum Eintritt eines schweren RDS mit einem inspiratorischen Sauerstoffbedarf von mehr als 60 – 70% verzögert werden darf, da eine zunehmende Verschlechterung der respiratorischen Situation einen geringeren Therapieeffekt und somit eine eingeschränkte Prognose erwarten lassen [15]. Tab. **5** faßt die Empfehlungen zum Behandlungszeitpunkt zusammen.

Tab. **5** Behandlungszeitpunkt bei Applikation natürlicher Surfactants

prophylaktische/ frühe Therapie	Rescue-/späte Therapie
(unmittelbar postnatal bis etwa 30 Minuten postnatal bei Intubationsbedürftigkeit)	(> 2 Stunden postnatal bei manifestem RDS)
< 27 Wochen Gestationsalter	≥ 27 Wochen Gestationsalter
zu Erwägen bei Kindern mit 27 – 29 Wochen Gestationsalter ohne Kortikosteroidprophylaxe und mit RDS-Risikofaktoren	Indikation: $F_iO_2 > 0,4$

Die OSIRIS-Studie mit Exosurf® griff die Problematik des optimalen Behandlungszeitpunktes auf [38]. In dieser Studie wurde an 1344 Kindern die frühe Behandlung innerhalb der ersten 2 h postnatal mit einer späten Behandlung an 1346 Patienten verglichen. Dabei wurden bis zu 4 Dosen Exosurf® (jeweils knapp 70 mg/kg KG Phospholipid) intratracheal appliziert, wenn eine relevante Atemstörung (pa/pAO₂ < 0,22) diagnostiziert wurde. Nach früher Applikation (mittlerer Behandlungszeitpunkt 118 min) zeigte sich eine Verbesserung der Überlebensrate ohne BPD mit 42% im Vergleich zu 38% bei späterem Therapiebeginn (mittlerer Behandlungszeitpunkt 182 min postnatal). Die Aussagekraft dieser Studie ist jedoch limitiert, da die Unterschiede u.a. durch eine um rund 3% höhere Rate an Vorbehandlungen mit Kortikosteroiden in der früh behandelten Gruppe z.T. erklärbar sind [38].

Vergleichsstudien: natürliche gegen synthetische Surfactantpräparationen

Experimentelle Untersuchungen an beatmeten unreifen Lämmern erbrachten einen signifikant besseren Effekt natürlicher Surfactantpräparationen auf den Gasaustausch sowie für die Überlebensdauer der Versuchstiere, als dies mit Exosurf® beobachtet wurde [7]. Diese Daten wurden von einer jüngst publizierten Vergleichsstudie unter Einschluß eines SP-C rekonstituierten „Zweitgeneration-Surfactants" bestätigt (rekombinanter LSF = lung surfactant factor) [18].

❚ Klinisch kontrollierte Studien zeigten nahezu alle einen verbesserten Gasaustausch nach Applikation natürlicher Surfactantpräparationen im Vergleich zu synthetischen Präparationen, wobei US-amerikanische Vergleichsstudien mehrheitlich mit Survanta® versus Exosurf® durchgeführt wurden. Relevante Endpunkte wie die Überlebensrate ohne BPD bzw. die jeweilige Gesamtüberlebensrate unterschieden sich jedoch in keiner Studie statistisch signifikant, wobei in der Mehrzahl der Untersuchungen ein Trend zugunsten natürlicher Präparationen faßbar war. Als repräsentative Vergleichsstudie mag die Untersuchung von Horbar u. Mitarb. gelten, in der insgesamt 617 Frühgeborene mit einem Geburtsgewicht von 501–1500 g und einem klinisch diagnostizierten RDS innerhalb der ersten 6 Lebensstunden entweder mit Survanta® oder mit Exosurf® in den jeweiligen Standarddosierungen behandelt wurden. Der Sauerstoffbedarf sowie die mittleren Atemwegsdrücke lagen in der Survanta®-Gruppe während der ersten 72 Lebensstunden signifikant niedriger, jedoch waren die Überlebensrate und die Inzidenz der BPD in beiden Therapiegruppen nicht unterschiedlich [22]. In einer jüngst publizierten Metaanalyse von Halliday [20] ließ sich jedoch der oben genannte Trend zugunsten natürlicher Surfactantpräparationen als statistisch signifikant für die Variable der Überlebensrate nachweisen. Unter Berücksichtigung von entweder voll publizierten oder in Abstraktform vorliegenden Mitteilungen, die insgesamt 3556 Kinder einbezogen, lag die Sterblichkeit bei 13,0% nach natürlichem Surfactant und 15,3% nach synthetischen Präparationen (Odds-ratio 0,80; Vertrauensbereich auf dem 5%-Signifikanzniveau 0,66–0,97). Es muß jedoch einschränkend erwähnt werden, daß ein Teil der in die Metaanalyse einbezogenen Studien bislang nur in Abstraktform publiziert ist.

Dennoch bleibt festzuhalten, daß gegenwärtig bei der Behandlung des RDS Frühgeborener unter dem Aspekt des initial verbesserten Gasaustausches und der erhöhten Überlebensrate natürliche Surfactantpräparationen eine Priorität haben sollten. Eine jüngst publizierte multizentrische Studie bestätigte diese Einschätzung [40]. Systematische Nachfolgestudien fehlen bislang. Tab. 6 gibt einen Überblick über Vergleichsstudien von natürlichem und synthetischem Surfactant. ❚

Interaktion von pränatalen Kortikosteroiden mit Surfactant

Der Wert der antenatalen Prophylaxe mit Kortikosteroiden zur Verbesserung der Lungenfunktion in der postnatalen Phase ist unbestritten. In einer von Crowly u. Mitarb. publizierten Metaanalyse wurde die relative Häufigkeit des schweren RDS nach Kortikosteroiden um 44% reduziert, gleichfalls lag die relative Sterblichkeit der antenatal behandelten Frühgeborenen um 36% niedriger [6].

Die antenatale Kortikosteroidgabe führt im Tierexperiment zu verbesserter Lungenmechanik

Tab. 6 Vergleich von natürlichen und synthetischen Surfactantpräparationen

	natürliche Präparationen	synthetische Präparationen
akute Effekte	raschere Reduktion der F_iO_2 in nahezu allen Studien	
mittelfristige neonatale Effekte	Reduktion des alveolären Barotraumas in einzelnen Studien	sonstige neonatale Komplikationen unverändert
Überlebensrate	in keiner Einzelstudie signifikante Unterschiede	in einer Metaanalyse [20] *verminderte* Überlebensrate nach synthetischem Surfactant
langfristige Prognose	bislang keine Folgeuntersuchungen publiziert	

und verbessertem Gasaustausch, darüber hinaus wird die abdichtende Funktion, d. h. Integrität der alveolo-kapillären Membran erhöht. Dies bedeutet, daß die bidirektionale Leckage von Proteinen, besonders aus dem vaskulären Kompartiment in die Gasaustauschräume, vermindert wird. Daraus resultiert neben dem induktiven Effekt auf die Surfactantsynthese (Induktion u. a. der Phosphatidylcholin-Cytidyltransferase) eine verminderte Inaktivierung von endogenem und exogen zugeführtem Surfactant. Da dieser Effekt auch wenige Stunden nach antenatalen Kortikosteroiden an unreifen Kaninchenfeten beobachtet wurde, gibt es unter klinischen Aspekten keinen Grund zum Verzicht auf die Kortikosteroidapplikation, auch wenn die antizipierte weitere Dauer der Schwangerschaft weniger als 24 h beträgt [23].

Additive Effekte von pränataler Kortikosteroidmedikation und postnatal appliziertem Surfactant wiesen Jobe u. Mitarb. [24] bei der *deskriptiven Analyse* zweier kontrollierter Surfactantstudien nach. Dabei wurde im Sinne eines additiven Effektes durch beide Behandlungsoptionen sowohl der Gasaustausch verbessert als auch die Gesamtüberlebensrate im Vergleich zu den Kontrollgruppen signifikant erhöht. Gleichzeitig war die Inzidenz des alveolären Luftlecks und schwerer intrazerebralen Blutungen (Grade III und IV [24]) vermindert. Unter klinisch kontrollierten Bedingungen wurde Plazebo versus Dexamethason als antenatale Behandlung in Kombination mit einer Interventionsbehandlung des RDS an insgesamt 79 Frühgeborenen eines Gestationsalters von weniger als 32 Wochen verglichen. Es zeigte sich eine Reduktion intraventrikulärer Blutungen bzw. periventrikulärer Leukomalazien bei Surfactant plus Dexamethason sowie eine verminderte Inzidenz alveolärer Luftlecks und eine verbesserte Gasaustauschfunktion während der ersten Lebenstage [25].

▪ Aus den vorliegenden Studien kann somit geschlossen werden, daß die Kombination beider Behandlungsoptionen – wenn immer möglich – angestrebt werden soll, und daher gerade im Zeitalter der Surfactanttherapie aufgrund des additiven Charakters die pränatale Kortikosteroidgabe nicht unterlassen werden darf.

Dies gilt besonders auch auf dem Hintergrund ökonomischer Überlegungen, wobei hier beim Vergleich beider Therapieoptionen die antenatale Kortikosteroidtherapie vom Kosten-Nutzen-Effekt her im Vergleich zur Surfactanttherapie günstiger liegt [10].

Die antenatale Therapie mit TRH anstelle oder in Kombination mit Kortikosteroiden kann derzeit nicht als sinnvoll gelten [1].

Kosten der Surfactanttherapie

In Zeiten ökonomischer Krisen gewinnt neben der Prüfung der Wirksamkeit einer Therapie die Frage der Kosten-Nutzen-Relation unter pharmakoökonomischen Aspekten zunehmend an Bedeutung. Die Therapie mit Surfactant ist unter dem Aspekt der Kosten-Nutzen-Analyse derzeit gut vertretbar, da die stationären Behandlungskosten pro behandeltem Patienten nach globalen Analysen unverändert bleiben bzw. vermindert werden [Übersicht bei 32]. Die Analyse eigener Daten zeigt, daß in der Bundesrepublik die Therapiekosten für Frühgeborene eines Gewichtes von 1000 g, die mit einer Dosis eines natürlichen bovinen Surfactants von 100 mg/kg KG behandelt werden, derzeit in der Größenordnung von rund 2400–3200 DM liegen. Da diese Aufwendungen jedoch zu den sonstigen Therapiekosten ins Verhältnis gesetzt werden müssen, läßt sich bei einer medianen Verkürzung der stationären Behandlungsdauer um rund 10 Tage bei überlebenden Kindern eine Abnahme der Konstanz der Therapiekosten kalkulieren. Analysen der Kosten-Nutzen-Relation (cost effectiveness analysis) für die initiale Behandlung im Rahmen klinischer Studien für Exosurf® belegen diese generelle Einschätzung [3]. Eine sehr detaillierte Untersuchung über die Phase der stationären Therapie hinaus zeigt, daß bei Kindern mit RDS nach Exosurf®-Gabe eine signifikante Erhöhung der Überlebensrate bis zum Ende des ersten Lebensjahres resultiert, ohne daß dabei die Gesamtkosten für die initiale stationäre Behandlung und nachfolgende Rehospitalisierungen ansteigen [30]. Dabei lagen die initialen stationären Behandlungskosten für die untersuchte Population (Kinder mit einem Geburtsgewicht von 700–1350 g) in der Therapiegruppe bei 97 600 US$, bei Kindern der Kontrollgruppe wurden 97 400 US$ berechnet (jeweils Mittelwerte). Am Ende des ersten Lebensjahres waren in beiden Gruppen die Gesamtbehandlungskosten auf 100 732 bzw. 100 531 US$ (jeweils Mittelwerte) angestiegen. Eine Differenzierung in überlebende und verstorbene Frühgeborene zeigt, daß der Trend zu niedrigeren Kosten in der Therapiegruppe bei Überlebenden aufgebracht wird von höheren Therapiekosten der nach Surfactantbehandlung verstorbenen Kinder. Dies ist durch die nahezu doppelt so hohe Überlebensdauer der mit Surfactant behandelten Frühgeborenen erklärlich (38 Tage gegenüber 22 Tagen bei Kontrollkindern [30].

ℹ️ Auf diesem Hintergrund ist – über den Zeitraum der stationären Behandlung hinaus – ein ausgeglichenes Kosten-Nutzen-Verhältnis der Surfactanttherapie zu schlußfolgern.

Perspektiven der Therapie des RDS

Die Schwerpunkte in der klinischen Forschung zur Behandlung des RDS Frühgeborener mit Surfactant werden während der nächsten Jahre in zweierlei Bereichen liegen. Zunächst wird die Behandlung sogenannter Non-Responder (siehe Beitrag Kachel, S. 147) Gegenstand klinisch kontrollierter Studien sein. Hierbei zeichnet sich auf dem Boden von Pilotprojekten die Option alternativer Beatmungsformen (Hochfrequenzbeatmung, Flüssigkeitsbeatmung), der inhalativen Applikation von Stickstoffmonoxid [21] und der postnatalen (systemischen oder topischen) Kortikosteroidmedikation [35] ab. Wichtig in diesem Zusammenhang ist zu erwähnen, daß die Überprüfung und ggf. Korrektur der *hämodynamischen Situation* des Patienten vor dem Einsatz experimenteller Therapieformen Priorität haben muß.

Daneben wird die Entwicklung bzw. klinische Erprobung der sogenannten „Zweitgeneration-Surfactants" einen breiten Raum einnehmen. Der KL_4-Surfactant wurde bereits in einer klinischen Pilotstudie [4] eingesetzt und wird derzeit mit einem etablierten natürlichen Surfactant unter klinisch kontrollierten Bedingungen verglichen.

Neben diesen auf die Lunge fokussierten Ansätzen sollte die Qualität des Überlebens unter entwicklungsneurologischen Aspekten stets mit in die Untersuchungen einbezogen werden. Somit sind neben den pulmonalen Effekten mögliche langfristige Konsequenzen stets prospektiv in die Planung weiterer klinischer Surfactantstudien einzubeziehen.

Literatur

[1] ACTOBAT Study Group: Australian collaborative trial of antenatal thyrotropin-releasing hormone (ACTOBAT) for prevention of neonatal respiratory disease. Lancet 345 (1995) 877 – 882

[2] Berry, D. D., A. K. Pramanik, J. B. Philips III et al.: Comparison of the effect of three doses of a synthetic surfactant on the alveolar-arterial oxygen gradient in infants weighing ≥ 1250 grams with respiratory distress syndrome. J. Pediat. 124 (1994) 294 – 301

[3] Bryson, H. M., R. Whittington: A pharmacoeconomic evaluation of a synthetic surfactant preparation (Exosurf® Neonatal™) in infants with respiratory distress syndrome. PharmacoEconomics 6 (6) (1994) 563 – 577

[4] Cochrane, C. G., S. D. Revak, D. Cunningham et al.: Efficacy of KL_4-surfactant in premature infants with RDS. Pediat. Res. 37 (1995) 328 A

[5] Corbet, A., J. Gerdes, W. Long et al.: Double-blind, randomized trial of one versus three prophylactic doses of synthetic surfactant in 826 neonates weighing 700 to 1100 grams: Effects on mortality rate. J. Pediatr. 126 (1995) 969 – 978

[6] Crowly, P., I. Chalmers, M. J. N. C. Keirse: The effects of corticosteroid administration before preterm delivery: an overview of the evidence from controlled trials. Brit. J. Obstet. Gynecol. 97 (1990) 11 – 25

[7] Cummings, J. J., B. A. Holm, M. L. Hudak et al.: A controlled clinical comparison of four different surfactant preparations in surfactant-deficient preterm lambs. Am. Rev. Resp. Dis. 145 (1992) 999 – 1004

[8] Dunn, M. S., A. T. Shennan, D. Zayack et al.: Single-versus multiple-dose surfactant replacement therapy in neonates of 30 to 36 weeks' gestation with respiratory distress syndrome. Pediatrics 86 (1990) 564 – 571

[9] Dunn, M. S., A. T. Shennan, D. Zayack et al.: Bovine surfactant replacement therapy in neonates of less than 30 weeks' gestation: a randomized controlled trial of prophylaxis versus treatment. Pediatrics 87 (1991) 377 – 386

[10] Egberts, J.: Estimated costs of different treatment of the respiratory distress syndrome in a large cohort of preterm infants of less than 30 weeks of gestation. Biol. Neonate 61 (Suppl. 1) (1992) 59 – 65

[11] Egberts, J., P. de Winter, G. Sedin et al.: Comparison of prophylaxis and rescue treatment with Curosurf in neonates less than 30 weeks' gestation: A randomized trial. Pediatrics 92 (1993) 768 – 774

[12] Egberts, J., J. P. de Winter: Meta-analyses of surfactant and bronchopulmonary dysplasia revisted. Lancet 344 (1994) 882 – 883

[13] Enhorning, G., A. Shennan, F. Possmayer et al.: Prevention of neonatal respiratory distress syndrome by tracheal instillation of surfactant: a randomized clinical trial. Pediatrics 76 (1985) 145 – 153

[14] Fujiwara, T., H. Maeta, S. Chida et al.: Artificial surfactant therapy in hyaline-membrane disease. Lancet I (1980) 55 – 59

[15] Gortner, L., P. Bartmann, U. Bernsau et al.: Die Wirkung eines bovinen Surfactant bei Frühgeborenen

mit Atemnotsyndrom. Z. Geburtsh. u. Perinat. 196 (1992) 159–164

[16] Gortner, L., F. Pohlandt, P. Bartmann et al.: High-dose versus low-dose bovine surfactant treatment in very premature infants. Acta Paediatr. 83 (1994) 135–141

[17] Grossmann, G., R. Nilsson, R. Robertson: Scanning electron microscopy of epithelial lesions induced by artificial ventilation of the immature neonatal lung; the prophylactic effect of surfactant replacement. Europ. J. Pediatr. 145 (1996) 361–367

[18] Häfner, D., R. Beume, U. Kilian et al.: Dose-response comparison of five lung surfactant factor (LSF) preparations in an animal model of adult respiratory distress syndrome (ARDS). Br. J. Pharmacol. 115 (1995) 451–458

[19] Halliday, H. L., W. O. Tarnow-Mordi, J. D. Corcoran et al.: Multicentre randomised trial comparing high and low dose surfactant regimes for the treatment of respiratory distress syndrome. Arch. Dis. Child. 69 (1993) 276–280

[20] Halliday, H. L.: Overview of clinical trials comparing natural and synthetic surfactants. Biol. Neonate 67 (Suppl. 1) (1995) 32–47

[21] Herkenhoff, M., T. Schaible, I. Reiss et al.: Therapie mit inhalativem Stickstoffmonoxid (NO) beim schweren respiratorischen Versagen und persistierender pulmonaler Hypertension (PPHN) im Neugeborenenalter. PerinatalMedizin 8 (1996) 81–83

[22] Horbar, J. D., L. L. Wright, R. F. Soll et al.: A multicenter randomized trial comparing two surfactants for the treatment of neonatal respiratory distress syndrome. J. Pediatr. 123 (1993) 757–766

[23] Ikegami, M., D. Berry, I. El Kady: Corticosteroids and surfactant change lung function and protein leaks in the lungs of ventilated premature rabbits. J. Clin. Invest. 79 (1987) 1371–1378

[24] Jobe, A. H., B. R. Mitchel, H. Gunkel: Beneficial effects of the combined use of prenatal corticosteroids and postnatal surfactant on preterm infants. Am. J. Obstet. Gynecol. 168 (1993) 508–513

[25] Kari, M. A., M. Hallman, M. Eronen et al.: Prenatal dexamethasone treatment in conjunction with rescue therapy of human surfactants: A randomized placebo-controlled multicenter study. Pediatrics 93 (1994) 730–736

[26] Kattwinkel, J., B. T. Bloom, P. Delmore et al.: Prophylactic administration of calf lung surfactant extract is more effective than early treatment of respiratory distress syndrome in neonates of 29 through 32 weeks' gestation. Pediatrics 92 (1993) 90–98

[27] Kendig, J. W., R. H. Notter, C. Cox et al.: A comparison of surfactant as immediate prophylaxis and as rescue therapy in newborns of less than 30 weeks' gestation. N. Engl. J. Med. 324 (1991) 865–871

[28] Konishi, M., T. Fujiwara, Y. Naito et al.: Surfactant replacement therapy in neonatal respiratory distress syndrome. A multicentre, randomized clinical trial: comparison of high- versus low-dose of Surfactant-TA. Eur. J. Pediatr. 147 (1988) 20–25

[29] Konishi, M., T. Fujiwara, S. Chida et al.: A prospective, randomized trial of early versus late administration of a single dose of surfactant-TA. Early Hum. Dev. 29 (1992) 275–282

[30] Mauskopf, J. A., M. E. Backhouse, D. Jones et al.: Synthetic surfactant for rescue treatment of respiratory distress syndrome in premature infants weighing from 700 to 1350 grams: Impact on hospital resource use and charges. J. Pediatr. 126 (1995) 94–101

[31] Merritt, T. A., M. Hallman, C. Berry et al.: Randomized, placebo-controlled trial of human surfactant given at birth versus rescue administration in very low birth weight infants with lung immaturity. J. Pediatr. 118 (1991) 581–594

[32] Mugford, M., S. Howard: Cost effectiveness of surfactant replacement in preterm babies. PharmacoEconomics 3 (1993) 362–373

[33] Pramanik, A. K., R. B. Holtzman, T. A. Merritt: Surfactant replacement therapy for pulmonary diseases. Pediatr. Clin. N. Am. 40 (1993) 913–936

[34] Revak, S. D., C. G. Cochrane, G. P. Heidt et al.: Efficacy of KL_4-surfactant in premature infant monkeys. Pediatr. Res. 36 (1995) 374 A

[35] Sanders, R. J., C. Cox, D. L. Phelps et al.: Two doses of early intravenous dexamethasone for the prevention of bronchopulmonary dysplasia in babies with respiratory distress syndrome. Pediatr. Res. 36 (1994) 122–128

[36] Speer, C. P., B. Robertson, T. Curstedt et al.: Randomized European multicenter trial of surfactant replacement therapy of severe neonatal respiratory distress syndrome: single versus multiple doses of Curosurf. Pediatrics 89 (1992) 13–20

[37] Stevenson, D., F. Walther, W. Long et al.: Controlled trial of a single dose of synthetic surfactant at birth in premature infants weighing 500 to 699 grams. J. Pediatr. 120 (1992) S3–S12

[38] The OSIRIS-Collaborative Group: Early versus delayed neonatal administration of a synthetic surfactant – the judgement of OSIRIS. Lancet 340 (1992) 1363–1369

[39] Vaucher, V. E., L. Harker, T. A. Merritt et al.: Outcome at twelve months of adjusted age in very low birth weight infants with lung immaturity: An randomized, placebo-controlled trial of human surfactant. J. Pediatr. 122 (1993) 126–132

[40] Vermont-Oxford-Neonatal Network: A multicenter, randomized trial comparing synthetic surfactant with modified bovine surfactant extract in the treatment of neonatal respiratory distress syndrome. Pediatrics 97 (1996) 1–6

Surfactanttherapie des neonatalen Atemnotsyndroms: Dosis und Applikationstechnik

E. Herting, G. Jorch

Einleitung

Die Wirksamkeit der Surfactantsubstitution beim schweren Atemnotsyndrom (respiratory distress syndrome = RDS) Frühgeborener ist unumstritten. Weltweit wurden schon mehr als 50 000 Kinder mit unterschiedlichen Surfactantpräparationen behandelt.

Der optimale Zeitpunkt des Surfactanteinsatzes, die erforderliche Surfactantdosis und die Frage, wie man Surfactant möglichst effektiv und sicher verabreicht, sind aber nach wie vor Gegenstand der Diskussion.

Surfactantdosis

Physiologische Grundlagen

⚠ Der Surfactantgehalt („pool size") der Lunge eines reifen gesunden Neugeborenen wird auf ca. 100 mg/kg Körpergewicht (KG) geschätzt, während bei kleinen Frühgeborenen mit schwerem RDS eine deutliche Verminderung auf ca. 10 mg/kg KG vorliegt [16]. Die minimale Surfactantdosis, die erforderlich ist, um die Alveolaroberfläche mit einem Surfactantfilm zu überziehen, wird nach theoretischen Berechnungen auf 2 – 10 mg/kg KG geschätzt [5, 28]. Unter den klinischen Bedingungen einer intratrachealen Bolusapplikation sind zur Erzielung einer Wirksamkeit jedoch deutlich höhere Dosen erforderlich (s. auch Beitrag Gortner, S. 56).

Die Ursache hierfür dürfte vor allem in einem Verteilungsproblem in einer unregelmäßig entfalteten Lunge liegen. Andererseits kommt es durch das Auftreten eines pulmonalen Ödems und durch das Vorhandensein von Surfactantinhibitoren (z. B. Proteinen) darüber hinaus zu einem Wirksamkeitsverlust des applizierten Surfactants [30]. Bereits innerhalb weniger Minuten führen die Scherkräfte, die im Rahmen der mechanischen Beatmung auftreten, zu Epithelläsio-

nen [13] und zu einer Proteinleckage in den Bronchoalveolarraum. Das kindliche Atemnotsyndrom verschlechtert sich häufig durch pulmonale Perfusionsstörungen, Azidose und eine systemische Hypotonie [17,18]. Je nach Behandlungsstrategie [38] und Behandlungszeitpunkt [39] scheinen deshalb unterschiedliche Surfactantdosen erforderlich zu sein (Tab. 1).

Tab. 1 Indikation und Dosierung der Surfactantbehandlung an der Universitäts-Kinderklinik Göttingen in Abhängigkeit vom Gestationsalter (SSW = Schwangerschaftswoche) und vom Sauerstoffbedarf (F_IO_2) bei Neugeborenen mit RDS

prophylaktische Behandlung (falls Intubation erforderlich)
(bzw. Behandlung in der ersten Lebensstunde)
Frühgeborene < 27. SSW
Dosis: 100 mg/kg KG

frühe therapeutische Behandlung ($F_IO_2 > 0,40$)
Frühgeborene < 32. SSW
Dosis: 100 mg/kg KG

therapeutische Behandlung ($F_IO_2 > 0,60$ [„rescue"])
Frühgeborene > 31. SSW
Dosis: 100 –(200) mg/kg/KG

Wiederholungsbehandlung
Frühgeborene < 27. SSW: falls weiter beatmungspflichtig und $F_IO_2 > 0,30$
Dosis: 100 mg/kg KG (möglichst erst nach 6 – 12 h)

alle übrigen Kinder: bei erneutem Erreichen der Eintrittskriterien
Dosis: 100 –(200) mg/kg KG

maximale kumulative Dosis: 400 mg/kg KG (nur in Ausnahmefällen mehr)

Dosisfindungsstudien

Tierexperimentelle Untersuchungen zeigen eine deutliche Dosis-Wirkungs-Beziehung. Als Versuchstiere wurden neben Lämmern überwiegend unreife Kaninchenfeten verwandt. So fanden Disse u. Mitarb. [8] bei ihren Untersuchungen mit einem bovinen Surfactant (SF-RI 1, Alveofact®) eine bessere Surfactantwirksamkeit mit höheren Dosierungen bis zu einem Bereich von 150 mg/kg KG. Eine weitere Erhöhung der Dosis auf 250 mg/kg KG führte zu einer leichten Verschlechterung der Beatmungssituation (Meßparameter: Atemzugvolumen). Interessanterweise zeigen Surfactantpräparationen, die von unterschiedlichen Arten stammen, trotz einer identischen Gesamtphospholipiddosis im Tierversuch eine unterschiedliche Wirksamkeit [7]. Diese Untersuchungen legen den Verdacht nahe, daß neben der Gesamtphospholipiddosis auch die Zusammensetzung der Phospholipide und das Apoproteinmuster eine wesentliche Rolle für die Wirksamkeit von Surfactant spielen. Es konnte gezeigt werden, daß es zu einer Funktionsverbesserung der exogen applizierten Phospholipide durch eine Assoziation mit endogen vorhandenen Surfactantproteinen kommt. Vor allem SP-A, das in den kommerziell zur Verfügung stehenden Surfactantpräparationen im Rahmen des Herstellungsprozesses verlorengeht, scheint bei der Resistenz gegenüber Surfactantinhibitoren und bei der Wiedereinbeziehung von exogen appliziertem Surfactant in die Neusynthese („surfactant recycling") eine besondere Bedeutung zuzukommen. Bei unterschiedlichen Spezies scheinen auch unterschiedliche Dosis-Wirkungs-Kurven zu bestehen, was die Übertragbarkeit von tierexperimentell erhobenen Daten limitiert [27]. Ohnehin bleibt anzumerken, daß aufgrund des biologischen Ursprungs der Surfactantpräparationen geringgradige Konzentrationsschwankungen der Einzelkomponenten von Charge zu Charge vorkommen können. Einzelne (modifizierte) natürliche Surfactantpräparate werden zusätzlich mit Lipiden angereichert (z. B. Surfactant-TA).

Es liegen bisher nur wenige *klinische* Dosisfindungsstudien bei Frühgeborenen mit Atemnotsyndrom vor. In den vorliegenden Untersuchungen scheint sich ein rascheres Ansprechen („response") auf die Therapie bezüglich des Gasaustausches eher günstig auf die Komplikationsrate [19,24] auszuwirken. Gortner u. Mitarb. konnten einen verbesserten Gasaustausch nach einer Surfactantdosis von 100 mg/kg KG (Alveofact®) im Vergleich zu einer Dosis von 50 mg/kg KG nachweisen [11]. Von anderen Untersuchern wird bei sehr früher bzw. prophylaktischer Gabe eine Startdosis von 50 mg/kg KG mit der Option einer frühen Nachbehandlung bevorzugt (s. auch Beitrag Gortner, S. 58). In einer randomisierten Untersuchung wurde im Rahmen einer Pilotstudie der Einfluß einer hohen Surfactantinitialdosis (200 mg/kg KG) mit einer niedrigeren Surfactantdosis (100 mg/kg KG) verglichen. 15 Kinder wurden dabei mit einer Dosis von 200 mg/kg KG, 17 Kinder mit einer Dosis von 100 mg/kg KG eines porcinen Surfactants (Curosurf®) behandelt [20]. In der Hochdosis-Gruppe zeigte sich eine Tendenz zum besseren Gasaustausch (gemessen am arterio-alveolären Sauerstoffquotienten bzw. a/A-Ratio). Ein signifikanter Gruppenunterschied ($p < 0,05$) bestand allerdings nur 4 h nach Surfactanttherapie (Abb. 1). In einer großen europäischen multizentrischen Studie (Curosurf® 4-Studie) zeigte sich, daß zwar der Gasaustausch nach einer Surfactantinitialdosis von 200 mg/kg KG im Vergleich zur Startdosis von 100 mg/kg KG geringfügig verbessert wurde, daß aber andererseits die hohe Initialdosis verbunden mit einer erlaubten kumulativen Surfactantdosis von 600 mg/kg KG im Vergleich zu einer Dosis von maximal 3 × 100 mg/kg KG keine weiteren Vorteile hinsichtlich des Überlebens und der Komplikationsrate brachte [14].

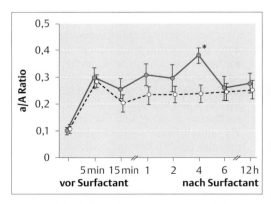

Abb. 1 Verlauf des arterio-alveolären Sauerstoffquotienten (a/A-Ratio; Mittelwert ± SEM) bei Frühgeborenen mit schwerem RDS nach Behandlung mit 100 bzw. 200 mg/kg KG eines Schweinesurfactants (Curosurf®) [20].

Surfactantdosis und Behandlungsindikation

Den theoretischen Vorteilen einer besseren Surfactantverteilung in der mit Fruchtwasser gefüllten Lunge bei der *prophylaktischen* Verabreichung unmittelbar nach der Geburt steht eine mögliche Gefährdung der kleinen Frühgeborenen durch eine applikationsbedingte Destabilisierung der Kreislaufsituation gegenüber [1]. Weiterhin bleibt als gravierender Nachteil der *prophylaktischen* Behandlung festzuhalten, daß im Rahmen einer solchen Therapie Frühgeborene Surfactant erhalten [6], die kein schweres Atemnotsyndrom entwickeln würden (s. auch Beitrag Gortner, S. 62). Nur ungefähr die Hälfte aller Frühgeborenen unterhalb der 30. Gestationswoche erkrankt an einem schweren RDS. Beim *therapeutischen* Einsatz von Surfactant (sogenannte „Rescue"-Therapie) wird die Anwendung auf die erkrankten Kinder beschränkt. An der Universitäts-Kinderklinik Göttingen werden zur Zeit die in Tab. 1 angegebenen Surfactantdosen verwandt. Bei extrem kleinen Frühgeborenen der 24.–26. Schwangerschaftswoche mit respiratorischer Insuffizienz erfolgt die Surfactantsubstitution so früh wie möglich [3,10,23]. Während in früheren Studien die Dosierung exakt an das Körpergewicht angepaßt wurde, orientiert sich heute die Mehrzahl der Anwender aus wirtschaftlichen Gründen zusätzlich an der Packungsgröße des jeweiligen Präparates.

Dosierungsrichtlinien unterschiedlicher Präparate

Tab. 2 zeigt die momentan gültigen Dosierungsrichtlinien der in Deutschland verwandten Surfactantpräparationen. Surfactants verschiedener Herkunft zeigen in vitro eine unterschiedliche

Tab. 2   Übersicht über die in Deutschland angewandten Surfactantpräparate

Surfactant	Herkunft	empfohlene Initialdosis (mg/kg KG)	Applikationsvolumen (ml/kg KG)
Alveofact®	Rind	50* (– 100)	1,2 (– 2,4)
Curosurf®	Schwein	(100) – 200*	(1,2) – 2,5
Exosurf®	synthetisch	67,5	5,0
Survanta®	Rind	100	4,0

* laut Herstellerempfehlung

Resistenz gegenüber dem Einfluß von Surfactantinhibitoren wie Albumin oder Fibrinogen. Die Bedeutung dieser Unterschiede für den therapeutischen Einsatz ist noch unklar. Es liegen bisher nur wenige kontrollierte vergleichende Studien zwischen unterschiedlichen natürlichen Surfactantpräparationen vor [37].

⚠ Da natürliche Surfactantpräparationen einen rascheren Wirkungseintritt und eine größere Resistenz gegenüber Inhibitoren aufweisen, scheinen diese Präparate für den Einsatz bei manifestem RDS bei ausreichend hoher Dosierung besser geeignet zu sein als synthetische Präparate [9], bei denen eine Verbesserung des Gasaustausches nach Substitution nur langsam erfolgt.

Faßt man die Ergebnisse verschiedener vergleichender Studien zwischen synthetischen und natürlichen Surfactantpräparationen in Form einer Metaanalyse zusammen [15], so scheint sich auch hinsichtlich der Überlebensrate ein Vorteil für die natürlichen Surfactants zu zeigen.

Kumulative Surfactantdosis

Die Mehrzahl der Untersucher empfiehlt mittlerweile eine *Surfactantmehrfachbehandlung* (s. Tab. 1) des RDS Frühgeborener. Die Zahl der empfohlenen Wiederbehandlungen, das Intervall und die Kriterien für eine Wiederbehandlung werden von den Surfactantherstellern jedoch unterschiedlich angegeben (s. Beitrag Gortner, S. 58). In einer europäischen multizentrischen Studie [36] konnten die Vorteile einer Surfactantmehrfach- im Vergleich zu einer Surfactanteinfachtherapie belegt werden (Tab. 3). Durch die Mehrfachbehandlung wurde sowohl der Gasaustausch als auch die Komplikationsrate günstig beeinflußt. Die Kriterien für eine Wiederbehandlung wurden bislang nur unzureichend unter vergleichbaren Studienbedingungen untersucht, so daß sich die zur Zeit verwandten Richtlinien (s. Tab. 1) eher auf Erfahrungswerte stützen.

Die von den Herstellern empfohlenen maximalen kumulativen Surfactantdosen differieren zwischen 135 und 400 mg/kg KG Surfactant. Eine *Toxizität*, z.B. eine Anhäufung von Phagozyten und eine Lipidüberladung von Makrophagen mit der Folge einer möglichen Granulombildung in der Lunge, wurde von den Herstellern im Tierversuch nur nach sehr hohen, repetitiven Dosen beobachtet [8]. Da der „Abtransport" von Surfac-

Tab. 3 Komplikationsrate (bis zum Alter von 28 Tagen) bei Frühgeborenen mit schwerem RDS nach Einfach- (200 mg/kg KG) bzw. Mehrfachbehandlung (200 – 100 – 100 mg/kg KG) mit einem modifizierten natürlichen porcinen Surfactant (Curosurf®). Die Nachbehandlung erfolgte nach 12 und/oder 24 h, falls das Kind noch beatmet war und noch ein zusätzlicher Sauerstoffbedarf ($F_iO_2 > 0,21$) bestand [36]

Komplikations-rate [%]	Einfach-behandlung n = 167	Mehrfach-behandlung n = 176	p-Wert
Mortalität	21	13	< 0,05
Pneumothorax	18	9	< 0,01
Hirnblutungen	43	43	n. s.
bronchopulmonale Dysplasie*	12	13	n. s.

* O_2-Bedarf und radiologische Veränderungen (Northway-Kriterien) im Alter von 28 Tagen

tant zum Teil über das Alveolarmakrophagensystem erfolgt, wurde über eine Funktionseinbuße des pulmonalen Infektabwehrsystems nach Surfactantapplikation spekuliert. In vitro finden sich eine reduzierte Bakterizidie und eine verminderte Zytokin-Sekretion bei surfactantexponierten Phagozyten im Vergleich zu unbehandelten Kontrollzellen. Die klinische Relevanz dieser Befunde ist aber unklar. So fand sich nach Surfactantmehrfachtherapie im Vergleich zur Einmalbehandlung keine Zunahme von pulmonalen oder systemischen Infektionen (s. auch Beitrag Bartmann, S. 105).

Surfactantdosis und Supportivtherapie

Das Ansprechen [32] auf eine Surfactanttherapie wird nicht allein durch die applizierte Dosis, sondern wesentlich auch durch die Supportivtherapie bestimmt.

🛈 Grundbedingung für eine erfolgreiche Surfactanttherapie ist eine kontinuierliche Überwachung mit einer engen Kooperation von erfahrenem Intensiv-Pflegepersonal und Neonatologen im Team. Die raschen Veränderungen des Gasaustausches nach Surfactanttherapie bedürfen der umgehenden Adjustierung der Beatmungssituation.

Die in mehreren Studien beobachteten Unterschiede in Mortalität und Morbidität [17] zwischen einzelnen behandelnden Zentren legen den Verdacht nahe, daß neben sozioökonomischen Faktoren auch Unterschiede in der Erfahrung sowie der technischen und personellen Ausstattung der einzelnen Frühgeborenen-Intensivstationen eine Rolle spielen. Zu wenig ist über den Einfluß der Beatmung und anderer supportiver Maßnahmen (Ernährung, Flüssigkeitszufuhr, Transfusionen etc.) auf den Verlauf des RDS nach Surfactantbehandlung bekannt. Die Kreislaufverhältnisse, der Säure-Basen-Haushalt und die Stoffwechselsituation sollten sich vor Durchführung einer Surfactantapplikation in einem stabilen Zustand befinden. Eine kontinuierliche Überwachung und laufende Anpassung der Einstellung des Beatmungsgerätes nach der Surfactantsubstitution ist unerläßlich. Ein Transport in dieser Phase stellt ein erhebliches Risiko dar. Bei drohender Geburt sollten unreife Frühgeborene möglichst noch „in utero" in ein Perinatalzentrum verlegt werden, in dem die Voraussetzungen zur Durchführung einer adäquat überwachten Surfactanttherapie bestehen. Sowohl tierexperimentelle Untersuchungen als auch erste kontrollierte klinische Studien [22] belegen, daß die pränatale Lungenreifung mit Steroiden zu einem verbesserten Ansprechen auf die Therapie, einer Stabilisierung der Kreislaufsituation, einer Verminderung der Komplikationsrate (z. B. Hirnblutungen) und einer Senkung der Therapiekosten führt.

Applikationstechnik

Grundlagen

Surfactant wird in der Regel nur an intubierte und beatmete Kinder verabreicht. Tab. 4 gibt einen Überblick über mögliche Applikationsformen [21]. Theoretischen Berechnungen folgend erreicht der als Bolus in die Trachea applizierte Surfactant aufgrund seiner besonderen biophysikalischen Eigenschaften innerhalb von wenigen Sekunden den Alveolarraum. Ob exogen applizierter Surfactant hierbei wirklich zu einer raschen Eröffnung von atelektatischen Lungenabschnitten („recruitment") führt, ist, auch was die Bolusapplikation angeht, fraglich [21]. Bei einer Vernebelung werden die applizierten Substanzen primär nur belüftete Lungenabschnitte erreichen.

Tab. **4** Technik der Surfactantapplikation

Injektion	**Gabe als Bolus**
	Injektion in den Tubus
	Injektion in die Trachea (abgemessene Sonde)
	Einzeldosis
	fraktionierte Gaben (z. T. mit Umlagerung)
Infusion	**kontinuierliche Gabe**
	Spezialtubuskonnektor (s. Abb. **2**)
	Spezialtubus mit Medikamentenkanal (s. Abb. **3**)
Inhalation	**Gabe als Aerosol**
	Ultraschallvernebler
	„Jet nebulizer"
	Verneblung über CPAP (nasal, pharyngeal, Maske)
	intratracheale Verneblung
	„getriggerte" Verneblung
alternative Applikationsformen	**z. B. Verabreichung an nicht beatmete Neugeborene**
	(z. T. experimentell)
	Gabe in die Amnionflüssigkeit (präpartal)
	Gabe in den Pharynx
	Injektoren (Treibgas)
	Kombinationsbehandlung mit besonderen Beatmungs- und Therapieformen:
	z. B. Nasen-CPAP
	ECMO
	NO
	HFOV
	Liquid ventilation

Historisch gesehen wurden zunächst isolierte Phospholipidfraktionen als Aerosol [31] oder sogar als Trockensubstanz verabreicht. Die natürlichen Surfactantpräparationen liegen in flüssiger Form vor. Bei den synthetischen Präparaten erfolgt die Herstellung der Suspension aus Trockensubstanz und Lösungsmittel durch den Anwender selbst. In Zukunft werden lyophilisierte modifizierte natürliche Surfactantpräparate die Herstellung von Suspensionen mit unterschiedlichen Phospholipidkonzentrationen erlauben.

⚠ Auf Haltbarkeitsdatum und Lagerungshinweise ist streng zu achten, da sonst durch die Akkumulation von Lysophosphatidylcholin (Lysolezithin) mit einem Wirksamkeitsverlust zu rechnen ist. Vor der Applikation empfiehlt es sich, das Surfactantpräparat durch langsames Schwenken zu durchmischen und mindestens auf Raumtemperatur zu erwärmen. ein heftiges Schütteln mit nachfolgender Blasenbildung erschwert eine exakte Dosierung und ist ebenso wie eine Überwärmung > 37 °C (Aktivitätsverlust, Viskositätsänderung) zu vermeiden! Falls möglich sollte ein endotracheales Absaugen zumindest in den ersten 6 h nach Surfactanttherapie unterlassen werden.

Bolusapplikation

In der Mehrzahl der Studien wurde nach Dekonnektion der Patienten vom Beatmungsgerät Surfactant mittels einer feinen, markierten Magensonde über den Tubus intratracheal als Bolus appliziert. Je nach Herstellerempfehlung erfolgt die Surfactantapplikation dabei als Einzelgabe bzw. in zwei oder sogar vier getrennten Portionen. Die Kinder werden unmittelbar bei der Applikation oder im Anschluß an die Bolusinjektion in unterschiedliche Positionen gelagert, um eine homogene Verteilung des Surfactants zu erreichen. Sinn und Effektivität dieser Umlagerung während oder nach der Surfactantapplikation werden aber angezweifelt, da trotz dieses aufwendigen, für das Kind belastenden Applikationsmodus eine ungleichmäßige Verteilung des Surfactants häufiger als bisher angenommen vorkommt [4, 35]. Eine klinische Untersuchung, in der Survanta® in unterschiedlichen Modi angewandt wurde, zeigte keine relevanten Unterschiede hinsichtlich der Wirksamkeit und der Komplikationsrate [42].

Nach der Applikation bevorzugen viele Anwender für einige Minuten eine manuelle Ventilation mittels eines Beatmungsbeutels unter Kontrolle der Thoraxexkursionen, um eine gute Verteilung des applizierten Surfactants zu erreichen. Bei Neugeborenen scheint der Verlust des positiv endexspiratorischen Druckes (PEEP) während der Applikation bei Verwendung von natürlichen Surfactantpräparationen weniger kritisch zu sein als bei Patienten mit einem ARDS oder bei Verwendung von synthetischen Surfactants. In diesen Fällen kann es allein durch die Dekonnektion vom Beatmungsgerät zu einer kritischen Verschlechterung der Oxygenierung kommen, so daß häufig spezielle Tubuskonnektoren verwandt werden, die eine Applikation ohne Dekonnektion (d. h. ohne Verlust des PEEP) erlauben.

Surfactantinfusion

Die Gesamt-Phospholipidkonzentration der in Deutschland angewandten Surfactantpräparate schwankt zwischen 13 und 80 mg/ml (s. Tab. **2**). Die physikalischen Eigenschaften (z. B. Viskosität) und das Ausbreitungsverhalten von Surfactant scheinen u. a. durch die Konzentration beeinflußt zu werden. Welche Surfactantdosis in welchem Verteilungsvolumen als ideal zu bezeichnen ist, ist zum jetzigen Zeitpunkt noch unklar. Tierexperimentelle Untersuchungen scheinen darauf hinzuweisen, daß ein höheres Applikationsvolumen zu einer homogeneren Verteilung in der Lunge führen könnte [29].

Bei den Präparaten, die ein großes zu applizierendes Volumen (bis zu 5 ml/kg KG z.B. bei der Anwendung von Exosurf®) erfordern, empfehlen die Hersteller eine Aufteilung auf mehrere kleinere Einzeldosen oder eine kontinuierliche Verabreichung. Nach der Bolusinjektion kommt es zu einer dramatischen Besserung der Beatmungssituation und zu einer raschen Änderung der Durchblutungs- und Oxygenierungsverhältnisse. Diese akuten Veränderungen erfordern eine ebenso rasche Anpassung der maschinellen Beatmung. Da es trotz deutlicher Reduktion der Pneumothoraxrate nicht zu einer Abnahme der Inzidenz von Hirnblutungen nach Surfactanttherapie kam, wurde die Vermutung geäußert, daß die akut einsetzenden Veränderungen der Hirnoxygenierung und der Hirndurchblutung [34] das Auftreten von intrakraniellen Blutungen begünstigen könnten [19,25]. Eine langsamere Besserung der Beatmungssituation könnte demnach theoretisch durchaus Vorteile bringen. Aus diesem Konzept heraus entstand die Idee, den Wirkungseintritt durch Verteilung der Gesamtdosis auf viele kleine Einzeldosen oder durch eine kontinuierliche Surfactantinfusion zu verzögern. So findet bei der Applikation von Exosurf® ein spezieller Tubuskonnektor mit einem Seitenloch Verwendung, in das Surfactant langsam und kontinuierlich appliziert werden kann (Abb. **2**). Bei Verwendung von besonderen Tuben mit einem bis zur Tubusspitze reichenden Medikamentenkanal eröffnet sich die Möglichkeit der kontinuierlichen intratrachealen Verabreichung von Surfactant (Abb. **3**). Tierexperimentelle Untersuchungen zeigten allerdings, daß es durch die Sur-

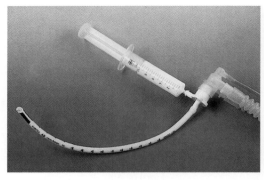

Abb. **2** Spezialtubuskonnektor („side hole") zur kontinuierlichen Verabreichung von Surfactant.

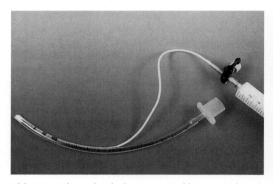

Abb. **3** Endotrachealtubus mit Medikamentenkanal, der z. B. eine kontinuierliche intratracheale Surfactantinfusion mit Applikation an der Tubusspitze ermöglicht.

factantinfusion im Vergleich zur Bolusapplikation zu einem Wirksamkeitsverlust des applizierten Surfactants kommt [33]. Eine Hauptursache hierfür scheint in einer inhomogenen Verteilung zu liegen. Die Ergebnisse laufender Untersuchungen bleiben abzuwarten.

Surfactantverneblung

Erfahrungen mit der inhalativen Verabreichung von Medikamenten im Neugeborenen- und Säuglingsalter stammen vor allem aus der Verabreichung von Bronchodilatatoren und topisch wirksamen Steroiden im Rahmen der Therapie der bronchopulmonalen Dysplasie und des Asthma bronchiale im Kindesalter. Um eine Deposition von Tröpfchen in der Lunge zu erreichen, werden theoretisch Partikelgrößen zwischen 0,5 und 5 µm benötigt [12]. Für die Surfactantverneblung werden häufig Größen ≤ 3 µm angestrebt. Entscheidend für die applizierte Dosis ist neben der Anzahlverteilung der Partikel auch die Massenverteilung des Aerosols. Am häufigsten werden Druckluftdüsenvernebler (Jet-Vernebler), vereinzelt auch Hochleistungsultraschallvernebler, die allerdings ein exaktes Teilchenspektrum aufweisen müssen, verwandt. Aufgrund des hohen Flows in den meisten Jetverneblern einerseits und des niedrigen Atemzugvolumens bei der Beatmung von Frühgeborenen andererseits gelangen allerdings mehr als 90 % des vernebelten Surfactants unverändert in das abführende Schlauchsystem des Beatmungsgerätes, ohne jemals mit den Atemwegen des Kindes in Kontakt gekommen zu sein. Mittels Meßsystemen zur Bestimmung der Oberflächenspannung (z. B. Wilhelmywaage) konnte der Nachweis erbracht werden, daß Surfactant auch nach Verneblung seine Oberflächenaktivität behält.

⚠ Obwohl in tierexperimentellen Untersuchungen [2, 26] mit markiertem Surfactant die tatsächlich in die Alveolen applizierte Dosis häufig unter 5 mg/kg KG Surfactant liegt (bei mehr als 90 % Verlust in die Abluft), zeigt sich mit dieser geringen Dosis eine erstaunlich gute Wirksamkeit, die mutmaßlich auf einer sehr gleichförmigen Verteilung beruht.

Durch technische Modifikationen (z. B. Verneblung an der Tubusspitze mit geringem Flow) scheint die Effektivität der Aerosol-Lungendeposition bis in den Bereich von ca. 30 % in naher Zukunft steigerbar zu sein.

Die inhalative Applikation von Surfactant würde theoretisch die folgenden Vorteile bringen:

- Vermeidung von akuten Veränderungen der Lungenfunktion und der Durchblutungsverhältnisse, die bei der Bolusapplikation auftreten,
- bessere Plazierung des Surfactants direkt an der Grenzfläche in den Alveolen,
- die homogene Verteilung in belüfteten Lungenarealen und
- Möglichkeit der Vermeidung der endotrachealen Intubation durch eine frühzeitige inhalative Surfactantgabe beim noch spontan atmenden Patienten.

Tierexperimentell wird geprüft, ob die Kombination einer Bolusgabe, die theoretisch zu einer Eröffnung von atelektatischen Lungenarealen füh-

ren könnte, mit einer nachfolgenden Aerosolbehandlung zu einer Verbesserung der Ergebnisse führt.

Die inhalative Verabreichung von Surfactant in den Nasenrachenraum z. B. mittels Maske, Nasen-CPAP oder Larynxmaske ist ebenfalls aufgrund der „Filterfunktion" des Nasopharynx durch eine geringe Lungendeposition gekennzeichnet. Diese Methode hat aber andererseits den Vorteil, Surfactant auch an nicht intubierte Neugeborene in einem frühen Krankheitsstadium verabreichen zu können, ohne die Risiken einer endotrachealen Intubation in Kauf nehmen zu müssen. Erste Erfahrungen in Deutschland beruhen auf der Anwendung bei 20 Frühgeborenen mit einem Geburtsgewicht zwischen 1000 und 2500 g und einem milden RDS, das sich unter Pharyngeal-CPAP nicht besserte (Multizentrische Studie an Kliniken in Köln, Münster, Lübeck, Hannover, Datteln und Osnabrück). Über einen handelsüblichen Jetvernebler wurde während eines Zeitraumes von 30–60 min 300 mg/kg KG Surfactant unmittelbar vor einem Rachentubus vernebelt. Zum Erreichen einer „bronchiolengängigen" Partikelgröße < 4 µm war hierzu ein Druck von 1,8 bar bei einem Flow von 8 l/min notwendig. In Vorversuchen war die chemische, physikalische und physiologische Stabilität des verwandten bovinen Surfactants (Alveofact®) unter diesen Bedingungen nachgewiesen worden. Schon während der Verneblung schien es zu einer deutlichen Besserung der Dyspnoe und zu einer Abnahme des Sauerstoffbedarfes zu kommen. Die endotracheale Intubation konnte bei 14 von 20 Patienten in dieser – allerdings unkontrollierten – Studie vermieden werden. Als Nebenwirkung trat eine verstärkte Sekretmenge im Rachen auf, die durch häufiges Absaugen entfernt werden mußte. Bei einigen schließlich doch endotracheal intubierten Kindern konnte der applizierte Rindersurfactant im Trachealsekret nachgewiesen werden. Die Untersuchung hat die grundsätzliche Durchführbarkeit dieser Applikationsform gezeigt. Der Effekt war jedoch klinisch relativ gering ausgeprägt. Zudem erscheint die verwandte Dosis unter ökonomischen Gesichtspunkten relativ hoch. Nach einer Modellrechnung waren von den applizierten 300 mg/kg KG nur 12 mg/kg KG in die Lunge gelangt. Mit Verbesserungen des Systems, vor allem durch eine Reduktion des Verneblerflows, dürfte sich die Effektivität deutlich anheben lassen. In Skandinavien wird zur Zeit in einem ähnlichen Patientenkollektiv die Wirksamkeit der Verneblung über ein nasales CPAP-

System in Form einer kontrollierten Studie überprüft. In dieser Untersuchung wird die Effektivität der Verneblung durch Verwendung eines Triggers erhöht, so daß die Aerosolapplikation nur während der Inspirationsphase des Patienten und nicht wie bisher kontinuierlich auch während der Ausatemphase der Kinder erfolgt.

⚠ Vor einer Anwendung der Surfactantverneblung in der klinischen Routine bleiben selbst nach Lösung der technischen Probleme noch ausgedehnte kontrollierte klinische Studien bezüglich Wirksamkeit, Verträglichkeit und Behandlungsindikation abzuwarten!

Alternative Applikationsformen

Einen interessanten Ansatz stellen erste Versuche dar, Surfactant an nicht beatmete Kinder zu verabreichen. Neben einer Applikation in den Pharynx wurde bei Pilotversuchen Surfactant mittels einer kleinen Magensonde intratracheal appliziert, oder die Kinder wurden lediglich kurzfristig zur Surfactantapplikation intubiert, um sie im weiteren Verlauf dann mit positiv kontinuierlichem Luftwegsdruck (z. B. nasalem CPAP) zu versorgen [40,41]. Eine erste kontrollierte Studie konnte zeigen, daß durch dieses Vorgehen die Zahl der Kinder, die im weiteren Verlauf beatmungspflichtig wurden, signifikant gesenkt werden konnte [40]. Gerade in Ländern, in denen keine Möglichkeit zur Beatmung Frühgeborener besteht, könnten solche Applikationsformen Bedeutung erlangen.

Die Kombination der Surfactantbehandlung mit anderen neuen Therapieformen (z. B. NO, Hochfrequenzoszillationsbeatmung [HFOV], liquid ventilation) oder der Einsatz von Surfactant zur Organprotektion bei der extrakorporalen Membranoxygenierung (ECMO) oder bei einer Lungentransplantation könnte in Zukunft Bedeutung erlangen (s. Beitrag Kachel, S. 121). Aufgrund seiner besonderen Ausbreitungseigenschaften stellt Surfactant theoretisch eine interessante Trägersubstanz ("carrier") für Medikamente oder für eine Gentherapie dar. Im Tierexperiment wurden z. B. antimikrobiell wirksame Substanzen (Antibiotika, Lysozym, Immunglobuline) topisch in hoher pulmonal wirksamer Konzentration verabreicht.

Schlußfolgerungen

– Die Surfactanttherapie stellt einen entscheidenden Fortschritt in der Behandlung des RDS Frühgeborener dar. Eine *prophylaktische* Verabreichung von Surfactant scheint, abgesehen von den extrem kleinen Frühgeborenen *unterhalb der 27. Schwangerschaftswoche,* keine Vorteile gegenüber dem therapeutischen Surfactanteinsatz zu bringen. Eine *frühe therapeutische* Surfactantbehandlung hilft gerade bei kleinen Frühgeborenen, die Folgen eines Barotraumas zu vermeiden und bringt günstigere Ergebnisse hinsichtlich des Überlebens und der Komplikationsrate. Zur optimalen Wirksamkeit der postnatalen Surfactanttherapie ist eine pränatale Lungenreifungstherapie mit Kortikosteroiden dringend erforderlich.

– Höhere Surfactantdosen (im Bereich von *100 mg/kg KG*) scheinen niedrigeren Initialdosen in der Behandlung des *schweren RDS* Frühgeborener überlegen zu sein. Bei später Behandlung oder bei Vorliegen eines durch Inhibitoren (Albumin, Fibrinogen, Mekonium etc.) bedingten „sekundären" Surfactantmangels sind vereinzelt noch höhere Surfactantdosen erforderlich (s. auch Beitrag Herting, S. 127). Die starren, im Rahmen von Studien sinnvollen, Dosierungsschemata werden zukünftig dem individuellen Verlauf des Atemnotsyndromes bei einzelnen Frühgeborenen angepaßt werden müssen. Unterschiede in der Wirksamkeit einzelner Surfactantpräparationen werden in Zukunft ebenso wie der optimale Applikationsmodus für das jeweilige Präparat im Rahmen von kontrollierten Studien zu untersuchen sein.

– Im Verlauf des RDS sind häufig mehrfache Surfactantapplikationen erforderlich. Eine *kumulative Surfactantdosis von 100 – 400 mg/kg KG* in den ersten Lebenstagen reicht in der Regel aus und führt zu keinen bisher erkennbaren Nebenwirkungen.

– Die *intratracheale Bolusinjektion* stellt für die natürlichen Surfactantpräparate zur Zeit die *einzige ausreichend erprobte Applikationstechnik* dar. Alternative Anwendungsmethoden (z. B. Infusion, Inhalation) sind in Zukunft denkbar, bedürfen jedoch zunächst noch weiterer Untersuchungen hinsichtlich ihrer Sicherheit, Wirksamkeit, der erforderlichen Dosis sowie ihrer Indikation und Nebenwirkungsrate.

Abkürzungen

a/A-Ratio	arterio-alveolärer Sauerstoffquotient
CPAP	continuous positive airway pressure
ECMO	extrakorporale Membran-oxygenierung
F_iO_2	fraction of inspiratory oxygen (Sauerstoffgehalt in der Einatemluft)
HFOV	high frequency oscillatory ventilation (Hochfrequenzbeatmung)
KG	Körpergewicht
NO	nitric oxide (Stickstoffmonotid)
RDS	respiratory distress syndrome (Atemnotsyndrom)
SEM	standard error of the mean
SP	surfactant protein

Literatur

[1] Avery, M. E., T. A. Merritt: Surfactant replacement therapy. New Engl. J. Med. 324 (1991) 910–912

[2] Bahlmann, H., B. Sun, T. Curstedt, B. Robertson: Lung compliance and gas exchange in lung-lavaged rats treated with aerosolized surfactant. Biol. Neonat. 69 (1996) 216

[3] Bevilacqua, G., H. Halliday, S. Parmigiani et al.: Randomized multicentre trial of treatment with porcine natural surfactant for moderately severe neonatal respiratory distress syndrome. J. Perinat. Med. 21 (1993) 329–340

[4] Charon, A., H. W. Taeusch, G. B. Fitzgibbon et al.: Factors associated with surfactant treatment response in infants with severe respiratory distress syndrome. Pediatrics 83 (1989) 348–354

[5] Chu, J., J. A. Clements, E. K. Cotton et al.: Neonatal pulmonary ischemia Part I: Clinical and physiological studies. Pediatrics 40 (1967) 709–782

[6] Chida, S.: A stable microbubble test for antenatal and early neonatal diagnosis of surfactant deficiency. In Robertson, B., H. W. Taeusch: Surfactant therapy for lung disease. Marcel Dekker, New York 1995 (107–120)

[7] Cummings, J. J., B. A. Holm, M. L. Hudak et al.: A controlled clinical comparison of four different surfactant preparations in surfactant-deficient preterm lambs. Am. Rev. Respir. Dis. 145 (1992) 999–1004

[8] Disse, B., E. Weller, L. Lützen et al.: Comparison between natural and artificial surfactant preparations in premature rabbit fetuses. In Lachmann, B. (ed.): Surfactant Replacement Therapy. Springer, Berlin 1988 (42–46)

[9] Durand, D. J., R. I. Clyman, M. A. Heyman et al.: Effects of a protein free synthetic surfactant on survival and pulmonary function in preterm lambs. J. Pediatr. 107 (1985) 775–780

[10] Egberts, J., J. P. de Winter, G. Sedin et al.: Comparison of prophylaxis and rescue treatment with Curosurf in neonates less than 30 weeks' gestation: a randomized trial. Pediatrics 92 (1993) 768–774

[11] Gortner, L., F. Pohlandt, P. Bartmann et al.: High-dose versus low-dose bovine surfactant treatment in very premature infants. Acta Paediat. 83 (1994) 135–141

[12] Griese, M.: Aerosolapplikation bei Asthma bronchiale im Säuglings-, Kindes- und Jugendalter. Monatsschr. Kinderheilk. 144 (1996) 302–312

[13] Grossmann, G., R. Nilsson, B. Robertson: Scanning electron microscopy of epithelial lesions induced by artificial ventilation in the immature neonatal lung; the prophylactic effect of surfactant replacement. Europ. J. Pediat. 145 (1986) 361–367

[14] Halliday, H. L., W. O. Tarnow-Mordi, D. Corcoran et al.: Multicentre randomised trial comparing high and low dose surfactant regimens for the treatment of respiratory distress syndrome (the Curosurf 4 trial). Arch. Dis. Child. 69 (1993) 276–280

[15] Halliday, H. L.: Overview of clinical trials comparing natural and synthetic surfactants. Biol. Neonat. 67 (Suppl. 1) (1995) 32–47

[16] Hallmann, M., T. A. Merritt, M. Pohjavuori et al.: Effect of surfactant substitution on lung effluent phospholipids in respiratory distress syndrome: evaluation of surfactant phospholipid turnover, pool size, and the relationship to severity of respiratory failure. Pediatr. Res. 20 (1986) 1228–1235

[17] Herting, E., Ch. P. Speer, K. Harms et al.: Factors influencing morbidity and mortality in infants with severe respiratory distress syndrome treated with a single or multiple doses of a natural porcine surfactant. Biol. Neonat. 61 (Suppl. 1) (1992) 26–30

[18] Herting, E., K. Harms, Ch. P. Speer et al.: Surfactant replacement in severe RDS: effects of perinatal acidosis on therapeutic response. In Cosmi, E. V., G. C. Di Renzo, M. M. Anceschi (eds.): The Surfactant System of the Lung. Prevention and treatment of neonatal and adult respiratory distress syndrome. MacMillan Press, London 1991 (151–155)

[19] Herting, E., O. Gefeller, Ch. P. Speer et al.: Intracerebral haemorrhages in surfactant treated neonates with severe respiratory distress syndrome: age at diagnosis, severity and risk factors. Europ. J. Pediat. 153 (1994) 842–849

[20] Herting, E., R. Tubman, H. L. Halliday et al.: Einfluß von zwei unterschiedlichen Dosierungen eines porcinen Surfactants auf den pulmonalen Gasaustausch Frühgeborener mit schwerem Atemnotsyndrom. Mschr. Kinderheilk. 141 (1993) 721–727

21 Jobe, A. H.: Techniques for administering surfactant. In Robertson, B., H. W. Taeusch: Surfactant therapy for lung disease. Marcel Dekker, New York 1995 (309–324)

22 Kari, M. A., M. Hallman, M. Eronen et al.: Prenatal dexamethasone treatment in conjunction with rescue therapy of human surfactant: a randomized placebo-controlled multicenter study. Pediatrics 93 (1994) 730–736

23 Kendig, J. W., R. H. Notter, Ch. Cox et al.: A comparison of surfactant as immediate prophylaxis and as rescue therapy in newborns of less than 30 weeks gestation. N. Engl. J. Med. 324 (1991) 865–871

24 Konishi, M., T. Fujiwara, T. Naito et al.: Surfactant replacement therapy in neonatal respiratory distress syndrome: A multicentre, randomized clinical trial: Comparison of high- versus low-dose of Surfactant TA. Eur. J. Pediatr. 147 (1988) 20–25

25 Leviton, A., L. Van Marter, K. C. K. Kuban: Respiratory distress syndrome and intracranial hemorrhage: cause or association? Inferences from surfactant clinical trials. Pediatrics 84 (1989) 915–922

26 Lewis, J. F., M. Ikegami, A. H. Jobe et al.: Aerosolized surfactant treatment of preterm lambs. J. Appl. Physiol. 70 (1991) 869–876

27 Maeta, H., D. Vidyasagar, T. N. Raju et al.: Response to bovine surfactant (Surfactant TA) in two different HMD models (lambs and baboons). Eur. J. Pediatr. 147 (1988) 162–167

28 Obladen, M., H. Segerer: Surfactant-Substitution beim sehr kleinen Frühgeborenen. Mschr. Kinderheilk. 139 (1991) 2–15

29 v. d. Bleek, J., F. B. Plötz, F. M. v. Overbeck et al.: Distribution of exogenous surfactant in rabbits with severe respiratory failure: the effect of volume. Pediatr. Res. 34 (1993) 154–158

30 Robertson, B.: Pathology and pathophysiology of neonatal surfactant deficiency ("respiratory distress syndrome", "hyaline membrane disease"). In Robertson, B., L. M. G. Van Golde, J. J. Batenburg (eds.): Pulmonary surfactant. Elsevier, Amsterdam 1984 (383–418)

31 Robillard, E., Y. Alarie, P. Dagenais-Perusse et al.: Microaerosol administration of synthetic dipalmitoyl lecithin in the respiratory distress syndrome: a preliminary report. Can. Med. Assoc. J. 90 (1964) 55–57

32 Segerer, H., P. Stevens, B. Schadow et al.: Surfactant substitution in ventilated very low birth weight infants: factors related to response types. Pediat. Res. 30 (1991) 591–596

33 Segerer, H., W. van Gelder, F. W. M. Angenent et al.: Pulmonary distribution and efficacy of exogenous surfactant in lung-lavaged rabbits are influenced by the instillation technique. Pediatr. Res. 34 (1993) 490–494

34 Skov, L., A. Bell, G. Greisen: Surfactant administration and the cerebral circulation. Biol. Neonate 61 (Suppl. 1) (1992) 31–36

35 Soll, R. F., J. D. Horbar, N. T. Griscom et al.: Radiographic findings associated with surfactant treatment. Am. J. Perinatol. 8 (1991) 114–118

36 Speer, Ch. P., B. Robertson, T. Curstedt et al.: Randomized European multicenter trial of surfactant replacement therapy for severe neonatal respiratory distress syndrome: single versus multiple doses of Curosurf. Pediatrics 89 (1992) 13–20

37 Speer, Ch. P., O. Gefeller, P. Groneck et al.: Randomized clinical trial of two treatment regimens of natural surfactant preparations in neonatal respiratory distress syndrome. Arch. Dis. Child. 72 (1995) F8–F13

38 Speer, Ch. P., H. L. Halliday: Surfactant therapy in the newborn. Curr. Paediat. 4 (1994) 5–9

39 Speer, Ch. P., K. Harms, E. Herting et al.: Early and late surfactant replacement therapy in severe respiratory distress syndrome. Lung 168 (1990) 870–876

40 Verder, H., B. Robertson, G. Greisen et al.: Surfactant therapy and nasal continuous airway pressure for newborns with respiratory distress syndrome. N. Engl. J. Med. 331 (1994) 1051–1055

41 Victorin, L. H., L. V. Deverajan, T. Curstedt, B. Robertson: Surfactant replacement in spontaneously breathing babies with hyaline membrane disease – a pilot study. Biol. Neonat. 58 (1990) 121–126

42 Zola, E. M., J. H. Gunkel, R. K. Chan et al.: Comparison of three dosing procedures for administration of bovine surfactant to neonates with respiratory distress syndrome. J. Pediatr. 122 (1993) 453–459

Veränderung von Ventilation und Atemmechanik nach Surfactantapplikation: Grundlage der Beatmungsoptimierung

R. R. Wauer, G. Schmalisch

Einleitung

Ziel dieses Beitrages ist es, einen Überblick über die Veränderungen der Ventilation und der atemmechanischen Eigenschaften des Lunge-Thorax-Systems beim neonatalen Atemnotsyndrom (nANS) nach Surfactantgabe zu geben. Diese Veränderungen müssen unbedingt bei der Beatmungsführung berücksichtigt werden, da ohne deren Kenntnis eine Optimierung der Beatmung nach Surfactantapplikation nicht möglich ist. Ausgangspunkt der Betrachtungen ist die Pathophysiologie der perinatalen Lungenfunktion, die auf den Darstellungen der Beiträge von Wauer, S. 11, und Schmalisch, S. 35, basieren.

Die postnatale Anpassung der Lungenfunktion

In den postnatal lufthaltigen Hohlräumen der Lunge befindet sich pränatal die fetale pulmonale Flüssigkeit (FPF), die von der fetalen Lunge selbst produziert wird. Der Adaptationsprozeß der Lungen vom flüssigkeits- zum lufthaltigen Organ beginnt mit dem Einsetzen der mütterlichen Wehen durch hormonell ausgelöste Funktionsänderungen der respiratorischen Epithelzellen. Die FPF-Bildung des Alveolarepithels wird gestoppt, die Rückresorption der FPF ins pulmonale Interstitium und deren Abtransport über Lymph- und Blutwege beginnt. Durch den wehenbedingten erhöhten intrauterinen Druck auf den Feten und durch thorakale Kompressionen während der vaginalen Entbindung kommt es zu einer mechanischen Auspressung von FPF.

Beginnend mit den ersten Atemzügen bildet sich die funktionelle Residualkapazität (FRC) beim reifen vaginal geborenen Kind vollständig in den ersten 2–3 h aus, beim Kaiserschnittkind dagegen erst nach ca. 5–6 h infolge der größeren Menge zu resorbierender FPF. Durch die zunehmende FPF-Clearance erhöht sich in den ersten 24 h die FRC auf 25–30 ml/kg Körpergewicht so-

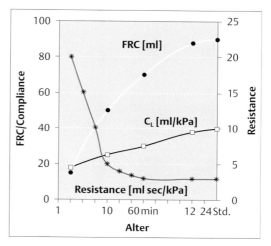

Abb. 1 Entwicklung von Compliance C_L, Resistance R und funktioneller Residualkapazität FRC eines reifen gesunden Neugeborenen (Geburtsgewicht ca. 3 kg) in den ersten 24 Lebensstunden (nach [17, 21, 22, 24, 25, 38]).

wie die pulmonale Compliance C_L auf 30–40 ml/kPa (Abb. 1). Bezogen auf das postnatale Ausgangsniveau steigen das Atemzugvolumen V_T und die alveoläre Ventilation $\dot{V}_A$ um ca. 30%, die Atemfrequenz f und der alveoläre Totraum $V_{D\text{-}alv}$ fallen ab [35]. Damit bleibt das Atemminutenvolumen $\dot{V}_E$ weitgehend konstant, wie aus den entsprechenden Berechnungen

$$\dot{V}_E = f(V_T - V_D) \text{ mit}$$
$$V_D = V_{D\text{-}anat} + V_{D\text{-}alv}$$

deutlich wird. Dabei ist $V_{D\text{-}anat}$ der anatomische Totraum und $V_{D\text{-}alv}$ der alveoläre Totraum, der infolge der Minderperfusion ventilierter Alveolen entsteht. Parallel zum Anstieg der alveolären Ventilation erhöht sich in den ersten 24 h der Sauerstoffverbrauch um 30–40% [40].

Die weitere Entwicklung und das Ausmaß der Lungenfunktionsparameter variieren in Ab-

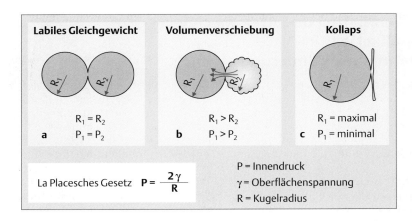

Labiles Gleichgewicht	Volumenverschiebung	Kollaps
$R_1 = R_2$	$R_1 > R_2$	R_1 = maximal
a $P_1 = P_2$	**b** $P_1 > P_2$	**c** P_1 = minimal

La Placesches Gesetz $P = \dfrac{2\gamma}{R}$

P = Innendruck
γ = Oberflächenspannung
R = Kugelradius

Abb. **2**   Vereinfachtes Lungenmodell (zwei Alveolen). Zwei kommunizierende Blasen (Alveolen) mit konstanter Oberflächenspannung γ > 0 befinden sich in einem labilen Gleichgewicht (**a**). Tritt in einer Blase eine Volumenänderung ein, so steigt nach dem La Placeschen Gesetz der Druck in der kleineren Blase, und es kommt zu einer Volumenverschiebung in Richtung der größeren (**b**), was letztendlich zum Kollaps der kleineren Blase führt (**c**).

hängigkeit von den Körpermaßen und vom Reifestadium; dabei besteht eine relativ hohe intra- und interindividuelle Variabilität (s. Beitrag Schmalisch, S. 48).

Die funktionelle Residualkapazität FRC (das ist die Luftmenge, die am Ende der Exspiration in der Lunge verbleibt und mit den Atemwegen kommuniziert) ergibt sich aus dem Kräftegleichgewicht zwischen Lunge und Thorax und besitzt zwei wesentliche Funktionen:

– die Bildung des günstigsten basalen Dehnungszustandes des Thorax-Lungen-Systems (Einstellung der optimalen Atemmittellage unmittelbar oberhalb des alveolären Eröffnungsdruckes) zur Optimierung der Atemmechanik und
– die Herstellung eines Alveolargasvolumens, das die ventilatorisch bedingten Schwankungen der Alveolargaskonzentrationen abpuffert und eine ausreichend große alveoläre Oberfläche für den Gasaustausch sichert.

Die FRC ist um so geringer und labiler, je unreifer das Frühgeborene ist, was z.B. die Untersuchung der Atemmechanik mittels Okklusionstests erschwert (s. Beitrag Schmalisch, S. 44). Dafür sind außer der morphologischen Unreife Surfactantmangel oder -funktionsstörungen verantwortlich. Entscheidend für die Lungenbelüftung und die Herausbildung der FRC ist eine schnelle Senkung der Oberflächenspannung an der alveolären Gas-Flüssigkeits-Grenzschicht durch den pulmonalen Surfactant.

In Abb. **2** ist ein einfaches Zwei-Alveolen-Modell dargestellt. Bei dieser Schematisierung werden die Kräfte vernachlässigt, die die Alveolen

selbst aufeinander ausüben. Die Kreise symbolisieren die Grenzfläche zwischen Luft und Flüssigkeit. Bei Anwendung des La Placeschen Gesetzes (s. Abb. **2**) wird die Instabilität dieses einfachen Systems deutlich. Bei konstanter Oberflächenspannung γ > 0 entleert sich die expandierte kleinere Alveole in die größere, da wegen des größeren Radius der Oberflächendruck in der größeren Alveole geringer ist. Auf die Lunge übertragen hieße das, daß bei fehlendem Surfactant die kleineren Alveolen (kleiner Radius R erfordert einen hohen Entfaltungsdruck P) am Ende der Exspiration kollabieren und Atelektasen entstehen. Der pulmonale Surfactant hat die besondere Eigenschaft, die Einflüsse der unterschiedlichen Alveolarradien auf die Oberflächenspannung auszugleichen. Wenn sich der Alveolarradius verkleinert, verringert der Surfactant die Oberflächenspannung und verhindert dadurch den Alveolarkollaps sowie über die Wechselwirkung mit den Nachbaralveolen die Entstehung von Atelektasen.

Surfactant stabilisiert das labile System Lunge.

Die Alveolen sind aber über die Atemwege mit der Atmosphäre verbunden. Damit diese offen bleiben, muß der atmosphärische Druck mit den anderen auf die Alveole einwirkenden Kräften wie Thoraxelastizität, Lungengewebselastizität und Oberflächendruck P ausbalanciert werden. Die Retraktionskraft der Lunge (Lungengewebselastizität und Oberflächenspannung) wird nach tierexperimentellen Untersuchungen am Ende der Gestationsperiode in erheblichem Maße durch die Retraktionskräfte der Oberflächenspannung beeinflußt [26]. Zusätzlich ist zu beachten, daß die Alveolen nicht isoliert in der Thoraxhöhle „hängen", sondern sich in einem engen Gewebsverbund mit allen Lungenbläschen befinden. Die Größe und Form jeder Alveole wird von der Lage und Elastizität der Nachbaralveolen mitbestimmt. Diese einfachen Überlegungen machen deutlich, daß *für einen erfolgreichen pulmonalen Gaswechsel das effektive Wirkprinzip Surfactant zur Stabilisierung des labilen Systems Lunge unbedingt erforderlich ist.*

Bei Surfactantmangel, bei entwicklungsbiologisch bzw. genetisch bedingten Surfactantfunktionsstörungen oder bei Anwesenheit von Surfactantinhibitoren im Alveolarraum bleibt die Oberflächenspannung an der Grenzfläche zwischen Luft- und Flüssigkeitsphase (Alveolarepithel) hoch. Unter diesen Bedingungen kann sich die initiale Lungenbelüftung nicht stabilisieren, und die expandierten Alveolen kollabieren am Ende der Exspiration. Die fehlende thorakale Steife (Elastizität = l/Compliance) des Früh- und Neugeborenen behindert zusätzlich die Herausbildung einer homogenen Belüftung und einer stabilen FRC, da bei der passiven Exspiration die geringe Thoraxelastizität keine ausreichende Gegenkraft zu den Retraktionskräften der Lunge darstellt (s. S. 42). Im Gegensatz zur normalen Lungenbelüftung muß das Neugeborene mit nANS bei jeder erneuten Inspiration den Eröffnungsdruck für die atelektatischen Lungenbereiche aufbringen; der notwendige transpulmonale Druck bleibt hoch. Dies führt zu einer schnellen Erschöpfung der Atemmuskulatur, sofern keine Atemunterstützung erfolgt.

In der surfactantarmen Lunge kann es bei maschineller Beatmung auch dazu kommen, daß belüftete Alveolen und terminale Bronchioli überbläht bzw. überdehnt werden. Infolge struktureller Instabilität und Surfactantmangel der distalen Atemwege können diese wie ein Ventil funktionieren. Bei der Inspiration öffnen sich die terminalen Bronchiolen, und Luft gelangt in die Alveolen, beim Ausatmen können die knorpelfreien terminalen Bronchiolen kollabieren und Luft distal „gefangensetzen" (Fangluft, trapped gas). Nicht alle Alveolen stehen somit am Ende der Exspiration in direkter Verbindung mit den Atemwegen, so daß das gesamte im Thoraxraum eingeschlossene Gasvolumen, das man im Bodyplethysmographen (FRC_{pleth})[1] messen kann, etwas höher ist als die z. B. mit dem Stickstoffauswaschverfahren bestimmbare FRC_{N2}[2]. Die Fangluftmenge[3] nimmt nicht am Gaswechsel teil und vergrößert damit den intrapulmonalen Shuntanteil (perfundiert, nicht ventiliert; $\dot{V}_A/\dot{Q} = 0$).

Lungen mit Surfactantmangel werden Alveolarbereiche aufweisen, die überbläht (diese sind eher schlecht perfundiert; $\dot{V}_A/\dot{Q} > 2$), kollabiert (diese sind eher besser perfundiert; $\dot{V}_A/\dot{Q} = 0$) oder instabil sind, Fangluft ausbilden und damit nicht oder nur teilweise am alveolären Gaswechsel teilnehmen. Außerdem ist die Flüssigkeitsresorption aus den Alveolen verzögert oder sistiert (Tab. 1). Bei Surfactantmangel ist die ausbalancierte Wechselwirkung zwischen den kommunizierenden Alveolen zusammengebrochen, und die Belüftung wird inhomogen.

Tab. 1   Surfactant-Wirkungen

1. mechanische Stabilisierung der Alveolen und terminalen Atemwege
2. homogene Lungenbelüftung
3. Schutz vor Lungenödem (Senkung der alveolären Filtration: „hält die Lunge trocken")
4. Verbesserung des Schleimtransports
5. Beteiligung an der Infektabwehr

Zusammenhang zwischen FRC und Lungendehnbarkeit

In Abb. 3 sind die Wechselwirkungen zwischen FRC und Dehnbarkeit des Thorax-Lungen-Systems unter Beatmung sehr vereinfacht dargestellt. In den drei Boxen (oben) werden drei unterschiedliche Belüftungsgrade der Lunge in Form von Blasen (Alveolen) symbolisiert, die in Größe und Anzahl je Box differieren. Die mittlere Box beschreibt eine normale Lunge mit vielen Blasen (Alveolen), die gleichmäßig verteilt und nahezu gleich groß sind. Die freien Räume zwi-

---

[1] Das FRC_{pleth} (auch thorakales Gasvolumen TGV genannt) ist die gesamte pulmonale Luftmenge, die am Ende der Exspiration in der Lunge verbleibt, unabhängig davon, ob sie mit den Luftwegen kommuniziert oder nicht.
[2] Die FRC ist die Luftmenge, die am Ende der Exspiration mit den Atemwegen kommuniziert. Sie wird mit Gasauswaschverfahren (z. B. Stickstoffauswasch FRC_{N2}) oder mit Gasverdünnungsverfahren (FRC_{He}) bestimmt.
[3] Fangluft (trapped gas, air trapping) = FRC_{pleth} − FRC.

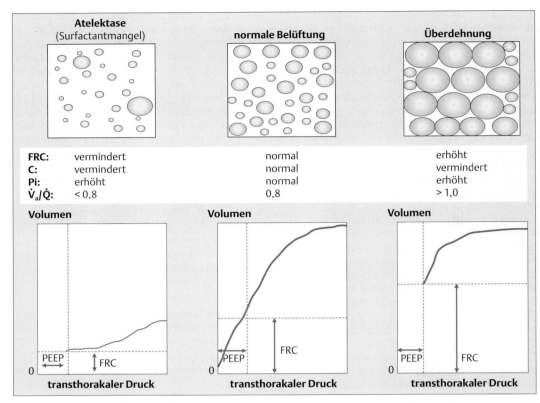

Abb. 3 Sehr vereinfachte schematische Darstellung des Zusammenhangs zwischen Lungendehnbarkeit und FRC. Ausführliche Erklärung s. Text. FRC = funktionelle Residualkapazität, C = Compliance, P_I = Inspirationsdruck, PEEP = positiver endexspiratorischer Druck, $\dot{V}_A/\dot{Q}$ = Ventilations-Perfusions-Verhältnis.

schen den Blasen gestatten einen ausreichenden Volumenzuwachs in der Inspiration. Unter dieser Box befindet sich das entsprechende Druck-Volumen-Diagramm (P-V-Diagramm) mit einem steilen Anstieg aus der Atemruhelage. Der *mittlere lineare Anteil dieser S-förmigen Kurve ist der optimale Arbeitsbereich* des Thorax-Lungen-Systems, in dem es bei geringen Druckänderungen zu hohen Volumenänderungen kommt. Ziel der konventionellen Beatmungstechnik ist es, die Atemlage innerhalb dieses Arbeitsbereiches einzustellen, gegebenenfalls durch Einsatz eines entsprechenden positiven endexspiratorischen Druckes (PEEP).

Die linke Box zeigt eine atelektatische Lunge (z. B. infolge Surfactantmangel) mit dementsprechend wenigen unterschiedlich gut belüfteten Alveolen. Die Situation entspricht – stark vereinfacht – den Bedingungen beim nANS. Das dazugehörige P-V-Diagramm verdeutlicht, daß die

wenig eröffneten bzw. überblähten Alveolen sich nicht im optimalen Arbeitsbereich befinden. Ein Volumenzuwachs gelingt erst bei einem relativ hohen Druck zur Eröffnung atelektatischer Gaswechseleinheiten (Eröffnungsdruck) bzw. zur Belüftung wenig gedehnter Alveolen. Infolge der Atelektasen ist die FRC niedrig.

Bei Betrachtung dieser Modellvorstellungen muß bedacht werden, daß die verminderte Compliance (das ist der Anstieg der P-V-Kurve) nicht nur durch den ungünstigen Arbeitspunkt des Thorax-Lungen-Systems verursacht wird. Andere Faktoren wie hohe Oberflächenspannung und ein ausgeprägtes interstitielles Ödem (infolge verzögerter Resorption und Abtransport von Lungenflüssigkeit) führen ebenfalls zur Verminderung der Compliance.

Die rechte Box stellt die überblähte Lunge mit relativ wenigen Blasen mit großen Durchmessern dar. Die zwischen den Blasen vorhandenen Räu-

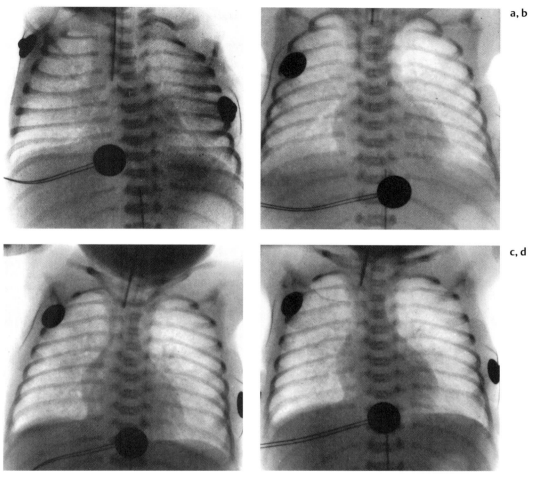

a, b

c, d

Abb. 4 Serie von Thorax-Röntgenuntersuchungen bei einem Frühgeborenen vor und nach Applikation eines natürlichen Surfactantpräparates. Die Auf- nahmen wurden vor sowie 4, 12 und 24 h nach Sur- factantgabe gemacht.

me ermöglichen nur noch einen minimalen Volu- menzuwachs. Die Atemlage befindet sich bereits im abgeflachten Teil des S-förmigen P-V-Dia- gramms: Mit hohen Druckänderungen werden nur geringe Volumenänderungen erreicht, d.h. es besteht eine niedrige Compliance. Das Tho- rax-Lungen-System befindet sich oberhalb seines optimalen Arbeitsbereiches. Solch eine Situation kann unter Beatmung entstehen, wenn sich die Oberflächenspannung, z.B. infolge endotrachea- ler Surfactantapplikation, rasch verringert. Dann kann bei dem eingestellten transpulmonalen (Beatmungs-)Druck am Ende der Exspiration eine größere Luftmenge in der belüfteten Alveole

verbleiben und die Alveolen stärker dehnen, was sich radiologisch in einer stärkeren Schwär- zung der lufthaltigen Lungenstrukturen zeigt (s. Abb. 4).

⚠ Zusammengefaßt: Die Lungendehnbarkeit C_L variiert mit Änderungen des Atemzugvolumens V_T, des PEEP-Niveaus und der funktionellen Re- sidualkapazität FRC und ist von der aktuellen Form (Verlauf) des P-V-Diagrammes abhängig.

Die methodischen Möglichkeiten, die meßtech- nischen Schwierigkeiten und die interpretatori- schen Probleme bei der bettseitigen Messung atemmechanischer Kenngrößen und der FRC beatmeter Neugeborener sind im Beitrag von Schmalisch, S. 38 ff., ausführlich beschrieben.

Änderungen der Lungenfunktion nach Applikation von Surfactant

Pulmonaler Surfactantmangel verursacht beim Atemnotsyndrom verschiedene alveoläre Belüftungszustände der terminalen Gaswechseleinheiten, deren Ausbildung sehr stark von der Zeitdauer und von der Beatmungsform des nANS abhängt:
– belüftet,
– atelektatisch (nicht belüftet),
– mit eiweißhaltiger Flüssigkeit gefüllt oder
– mit hyalinen Membranen ausgekleidet.

Beim nANS sind FRC und Compliance von Geburt an niedrig und bessern sich trotz Beatmung oder Atemunterstützung erst allmählich nach Überwindung der Krankheit (Abb. **5**) [3, 16, 19, 38, 39]. Dieser Verlauf hat sich nach Einführung der endotrachealen Surfactantapplikation dramatisch verändert. Die klinischen Auswirkungen von Surfactant auf das nANS hat man in frühe, mittelfristige und späte eingeteilt (s. auch Beitrag Gortner, S. 55).

Nach endotrachealer Applikation von Surfactant bessert sich meist die Oxygenierung. In Abhängigkeit vom aktuellen Belüftungsstatus der terminalen Gaswechseleinheiten werden sich durch den exogenen Surfactant entweder die wenig belüfteten (dystelektatischen) Alveolen besser eröffnen bzw. sich im eröffneten Zustand stabilisieren und/oder die schon belüfteten Alveolen überdehnen. Die mit eiweißhaltiger Flüssigkeit gefüllten oder mit hyalinen Membranen belegten Alveolen werden zunächst nicht belüftet werden, da exogener Surfactant dort nicht hinkommt. Weiterhin wird es Alveolen geben, in denen die applizierte Surfactantflüssigkeit den alveolären Gaswechsel zunächst behindert. Welcher Mechanismus beim menschlichen Neugeborenen für die rasche Wirkung natürlichen Surfactants verantwortlich ist, ist noch nicht bekannt.

▉ Der postnatale Krankheitsverlauf des nANS wird davon bestimmt, welche Belüftungsformen sich initial am stärksten ausgebildet haben und wie diese sich im weiteren klinischen Verlauf entwickeln (s. charakteristischer postnataler Verlauf klinischer und atemphysiologischer Kenngrößen, Beitrag Wauer, S. 16). Aber auch

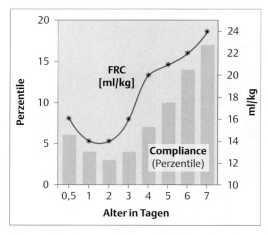

Abb. **5** Charakteristischer Verlauf der Compliance (als Perzentilwerte) und FRC (ml/kg) beim neonatalen ANS in den ersten 7 Lebenstagen ohne intratracheale Surfactantapplikation. FRC und Compliance sind von Geburt an niedrig und bessern sich trotz Beatmung oder Atemunterstützung erst allmählich nach Überwindung der Krankheit. Dieser Verlauf hat sich nach Einführung der endotrachealen Surfactantapplikation dramatisch verändert. Die FRC-Werte wurden nach Krauss [22], Bose [3] und Heaf [19], die der C_{dyn} aus eigenen Untersuchungen [38, 39] kalkuliert. Die Berechnung der C_{dyn}-Perzentilen s. Beitrag Schmalisch, S. 49.

das jeweilige Beatmungsmuster (Inspirationsdruck, PEEP, I/E-Ratio, Beatmungsfrequenz) und die Applikationsmethode des Surfactants (Bolus oder fraktionierte Gabe der Gesamtdosis, Art und Dauer der manuellen Beatmung vor, während und nach Surfactant, Einhalten eines PEEP während der Applikation) können die Belüftungsänderung der Lunge beeinflussen.

So sollte *vor, während und nach Surfactantgabe ein ausreichend hoher positiver endexspiratorischer Druck (PEEP, 3–5 cm Wassersäule)* eingestellt werden, um vor der Applikation die Alveolen offen zu halten bzw. erneut zu eröffnen (denn nur in offene Alveolen wird exogener Surfactant „fließen"). Bei Anwendung eines positiv endexspiratorischen Druckes (PEEP) vor und nach Surfactantapplikation bestand im Tierversuch nicht nur eine bessere Verteilung des Surfactants in der Lunge, eine geringe Pneumothoraxrate und eine effektive Ventilation, sondern auch ein geringeres alveoläres Proteinleck [26, 31].

Diese Zusammenhänge erklären, warum *bei Frühgeborenen mit nANS der „Response" auf die Surfactantgabe nicht einheitlich und nicht immer unmittelbar, sondern oft verzögert* eintritt [4].

Frühe Auswirkungen der Surfactantgabe auf die Lungenfunktion

In Tierversuchen wurden drei wesentliche frühe Wirkungen von endotracheal appliziertem natürlichen Surfactant auf die unreife, surfactantarme Lunge beschrieben [16, 32, 33, 35]:
1. die Verbesserung der Oxygenierung,
2. die Verbesserung der Atemmechanik und
3. die Verbesserung der Homogenität der Lungenbelüftung.

Aus den Änderungen des Verlaufes statischer Druck-Volumen-Kurven (P-V-Diagramme) vor und nach Surfactant sind die drei wichtigsten Auswirkungen auf die pulmonale Atemmechanik ablesbar ([20], Abb. **6**):
– die Senkung des alveolären Eröffnungsdruckes,
– der Anstieg des Lungenvolumens bei einem bestimmten Inspirationsdruck und
– die Stabilisierung und Vergrößerung des endexspiratorischen Lungenvolumens (d.h. FRC-Erhöhung).

Die P-V-Kurven geben keine Aussage über Änderungen der Perfusion, der $\dot{V}_A/Q$ und der Luftverteilung in der Lunge. In histologischen Lungenschnitten ist dagegen erkennbar, daß Surfactant auch die Homogenität der Lungenbelüftung verbessert, die Überdehnung der terminalen Atemwege verringert und die alveoläre Belüftung fördert [16, 20, 32, 33, 42, 43]. Ein Teil der Frühwirkungen der endotrachealen Anwendung natürlichen Surfactants ließ sich bei Frühgeborenen mit nANS durch eine Reihe klinischer, blutgasanalytischer und radiologischer Beobachtungen bestätigen (sog. frühe Surfactantwirkungen, Tab. **2**). Im Gegensatz zu den tierexperimentellen Ergebnissen erbrachten atemmechanische Untersuchungen bei Frühgeborenen mit nANS vor und nach Applikation natürlichen Surfactants unterschiedliche, von den Resultaten der Tierversuche teilweise abweichende Resultate [28].

Schon früh in der Geschichte der Surfactanttherapie wurde bekannt, daß bei Neugeborenen mit guter Reaktion auf Surfactant (Responder) sehr rasch nach Surfactantgabe im Röntgenthoraxbild ein größerer Luftgehalt der Lungen nach-

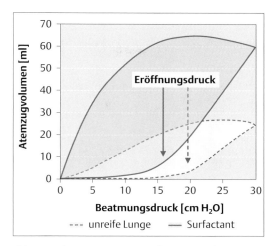

Abb. 6 Schematisierte Darstellung typischer Veränderungen der Druck-Volumen-Diagramme unreifer Lungen vor (---) und nach (–) Surfactantinstillation. Aus den Änderungen des Verlaufs statischer Druck-Volumen-Kurven (P-V-Diagramme) vor und nach Surfactant sind die Auswirkungen auf die pulmonale Atemmechanik ablesbar: Senkung des alveolären Eröffnungsdruckes und Anstieg des Lungenvolumens bei einem bestimmten Inspirationsdruck. Die Stabilisierung und Vergrößerung des endexspiratorischen Lungenvolumens (d.h. FRC-Erhöhung) ist in dieser Darstellungsform nicht erkennbar (schematisiert nach Angaben von [31]).

weisbar ist (s. Abb. **4**), was einer FRC-Erhöhung entspricht. Die mit unterschiedlichen Methoden durchgeführten kontinuierlichen und simultanen Messungen mehrerer Lungenfunktionsgrößen – Minuten bis Stunden nach Applikation eines natürlichen Surfactantpräparates erhoben – hatten die folgenden Ergebnisse (Tab. **3**) [14, 18, 28, 37, 41, 42]:
– einen – teilweise transitorischen – Anstieg der FRC um 20–330%,
– eine initiale Verminderung der Compliance mit teilweise eintretender Rückkehr zum Ausgangswert*,
– keine Änderung der Resistance und
– eine hohe interindividuelle Variation.

---

* Der Einfluß der Surfactantapplikation auf die C ist nicht einheitlich, und es werden sowohl Anstiege wie auch Abnahmen der C berichtet. In den meisten Fällen wird aber eine Verminderung nach Applikation angegeben.

Tab. **2** Objektivierung der Wirkung exogenen natürlichen Surfactants auf die Atemfunktion

Parameter	Beobachtung
Klinisch:	
– Veränderung der Hautfarbe:	Kind wird rosig
– Thoraxexkursionen:	– die Lunge wird allmählich „weicher"
	– Amplitude der inspiratorischen Thoraxexkursionen wird größer
	– Verlängerung der Exspiration bis zum Erreichen der Atemruhelage (Cave überblähter Thorax!)
– Auskultation:	Surfactantreste in den größeren Atemwegen verursachen Rasselgeräusche (= in- und exspiratorische Resistanceerhöhung!)
Blutgasanalytisch:	
– $tcpO_2$	meist rascher Anstieg um > 100 % des Ausgangswertes in wenigen Minuten post applicationem
– S_aO_2	meist rascher Anstieg innerhalb weniger Minuten p. a.
– $tcpCO_2$	allmählicher Abfall
Radiologisch:	Zeichen des gestiegenen intrapulmonalen Luftgehaltes im Thoraxröntgenbild
Atemfunktionsdiagnostisch:	
– Ventilation:	Anstieg des Atemzugvolumens V_T innerhalb von 12 – 24 h p. a.
– exspiratorischer Flow:	Mit Verlängerung der pulmonalen Zeitkonstante braucht die Lunge längere Zeit zum Erreichen des endexspiratorischen Nullflows. Kein endexspiratorischer Nullflow bedeutet inadverter PEEP
– Atemmechanik	
– Compliance:	fällt zunächst ab, Anstieg nach 12 – 24 h
– Resistance:	unbeeinflußt, in der Regel von der Tubus-Resistance abhängig, kann p. a. kurzfristig ansteigen
– FRC:	rascher, oft dauerhafter Anstieg innerhalb weniger Minuten p. a.
– Kapnographie:	Rückbildung der Zeichen intrapulmonaler Verteilungsstörungen (ausgeprägtes endexspiratorisches alveoläres CO_2-Plateau)

Tab. **3** Zusammenfassung der atemphysiologischen Auswirkungen der Applikation natürlichen Surfactants beim neonatalen Atemnotsyndrom [1, 4, 8, 11 – 14, 16, 18, 42, 43]. k. A. = keine Angaben

Parameter	Norm	vor Sur-factant	5 – 30 min p. a.	1 – 4 h p. a.	24 – 48 h p. a.	7 Tage p. a.	28 Tage p. a.	1 Jahr
V_T [ml · kg^{-1}]	6 – 7	4	4	4	ansteigend	k. A.	k. A.	k. A.
C_{dyn} [ml · kPa^{-1}/kg]	13 – 15	4	3 – 4	4	meist ansteigend	wie unbehandelte Kontrollen	wie unbehandelte Kontrollen	wie unbehandelte Kontrollen
R [kPa · s · L^{-1}]	3 – 5	10	10	10	10	wie unbehandelte Kontrollen	wie unbehandelte Kontrollen	*vermindert* gegenüber unbehandelten Kontrollen
FRC [ml · kg^{-1}]	25 – 35	10 – 15	15 – 20	15 – 20	20	25	wie unbehandelte Kontrollen	wie unbehandelte Kontrollen
aA DO$_2$	0,8 – 0,9	0,10 – 0,25	0,20 – 0,28	0,26 – 0,35	0,25 – 0,35	0,8	0,8 – 0,9	k. A.

Eine Ursache für die Diskrepanz der klinischen Beobachtungen zu den Tierversuchen ist wohl zunächst darin zu suchen, daß die Tierversuche unter Bedingungen durchgeführt wurden, die hinsichtlich der Fragestellung optimiert waren (z.B. Erzeugung homogener Schädigungsmuster, reproduzierbare Modelle der Lungenunreife). Diese Voraussetzungen bestehen in der klinischen Situation selbstverständlich nicht. Für die Beatmungsführung nach Surfactant ist von wesentlicher Bedeutung, ob die Verbesserung des Gaswechsels (Ventilations/Perfusions-Verhältnis $\dot{V}_A/\dot{Q}$, Oxygenierung p_aO_2, alveolo-arterielle Sauerstoffdifferenz Aa DO_2) durch eine FRC-Erhöhung

– infolge einer Eröffnung atelektatischer Gaswechseleinheiten („recruitment") oder
– allein infolge einer Stabilisierung und/oder Überblähung schon eröffneter Gaswechseleinheiten eintritt.

Eröffnung nicht lufthaltiger Gaswechseleinheiten durch endotracheal applizierten Surfactant

Für eine FRC-Erhöhung infolge Neubelüftung bisher nicht lufthaltiger Gaswechseleinheiten (recruitment) nach endotrachealer Surfactantapplikation sprechen zunächst die Ergebnisse der oben dargestellten Tierversuche, die eindeutig eine Verminderung von Atelektasen und eine homogenere Lungenbelüftung belegen. Folgende klinische Beobachtungen stützen die Annahme, daß sich auch beim nANS Gaswechseleinheiten nach Surfactant rasch eröffnen:

– der Anstieg der sichtbaren Thoraxexkursionen (s. Tab. **2**),
– der Anstieg der Compliance bei einigen Untersuchungen [2],
– die Rückbildung der Zeichen intrapulmonaler Verteilungsstörungen im Kapnogramm (Ausbildung eines ausgeprägten endexspiratorischen alveolären CO_2-Plateaus, Abb. **7**) sowie
– die gleichbleibende Aa DCO_2 und DN_2 bei simultanem FRC- und p_aO_2-Anstieg [4].

Die Befunde aus den Gaswechseluntersuchungen werden so interpretiert, daß instabile, dystelektatische aber perfundierte Alveolen (oder terminale Bronchiolen) Fangluft bilden und damit zunächst nur sehr eingeschränkt am Gaswechsel teilnehmen ($\dot{V}_A/\dot{Q} \approx O$; s.o.). Fangluft trägt zum intrapulmonalen Shunt der Frühgeborenen mit nANS bei. Nach Surfactant stabilisieren sich diese

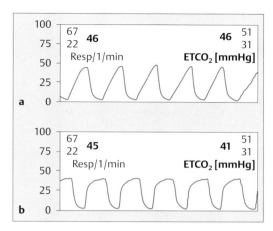

Abb. **7** Dargestellt ist das Kapnogramm eines Frühgeborenen mit einem nANS (radiologischer Grad 4) vor (**a**) und nach (**b**) der ersten Surfactantapplikation. Die Kapnogramme (**a**) bieten typische Zeichen der Verteilungsstörung: verlängerte Anstiegsphase und fehlende Ausbildung eines exspiratorischen Plateaus. Die Kapnogramme (**b**) desselben Frühgeborenen einige Minuten nach Surfactanttherapie zeigen eine deutliche Rückbildung der pulmonalen Verteilungsstörungen: steiler Anstieg der exspiratorischen CO_2-Kurve und Ausbildung eines Plateaus, das aber immer noch einen Anstieg aufweist, als Ausdruck der Persistenz pulmonaler Verteilungsstörungen.

Alveolen, und die terminalen Atemwege und die $\dot{V}_A/\dot{Q}$-Ratio normalisieren sich, d.h. die Alveolen nehmen regelrecht am Gaswechsel teil. Damit steigen die FRC_{N2} und die Oxygenierung (p_aO_2, S_aO_2, $tcpO_2$) ohne simultane Änderung der alveolo-arteriellen CO_2-Differenz Aa DCO_2 und der alveolo-arteriellen N_2-Differenz Aa DN_2 [4]. Die vor der Surfactantgabe im Kapnogramm erkennbaren Verteilungsstörungen bilden sich nach Surfactant zurück (s. Abb. **7**).

Überblähung bisher lufthaltiger Gaswechseleinheiten nach Surfactantgabe

Für die Annahme, daß die FRC-Erhöhung nach Surfactant durch eine Überblähung bereits eröffneter Gaswechseleinheiten entsteht, sprechen folgende Ergebnisse:

– der Abfall bzw. das gleichbleibende Atemzugvolumen V_T unter Beatmung [6,14,37] sowie
– kein Anstieg oder sogar eine Verschlechterung der Lungendehnbarkeit [6,8,18,27]. Die Zunahme der FRC bei gleichbleibender dyna-

mischer Compliance bedeutet eine Reduktion der spezifischen Compliance, was für eine Überblähung der Alveolen im Sinne der in Abb. **3** beschriebenen Vorgänge spricht [3, 11, 14, 15, 18, 37].

– Im gleichen Sinne ist die Verbesserung der statischen Compliance zu werten, die mit Hilfe von Okklusionsmethoden gemessen wird, wenn es durch die Einstellung eines PEEP zu einer deutlichen FRC-Vergrößerung kommt (z. B. durch Offenhalten der Alveolen bzw. alveoläres recruitment). In diesem Falle wird bei einer Exspiration in die Atmosphäre eine deutlich größere Compliance gemessen als bei Exspiration auf PEEP-Niveau [23] (s. Beitrag Schmalisch, S. 41).

– Keine Änderung der alveolären Ventilation [6],

– eine signifikante Erhöhung des Atemzugvolumens V_T und der dynamischen Compliance C_{dyn} unter Spontanatmung. Dieser Effekt trat nicht bei den Kindern ein, die nach der Surfactant-Instillation weiter beatmet werden mußten [11, 3] (s. Abb. **8**).

– Eine Verbesserung der dynamischen Compliance nach Reduktion des inspiratorischen Druckes ohne Zunahme des Beatmungsvolumens [23, 28] sowie

– eine Änderung der Form der P-V-Diagramme: Die Abflachung von P-V-Diagrammen [14, 15, 37, 43] bei Zunahme der FRC bedeutet eine Überblähung der Alveolen im Sinne der in Abb. **3** beschriebenen Vorgänge [18].

Insgesamt lassen sich diese Meßergebnisse wie folgt interpretieren (s. Abb. **9**): Die FRC erhöht sich innerhalb der ersten Stunde post applicationem, ohne daß der Anstieg der P-V-Kurve (= Compliance) zunimmt. Diese FRC-Zunahme ist durch eine Vergrößerung (Überblähung) bereits offener Alveolen erklärbar. Später, nach 12 – 24 h, tritt eine deutliche Zunahme der Kurvensteilheit (= Compliance) vor allem in der Umgebung der Atemruhelage (Bereich der höchsten Steilheit im P-V-Diagramm) ein. Diese späte Verbesserung der Compliance bei gleichbleibender FRC spricht dafür, daß zusätzliche alveoläre Bereiche eröffnet wurden (s. auch [18]). Bei zu großen Beatmungsdrücken kommt es unter diesen Bedingungen zur Überblähung der Alveolen, wobei durch den abgeflachten Verlauf der Druck-Volumen-Kurve die Gesamtcompliance drastisch abnimmt und der Einfluß des Surfactants auf die

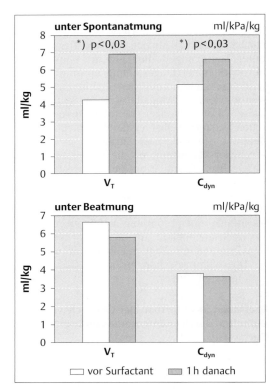

Abb. **8**   Lungenfunktionsuntersuchung (LFD) vor und nach Surfactantapplikation: Im oberen Diagramm sind das Atemzugvolumen V_T und die dynamische Compliance C_{dyn} von den Neugeborenen dargestellt, die nach Surfactantgabe extubiert wurden und bei denen V_T und C_{dyn} unter Spontanatmung bestimmt werden konnten. Im unteren Diagramm ist die LFD unter Beatmung ausgeführt worden. Es sind die Mittelwerte V_T/kg und C_{dyn}/kg Körpergewicht aufgetragen (nach [37]).

Compliance unter diesen Bedingungen nicht nachweisbar ist (s. auch Abb. **3**).

Einschätzung der Ergebnisse der Lungenfunktionsdiagnostik nach Applikation natürlichen Surfactants und Schlußfolgerungen für die Beatmungsführung

Die Belüftungsänderung der Lunge nach Surfactant wird vom alveolären Belüftungsgrad, dessen Verlauf, vom Beatmungsmuster (PEEP) vor, während und nach Surfactantgabe und von der Applikationsmethode beeinflußt. Es ist ungeklärt, ob die frühe Verbesserung des Gaswechsels nach Surfactant (Ventilations/Perfusions-

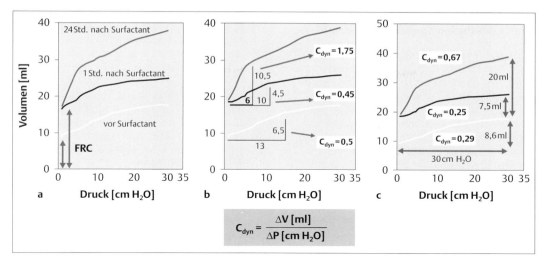

Abb. 9 Exspiratorische quasistatische Druck-Volumen-Diagramme vor, 1 h und 24 h nach Surfactantapplikation bei beatmeten relaxierten Patienten: Die FRC erhöht sich innerhalb der ersten Stunde post applicationem, ohne daß der Anstieg der P-V-Kurve (= Compliance) zunimmt (**1**). Nach 24 h tritt eine deutliche Zunahme der Kurvensteilheit (= Compliance) vor allem in der Umgebung der Atemruhelage (Bereich der höchsten Steilheit im P-V-Diagramm) ein (**2**). Diese späte Verbesserung der Compliance bei gleichbleibender FRC spricht dafür, daß zusätzliche alveoläre Bereiche eröffnet wurden. Bei zu großen Beatmungsdrücken kommt es zur Überblähung der Alveolen. Infolge des abgeflachten Verlaufes der Druck-Volumen-Kurve nimmt die Gesamtcompliance drastisch ab (**3**) (schematisiert nach Angaben von Svenningsen [37]).

Verhältnis $\dot{V}_A/Q$, Oxygenierung p_aO_2, alveolo-arterielle Sauerstoffdifferenz AaDO_2) durch eine FRC-Erhöhung infolge Eröffnung atelektatischer Gaswechseleinheiten (recruitment) oder durch eine FRC-Erhöhung allein infolge Stabilisierung und/oder Überblähung schon eröffneter Gaswechseleinheiten eintritt. Wahrscheinlich sind beide Mechanismen mit unterschiedlichen Anteilen wirksam, so daß die klinisch und labordiagnostisch faßbaren Reaktionen auf die Surfactantgabe nicht einheitlich und nicht immer unmittelbar, sondern oft verzögert eintreten.

In den meisten Fällen macht die Applikation natürlichen Surfactants die Lunge in relativ kurzer, individuell aber schwer bestimmbarer Zeit dehnbarer. Das bedeutet, daß die pulmonale Zeitkonstante $T = R \cdot C$ (R = Resistance; C = Compliance) stark ansteigt, da R nahezu unverändert bleibt, und deshalb ein längerer Zeitraum zur Entleerung der Lunge benötigt wird. Zur fast vollständigen Ausatmung benötigt die Lunge ca. das Fünffache ihrer Zeitkonstante. Um einen „inadverten PEEP" zu vermeiden, muß man deshalb die Exspirationszeit diesen Veränderungen anpassen. Eine „weichere" Lunge benötigt mehr Zeit zur Entleerung als eine steife [36].

Auf dieser Grundlage sind die Ergebnisse von Davis u. Mitarb. [11] interpretierbar (Abb. **8**). Bei Spontanatmung nach Surfactantapplikation regelt der Organismus wahrscheinlich den pulmonalen Luftgehalt so, daß sich ein günstiger Arbeitsbereich im P-V-Diagramm einstellt und eine Verbesserung der Compliance meßbar wird. Im Gegensatz dazu ist unter Beatmung die Einstellung der Atemmittellage von den Beatmungsparametern abhängig, so daß das Ausmaß der Lungenüberdehnung wahrscheinlich in einem bedeutenden Maße von der individuellen Beatmungsführung mitbestimmt wird.

Der Therapeut muß unter Nutzung der in Tab. **2** aufgeführten Kriterien und unter Kenntnis der atemmechanischen Veränderungen (Tab. **3**) abschätzen, wie viele Alveolarbereiche nach welcher Zeit der Surfactantwirkung dauerhaft unterliegen. Das setzt einerseits große Erfahrungen voraus, andererseits wäre eine Objektivierung durch kontinuierliche Erfassung und Bewertung von Atemzugvolumen, Compliance, pulmonaler Zeitkonstante, alveolärem Totraum und FRC wünschenswert und hilfreich.

Wirkungsunterschiede zwischen natürlichen und synthetischen Surfactantpräparationen

Wie unterschiedlich die natürlichen und künstlichen Surfactants in den ersten Lebensstunden auf Gaswechsel, respiratorische Compliance und FRC wirken, zeigt Tab. **4** (nach [5, 6, 7, 9]).

Die Applikation von synthetischen Surfactants bewirkt keine unmittelbaren Verbesserungen der Oxygenierung, wie das von den natürlichen Präparaten bekannt ist. Aber (4 –) 12 – 24 Lebensstunden nach Gabe eines synthetischen Surfactants verbessern sich die Oxygenierung und die dynamische Compliance signifikant [7, 8, 29].

Inwiefern synthetische Surfactantpräparate mit langsamer Entfaltung ihrer Wirkung eine bessere Steuerung der Beatmung im Vergleich zu natürlichen Präparaten erlauben, müssen weitere Untersuchungen zeigen.

Tab. **4** Vergleich der Initialwirkung von synthetischem (Exosurf®) und natürlichem Surfactant auf Gaswechsel, FRC und respiratorische Compliance C_{rs} (nach [5 – 7, 9])

Parameter	synthetischer Surfactant	natürlicher Surfactant
Oxygenierung		
– nach 30 min	0	+ + +
– nach 5 h	+	+
FRC		
– nach 30 min	0	+ +
– nach 2 h	0	+ +
– nach 6 h	+	+
dynamische Compliance		
– nach 30 min	–	(–)
– nach 2 h	(–)	0

0   = keine Änderung
+   = Anstieg
–   = Abnahme
(–) = keine eindeutige Reaktion

Mittelfristige Wirkung der postnatalen Surfactanttherapie auf die Lungenfunktion (2. bis 7. Lebenstag)

Viele Ergebnisse der atemfunktionsdiagnostischen Untersuchungen nach Surfactantgabe sprechen dafür, daß bei Respondern jenseits der ersten 24 h post applicationem eine progrediente Eröffnung bisher nicht belüfteter Gaswechseleinheiten eintritt, was sich in einer Erhöhung des Atemzugvolumens, der Lungendehnbarkeit und in einer FRC-Stabilisierung niederschlägt. Der Gaswechsel verbessert sich eher als die Compliance [13], andererseits besteht eine gute positive Korrelation zwischen dem Anstieg der Compliance und Aa DO_2 [28]. Nach Surfactanttherapie besteht ein nichtlinearer Zusammenhang zwischen steigendem positiv endexspiratorischen Druck und FRC-Zunahme – wahrscheinlich durch alveoläres recruitment [10]. Deshalb sollte bei der Beatmungsreduktion die *PEEP-Verminderung sehr vorsichtig* erfolgen, um die alveoläre Stabilisierung nicht zu gefährden.

Späte Wirkung der postnatalen Surfactanttherapie auf die Lungenfunktion (1. Lebenswoche bis 1. Lebensjahr)

Jenseits der ersten Lebenswoche sind bei den Parametern der Lungenfunktion keine signifikanten Unterschiede zwischen Patienten mit und ohne Surfactantbehandlung beschrieben worden (s. Tab. **3**). Bei Nachuntersuchungen am Ende des 1. Lebensjahres bestanden bei Wachstumsparametern, bei der Inzidenz respiratorischer Erkrankungen und beim Theophyllin- oder Diuretika-Bedarf keine signifikanten Unterschiede zwischen der Surfactanttherapie- und der Kontrollgruppe. Dagegen fanden sich bei den Kindern der Surfactantgruppe 1. eine signifikant geringere pulmonale Resistance und 2. ein verminderter Atemwegswiderstand bei forcierter passiver Exspiration auf FRC-Niveau, aber 3. kein Unterschied bei der dynamischen Compliance der Lunge [1] (s. auch Beitrag Veelken u. Rebien, S. 117 ff.).

Zusammenfassung und Schlußfolgerungen

🚩 Unmittelbar nach Applikation von natürlichen Surfactantpräparaten tritt bei den meisten Frühgeborenen mit nANS eine FRC-Erhöhung ein, deren Dauer und Ausmaß individuell sehr unterschiedlich ist. Bei synthetischem Surfactant ist ein solcher Effekt nach einigen Stunden nachweisbar.
Die FRC-Erhöhung nach Surfactanttherapie beruht möglicherweise auf den beiden Mechanismen: 1. Eröffnung atelektatischer Gaswechseleinheiten oder 2. Stabilisierung und/oder Überblähung schon eröffneter Gaswechseleinheiten.

Welcher Mechanismus überwiegt, kann klinisch gegenwärtig nicht erfaßt werden. Die heute verfügbaren lungenfunktionsdiagnostischen Verfahren bringen hier (noch?) keine ausreichend sichere Aussage bei vernünftigem Personal-, Kosten- und Zeitaufwand.

Die bei der Behandlung mit natürlichen Surfactantpräparaten immer wieder beobachtete Diskrepanz zwischen rascher FRC-Erhöhung einerseits und sehr verzögert einsetzender Compliance-Verbesserung andererseits wird heute überwiegend dadurch erklärt, daß sich unmittelbar nach Surfactantgabe nur die schon eröffneten Alveolen erweitern. Erst später (> 12 h?) gehen individuell sehr unterschiedlich allmählich auch die atelektatischen Bezirke auf (recruitment), wodurch die Compliance steigt. Es bestehen jedoch auch Hinweise darauf, daß ein recruitment schon deutlich früher an der FRC-Erhöhung beteiligt sein könnte.

Ausmaß und Richtung dieser atemmechanischen Veränderungen sind im Einzelfall nicht vorhersagbar und sicher vom Grad der alveolären Belüftung zum Zeitpunkt der Surfactanttherapie abhängig, der auch vom Beatmungsmodus (*PEEP, 3 – 5 cm Wassersäule*) und von der Applikationstechnik abhängt.

Die gegenwärtig kommerziell angebotenen kontinuierlichen und diskontinuierlichen Meßverfahren für die Bestimmung der ventilatorischen Parameter Atemzugvolumen V_T, Atemminutenvolumen $\dot{V}_E$, der Fluß-Volumen-Diagramme und Druck-Volumen-Diagramme, der dynamischen Compliance C sowie wahrscheinlich auch die Kapnografie im Hauptstrom sind durchaus sinnvoll zur Entscheidungsfindung bei der Beatmungsführung einzusetzen. Da ein kommerzielles und praktikables Verfahren zur Messung der funktionellen Residualkapazität FRC zur Zeit noch fehlt und die Nutzung der Atemfunktionsdiagnostik Zeit und detaillierteres Wissen voraussetzt, wurden aus den vorliegenden Literaturberichten die folgenden Vorschläge zur empirischen Beatmungsführung hergeleitet. Sie sind letztendlich im „Trial-and-error-Verfahren" anzuwenden:

1. Man senkt zunächst unter kontinuierlicher Kontrolle des $tcpCO_2$, $tcpO_2$ bzw. S_aO_2 den F_IO_2 in 0,05-Schritten so, daß Normoxämie erreicht und gehalten wird.

2. Zur Vermeidung eines „inadverten PEEP" infolge Veränderung der Atemmechanik wird die I:E-Ratio verlängert. Bei einer I:E-Ratio von 1 : 1 sollte zunächst die Exspirationszeit schrittweise so eingestellt werden, daß eine I:E-Ratio von 1 : 2 bis 1 : 3 erreicht wird. Mit kontinuierlicher Flowmessung am Tubus sollte auf Nachweis des endexspiratorischen Nullflows geachtet werden. Nur dann, wenn am Ende der Exspiration kein Fluß am Tubuskonnektor registriert werden kann, wird sicher kein „inadverter PEEP" aufgebaut.

3. Danach wird versucht, einer möglichen Lungenüberblähung entgegenzuwirken. Diagnostisch hilfreich dafür sind die Beobachtung des endexspiratorischen thorakalen Dehnungszustandes, das Thorax-Röntgenbild und die oben genannten Verfahren der Lungenfunktionsdiagnostik unter Beatmung. Der Inspirationsdruck wird zunächst unter Beibehaltung des PEEP-Niveaus vorsichtig in Schritten von 1 mbar (1 cm H_2O; 0,1 kPa) reduziert. Jede Änderung erfordert eine ausreichende Beobachtungszeit (mindestens 30 min), um sicherzugehen, daß die Lunge unter den neuen Bedingungen im steady state bleibt. Vorsicht! Mit einer zu forcierten Senkung kann der alveoläre Eröffnungsdruck unterschritten werden, so daß sich Atelektasen ausbilden können.

4. Zuletzt erst sollte der PEEP gesenkt werden, da eine zu frühe PEEP-Reduktion den Prozeß der allmählichen Öffnung von bisher atelektatischen Alveolen unterbrechen könnte bzw. eröffnete Alveolen wieder luftleer werden könnten und sich der Einstrom von proteinhaltiger Flüssigkeit in die Gaswechseleinheiten erhöhen könnte.

5. Die beste Methode zur Vermeidung eines Barotraumas ist die Spontanatmung.

Abkürzungen

nANS	neonatales Atemnotsyndrom
$\dot{V}_A$	alveoläre Ventilation
$\dot{V}_E$	Atemminutenvolumen
$\dot{V}_A/\dot{Q}$-Ratio	Ventilations/Perfusions-Verhältnis
T	pulmonale Zeitkonstante
Aa DO_2	alveolo-arterieller Sauerstoff-Druckgradient
alv	alveolär
anat	anatomisch
BPD	bronchopulmonale Dysplasie
C_{dyn}	dynamische Compliance

C_L	pulmonale Compliance (Lungendehnbarkeit)
C_{rs}	respiratorische Compliance
f	Atemfrequenz
FPF	fetale pulmonale Flüssigkeit
FRC	funktionelle Residualkapazität
FRC_{N2}	mit dem Stickstoffauswaschverfahren gemessene FRC
FRC_{pleth}	im Bodyplethysmographen gemessene FRC
GWE	Gaswechseleinheiten
LFD	Lungenfunktionsdiagnostik
MAP	Atemwegsmitteldruck
N_2	Stickstoff
OFS	Oberflächenspannung
P-V-Diagramm	Druck-Volumen-Diagramm
p. a.	post applicationem
p_aO_2/F_IO_2	Oxygenierungsindex
PEEP	positiver endexspiratorischer Druck
P_I	inspiratorischer Spitzendruck
PIE	pulmonales interstitielles Emphysem
pleth	bodyplethysmographisch
$\dot{Q}$	Perfusion
R	Resistance
SSW	Schwangerschaftswochen
V_D	Totraum
V_{D-alv}	alveolärer Totraum
V_{D-anat}	anatomischer Totraum
V_T	Atemzugvolumen

Literatur

[1] Abbasi, S., V. K. Bhutani, J. S. Gerdes: Long term pulmonary consequences of RDS in preterm infants treated with exogenous surfactant. J. Pediat. 122 (1993) 446–452

[2] Baraldi, E., A. Pettenazzo, M. Fillipone, G. P. Magagnin, O. S. Sala, F. Zacchello: Effect of surfactant therapy on respiratory mechanics in preterm infants: Early versus late treatment. Abstracts ERS Meeting, Wien 29. 8.– 3. 9. 92. Europ. J. resp. Dis. 5 (suppl. 15) (1992) 103 s, P0314

[3] Bose, C., B. Wood, G. Bose, D. Donion, M. Friedman: Pulmonary function following positive pressure ventilation initiated immediately after birth in infants with respiratory distress syndrome. Pediat. Pulmonol. 9 (1990) 214–250

[4] Bowen, W., C. R. Martin, A. N. Krauss, P. A. M. Auld: Ventilation-perfusion relationship in preterm infants after surfactant treatment. Pediat. Pulmonol. 18 (1994) 155–162

[5] Choukroun, M. L., B. Llanas, H. Apere et al.: Pulmonary mechanics in ventilated preterm infants with respiratory distress syndrome after exogenous surfactant administration: a comparison between two surfactant preparations. Pediat. Pulmonol. 18 (1994) 273–278

[6] Cotton, R. B., T. Olsson, A. B. Law et al.: The physiologic effects of surfactant treatment on gas exchange in newborn premature infants with hyaline membrane disease. Pediat. Res. 43 (1993) 495–501

[7] Cotton, R. B., A. B. Law, R. A. Parker et al.: Differential effects of synthetic and bovine surfactants on lung volume and oxygenation in premature infants with RDS. Pediat. Res. 31 (1992) 304 A, 1812

[8] Couser, R. J., B. Ferrara, J. Ebert et al.: Effects of exogenous surfactant therapy on dynamic compliance during mechanical breathing in preterm infants with hyaline membrane disease. J. Pediat. 116 (1990) 119–121

[9] Cummings, J. J., B. A. Holm, M. L. Hudak et al.: Controlled clinical comparison of four different surfactant preparations in surfactant-deficient preterm lambs. Amer. Rev. resp. Dis. 145 (1992) 999–1004

[10] da Silva, W. J., S. Abbasi, G. Pereira, V. K. Bhutani: Role of positive end-exspiratory pressure changes on functional residual capacity in surfactant treated preterm infants. Pediat. Pulmonol. 18 (1994) 89–92

[11] Davis, J. M., K. Veness-Meehan, R. H. Notter et al.: Changes in pulmonary mechanics after administration of surfactant to infants with respiratory distress syndrome. New Engl. J. Med. 319 (1988) 476–479

[12] Dinger, J.: Persönliche Mitteilung

[13] Dreizzen, E., M. Migdal, J. P. Praud et al.: Passive total respiratory system compliance and gas exchange in newborns with hyaline membrane disease. Pediat. Pulmonol. 6 (1989) 2–7

[14] Edberg, K. E., B. Ekstrom-Jodal, M. Hallman et al.: Immediate effects on lung function of instilled human surfactant in mechanically ventilated newborn infants with IRDS. Acta paediat. scand. 79 (1990) 750–755

[15] Fisher, J. B., M. C. Mammel, J. M. Coleman et al.: Identifying lung overdistension during mechanical ventilation by using volume-pressure loops. Pediat. Pulmonol. 5 (1988) 10–14

[16] Fujiwara, T.: Surfactant replacement in neonatal RDS. In Robertson, B., L. M. G. Van Golde, J. J. Batenburg (eds.): Pulmonary surfactant. Elsevier Science, Amsterdam 1988 (pp. 480–503)

[17] Gebeulle, F., P. Karlberg, G. Koch et al.: La'ration du poumon chez le nouveau-né. Biol. Neonat. 1 (1959) 169–210

[18] Goldsmith, L. S., J. S. Greenspan, S. D. Rubenstein et al.: Immediate improvement in lung volume after exogenous surfactant: alveolar recruitment versus increased distension. J. Pediat. 119 (1991) 421–428

[19] Heaf, D. P., J. Belik, A. R. Spitzer et al.: Changes in pulmonary function during the diuretic phase of RDS. J. Pediat. 101 (1982) 103–107

[20] Jobe, A. H.: Surfactant function and metabolism. In Boynton, B. R., W. A. Carlo, A. H. Jobe (eds.): New therapy for neonatal respiratory failure. Cambridge University Press (1994) 16–35

[21] Karlberg, P., R. B. Cherry, F. E. Escardo, G. Koch: Respiratory studies in newborn infants. II. Pulmonary ventilation and mechanics of breathing in the first few minutes of life, including the onset of respiration. Acta paediat. 51 (1962) 121–136

[22] Krauss, A. N., P. A. M. Auld: Measurement of functional residual capacity in distress neonates by helium rebreathing. J. Pediat. 77 (1970) 228–232

[23] Kelly, E., H. Bryan, F. Possmayer et al.: Compliance of the respiratory system in newborn infants pre- and post surfactant replacement therapy. Pediat. Pulmonol. 15 (1993) 225–230

[24] Lachmann, B., R. R. Wauer, H. Lagercrantz, B. Jonson: Atemmechanische Analyse in der Neonatalperiode. Ergebn. exp. Medizin 37 (1980) 410–419

[25] Lachmann, B.: Neonatal pulmonary mechanics during spontaneous ventilation. In Scarpelli, E. M., E. V. Cosmi (eds.): Review in perinatal medicine. Raven Press, N. Y. 1981 (pp. 381–419)

[26] Merrit, T. A., A. Kheiter, C. G. Cochrane: Positive end-expiratory pressure during KL4 Surfactant instillation enhances intrapulmonary distribution in a simian model of RDS. Pediat. Res. 38 (1995) 211–217

[27] Mirro, R., Sh. Karanth, Sh. F. Shareef, S. J. England: Pulmonary mechanics before and after each dose of exogenous surfactant. Pediat. Res. 31 (1992) 317 A, 1886

[28] Mosca, F., S. Pugliese, M. R. Colnaghi et al.: Further studies on lung mechanics after surfactant replacement in VLBW infants: analysis of 4 different techniques for compliance estimation. Developmental Physiopathology and Clinics 3 (1992) 251–267

[29] Pfenninger, J., C. Aebi, D. Wagner et al.: Lung mechanics and gas exchange in ventilated preterm infants during treatment of hyaline membrane disease with multiple doses of artificial surfactant (Exosurf). Pediat. Pulmonol. 14 (1992) 10–15

[30] Richardson, P., C. L. Bose, J. R. Carlstrom: The functional residual capacity of infants with respiratory distress syndrome. Acta paediat. scand. 75 (1986) 267–271

[31] Rider, E. D., A. H. Jobe, M. Ikegami, Bo Sun: Different ventilation strategies alter surfactant responses in preterm rabbits. J. appl. Physiol. 73 (1992) 2089–2096

[32] Robertson, B.: Overview of surfactant replacement therapy. In Clinch, H., T. Matthews (eds.): Perinatal medicine. MTP Press, Lancaster 1985 (pp. 285–292)

[33] Robertson, B., B. Lachmann: Experimental evaluation of surfactant for replacement therapy. Exp. Lung Res. 14 (1988) 279–310

[34] Rüfer, R.: Mechanical development of fetal lung. In Wichert, P. v. (ed.): Clinical importance of surfactant defects. Karger, Basel 1981 (pp. 41–48)

[35] Sandberg, K., K. E. Edberg, W. Benton, A. Silberberg, M. Sladek, H. W. Sundell: Surfactant improves gas mixing and alveolar ventilation in preterm lambs. Pediat. Res. 30 (1991) 181–189

[36] Schmalisch, G., R. R. Wauer: Die grundlegenden atemmechanischen Vorgänge bei der druckbegrenzten Beatmung von Neugeborenen. Kinderärztl. Prax. 58 (1990) 653–661

[37] Svenningsen, N. W., L. Björklund, C. Vilstrup, O. Werner: Lung mechanics (FRC and static pressure-volume diagram) after endotracheal surfactant instillation: preliminary observations. Biol. Neonat. 61 (1992) (suppl 1) 44–47

[38] Wauer, R. R., G. Schmalisch: Respiratory analysis in normal and pathological newborn babies. In Vignali, M., E. V. Cosmi, M. Luerti (eds.): Diagnosis and treatment of fetal lung immaturity. Masson Italia Editori, Milano 1986 (pp. 32–40)

[39] Wauer, R. R., G. Schmalisch: Analysis of respiratory function in RDS: Methodical fundamentals and clinical applications. In Wauer, R. R. (ed.): Hyaline-Membrane-Disease: Surfactant and its pharmacological influence. Volk u. Gesundheit, Berlin 1987 (pp. 102–115)

[40] Wauer, R. R.: Moderne Aspekte der fetalen und neonatalen Lungenreifung. Z. klin. Med. 45 (1990) 1223–1228

[41] Wilke, T., G. Schmalisch, R. R. Wauer: Bestimmung der funktionellen Residualkapazität bei beatmeten Neugeborenen mittels Stickstoff-Auswaschverfahren. Z. klin. Med. 47 (1992) 133–136

[42] Vilstrup, C. T., L. J. Björklund, A. Larsson, O. Werner: Functional residual capacity and ventilation homogeneity in mechanical ventilated small neonates. J. appl. Physiol. 73 (1992) 276–283

[43] Vilstrup, C. T., L. J. Björklund, O. Werner, A. Larsson: Lung volumes and pressure-volume relations of the respiratory system in small ventilated neonates with severe RDS. Pediat. Res. 39 (1996) 127–133

Optimierung der Surfactantanwendung in der klinischen Praxis

G. Jorch

Besonderheiten der Surfactanttherapie

Im Gegensatz zu vielen anderen Medikamenten erfordert die Surfactantanwendung hinsichtlich der Applikationstechnik, Beatmungsführung und des Kreislaufmanagements spezielle Kenntnisse und Erfahrungen, um zu optimalen Ergebnissen zu kommen und Komplikationen zu vermeiden. So sind sowohl Therapieversagen (Non-Responder) als auch akute Komplikationen (Lungenüberblähungen, Blutdruckschwankungen) durch Fehler bei der Indikationsstellung, der Applikationstechnik, der Beatmungsführung und dem Kreislaufmanagement möglich. Verständlicherweise lassen sich diese Aspekte im Rahmen kontrollierter klinischer Studien aus methodischen Gründen nur teilweise untersuchen, so daß die nachfolgend dargestellten Hinweise zum Teil auf kleineren Beobachtungsstudien, Einzelfallberichten und persönlichen Mitteilungen beruhen.

Klinische Beurteilung des Akuteffektes

Der Akuteffekt nach Surfactantgabe wird gewöhnlich an der Verbesserung der Oxygenierung gemessen. Dazu sind die inspiratorische Sauerstoffkonzentration (F_IO_2), der arterio-alveoläre Sauerstoff-Quotient (a/A pO_2), die alveolo-arterielle Sauerstoffdifferenz (A-a pO_2), der Oxygenierungsindex (OI) oder der Quotient aus p_aO_2 und F_IO_2 (p_aO_2/F_IO_2) geeignet. Für die Berechnung dieser Indizes ist die Messung des Sauerstoffanteils in der Einatemluft und des arteriellen pO_2 erforderlich. Die Tab. 1 zeigt die Größenordnung der verschiedenen Indizes für die gesunde Lunge und für unterschiedliche Schweregrade eines Atemnotsyndroms.

Tab. 1 Gebräuchliche Indizes für die Oxygenierung. Ihre Größenordnung bei den verschiedenen Graden einer Oxygenierungsstörung

Oxygenierungsstörung	F_IO_2	a/A pO_2	Aa DO_2	OI	p_aO_2/F_IO_2
gesunde Lunge	0,21	0,90	15 mmHg	1,0	450 mmHg
leichtes RDS	0,30	0,45	120 mmHg	2,5	300 mmHg
mittelschweres RDS	0,60	0,25	300 mmHg	15,0	150 mmHg
schweres RDS	0,90	0,10	600 mmHg	30,0	75 mmHg

F_IO_2:   Volumenanteil („Fraktion") des Sauerstoffs in der Einatemluft. Dimensionslose Größe. Die alternative Angabe in % ist im internationalen Schrifttum nicht üblich (z. B. 0,30 entspricht „30 %").

Aa DO_2:   Differenz zwischen dem alveolären (p_AO_2) und arteriellen (p_aO_2) Sauerstoffdruck. Synonyma: p_AO_2-p_aO_2, A-a-pO_2, p(A-a)O_2. Einheit: mmHg = torr. Berechnung des p_AO_2: F_IO_2 mal (Luftdruck plus Beatmungsmitteldruck minus Wasserdampfdruck) minus (p_aCO_2 dividiert durch respiratorischen Quotienten), also z. B. 670 mmHg bei F_IO_2 = 1,0, Luftdruck = 760 mmHg, Beatmungsmitteldruck = 17 mmHg, Wasserdampfdruck = 47 mmHg, p_aCO_2 = 48 mmHg, respiratorischer Quotient = 0,8.

a/A pO_2:   Arterio-alveolärer Sauerstoffdruckquotient. Quotient aus p_aO_2 und p_AO_2. Synonyma: p_aO_2/p_AO_2, p_a/p_AO_2. Dimensionslose Größe.

OI: Oxygenierungsindex. Maß für die Oxygenierung unter Berücksichtigung des Beatmungsdrucks. Dimensionslose Größe. Berechnung: Beatmungsmitteldruck (in mmHg!) mal F_IO_2 mal 100 dividiert durch p_aO_2.

p_aO_2/F_IO_2:   Quotient aus arteriellem Sauerstoffdruck und inspiratorischer Sauerstoffkonzentration. Einheit: mmHg.

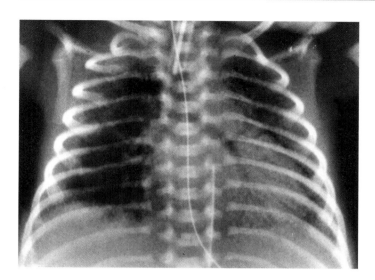

Abb.**1**　Röntgenthorax nach Surfactantapplikation: Typ-I-Reaktion mit zentral betonter Aufhellung der Lungenfelder.

Beim IRDS führt die intratracheale Bolusgabe von natürlichem Surfactant (Alveofact®, Survanta®, Curosurf®) in einer Dosierung von 30–200 mg/kg KG zu einer binnen 30 s einsetzenden Verbesserung der Oxygenierung [6]. Diese Verbesserung erreicht nach ca. 5 min, spätestens aber nach 30 min, ein vorläufiges Plateau, welches mindestens 8 h, im günstigen Fall andauernd, erhalten bleibt. Beim schweren IRDS kann der F_IO_2 im günstigen Fall somit innerhalb weniger Minuten auf 0,3 gesenkt werden. Das radiologische Korrelat dieser Oxygenierungsverbesserung ist eine zentral betonte Aufhellung der Lungenfelder (Abb.**1**).

Unter der früher üblichen Therapie (konventionelle Beatmung ohne Surfactant) dauerte es mehrere Tage, bis die komplikationsträchtige Beatmung mit hohem Sauerstoffgehalt und hohem Druck auf dieses Niveau reduziert werden konnte. Bei „künstlichen" Surfactantpräparaten (Lipidgemische ohne Protein; z.B. Exosurf®) tritt der Effekt schneller als unter ausschließlicher Beatmung, jedoch langsamer als nach natürlichem Surfactant ein [13].

Während also zusammengefaßt eine F_IO_2-Senkung auf 0,3 bei natürlichem Surfactant schon am 1. Lebenstag möglich ist, wird dieses Niveau bei proteinfreiem Surfactant etwa nach 2 Tagen und ohne Surfactantgabe erst nach etwa 5 Tagen erreicht.

Bedeutung des Akuteffektes

Es besteht Anlaß zu der Annahme, daß der positive Effekt der Surfactanttherapie auf das letztendliche Behandlungsergebnis (Zahl der Beatmungstage, Pneumothoraxrate, Häufigkeit einer bronchopulmonalen Dysplasie, Überlebensrate) auf dem verminderten Beatmungsaufwand (F_IO_2, Druck, Intubation) beruht [17]. Unter diesem Aspekt hat die Rate der Kinder, die nach Surfactantgabe keinen positiven Akuteffekt zeigen (Non-Responder) eine Bedeutung für die Bewertung des Therapieerfolges. Die meisten Publikationen über klinische Surfactantstudien demonstrieren Mittelwerte und Streumaße für einen Oxygenierungparameter. Die Rate der Non-Responder geht nur insofern ein, als die Mittelwerte beeinflußt werden. Es ist aber wichtig, darauf hinzuweisen, daß bei jeder Behandlungsserie Non-Responder vorkommen.

Ursachen eines fehlenden Akuteffektes

Mögliche Ursachen sind Applikationsfehler, Begleiterkrankungen, inadäquate Begleittherapie und andere Grunderkrankungen (Tab.**2**).

Applikationsfehler

Unter den Applikationsfehlern ist der falsche Applikationsort (optimal: distale Trachea) am häufigsten. Proximale Applikation (in den Tubus) führt zu Wirkungsreduktion, da ein Dosisanteil

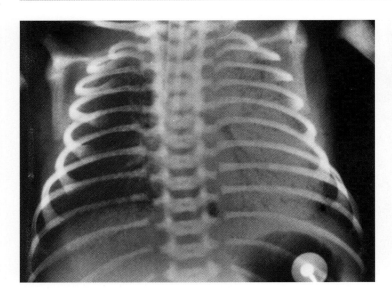

Abb. **2a**   Röntgenthorax nach
Surfactantgabe: Typ-II-Reaktion
mit inhomogener Surfactantwirkung. In diesem Falle war
ein zu tief liegender Tubus die
Ursache.

Tab. 2   Mögliche Gründe für Mißerfolg der Surfactanttherapie (Non-Responder)

Applikationsfehler
– Dosis zu niedrig
– Charge mit Aktivitätsverlust
– Applikationsort falsch
– Verlegung der Bronchien

Begleiterkrankungen
– Ductus arteriosus
– Kreislaufschock
– PFC-Syndrom
– Lungenödem

Inadäquate Begleittherapie
– Beatmungsführung
– Kreislaufmanagement

Andere Grunderkrankung
– Pneumonie
– Mekoniumaspirationssyndrom
– ARDS
– Lungenhypoplasie

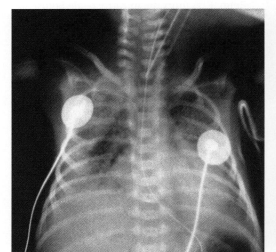

Abb. **2b**   Röntgenthorax nach Surfactantgabe: Typ-II-
Reaktion. Versehentliche Gabe von nur 30 mg/kg KG
Alveofact®.

nicht in die Alveolen gelangt. Zu tiefe Applikationen (meist in den rechten Hauptbronchus)
können zu inhomogener Surfactantverteilung
(Abb. 2a) mit der Gefahr lokaler Überblähungen
führen. Bei Tuben mit dünnem Kaliber und gro-
ßem Tubusleck kann ein Teil der Dosis in den
Rachen hineingeblasen werden und dadurch ver-
lorengehen.

Bei falscher Tubuslage sind fehlerhafte Applikationen vorgegeben. Schon aus diesem Grunde
ist eine Röntgenthoraxaufnahme vor Applikation sinnvoll und die Surfactantgabe unmittelbar nach der Geburt – evtl. unter Notfallbedin-
gungen im Kreißsaal – nachteilig. Bei zu später
Applikation (jenseits der 2. Lebensstunde) hingegen besteht neben dem Nachteil der dann
schon erfolgten Lungenschädigung durch Baro-

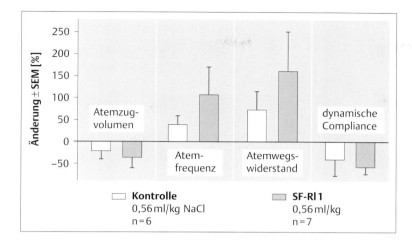

Abb. **3** Resistanceerhöhung im Meerschweinchenmodell durch Surfactant im Vergleich zu NaCl-Lösung (Meßdaten: Weller, Fa. Thomae/Biberach).

trauma die Gefahr der inhomogenen Surfactantverteilung durch Sekretverlegung einzelner Bronchien.

Die maximal wirksame Dosis ist individuell unterschiedlich. So kann die bei 35 % der Patienten mit IRDS ausreichende Dosis von 50 mg/kg KG Alveofact® bei anderen Patienten zu gering sein [7] (Abb. **2 b**). Nicht unerwähnt bleiben soll auch der mögliche Wirkungsverlust insbesondere natürlicher Surfactantpräparate durch Unterbrechung der Kühlkette, zu lange Lagerung, mechanische Belastung (Schütteln) und Kontamination (bei angebrochenen Ampullen).

Begleiterkrankungen

Begleiterkrankungen können den Surfactanteffekt schmälern bzw. zunichte machen. Ein anatomisch offener Ductus arteriosus kann bei Besserung der Lungenfunktion mit Abfall des Lungengefäßwiderstandes wirksam werden und diese sekundär wieder verschlechtern. Dieser Effekt tritt insbesondere bei relativer Hypervolämie auf, die erst nach Absenkung des Beatmungsmitteldrucks wirksam wird. Eine kurzfristige Flüssigkeitsreduktion bzw. die einmalige Gabe eines Diuretikums kann hier sinnvoll sein. Der gleiche Mechanismus besteht beim Lungenödem anderer Genese.

Beim PFC-Syndrom ohne begleitenden Surfactantmangel kann die Surfactanttherapie selbstverständlich nicht wirksam sein. Bei normaler Lungencompliance kann sich die Lungenfunktion wegen der vorübergehenden Resistanceerhöhung durch die mit der Surfactanttherapie verbundene intrabronchiale Volumengabe sogar verschlechtern (Abb. **3**). Auch im Kreislaufschock ist die Lungenperfusion vermindert, so daß eine Verbesserung der Compliance und der Gasaustauschfläche nicht zu der gewünschten Verbesserung der Oxygenierung führen.

Begleittherapie

Die Beatmungsführung nach Surfactantgabe muß der Veränderung der Lungenfunktion zeitlich folgen (Abb. **4**). Dabei ist die rasche Reduktion des F_IO_2 entsprechend den transkutanen Sauerstoffwerten unproblematisch. Auch die Überwindung des initialen Resistanceanstieges durch kurzfristiges Anheben des inspiratorischen Spitzendrucks für etwa eine halbe Minute entsprechend den Thoraxexkursionen dürfte dem erfahrenen Neonatologen leicht möglich sein. Schwieriger ist es, den Zeitpunkt und das Ausmaß der Compliance-Verbesserung zu erkennen und darauf mit angemessenem (weder zu starkem noch zu geringem) Absenken des Beatmungsmitteldrucks (PIP gefolgt vom PEEP) zu reagieren.

Eigentlich wäre für eine Optimierung dieses Schrittes die Kenntnis der funktionellen Residualkapazität notwendig, die jedoch in der klinischen Routine nicht gemessen werden kann. Ersatzweise können Röntgenthoraxaufnahmen ca. 1 h nach Surfactantgabe hilfreich sein, um das Ausmaß der Lungenblähung abzuschätzen. Außerdem weist eine positive PEEP-Probe (Einsinken des Thorax unmittelbar nach probeweiser

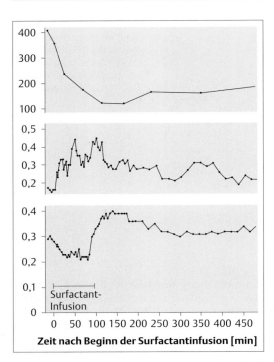

Zeit nach Beginn der Surfactantinfusion [min]

Abb. **4** Verlauf von p_aO_2/p_AO_2 (dimensionslos, oben), Resistance (mbar/ml/s, Mitte) und statischer Compliance (ml/mbar, unten) nach Infusion von 100 mg/ kg KG Alveofact® (Meßdaten: Hentschel und Volbracht/Münster).

PEEP-Reduktion) auf eine übermäßige endexspiratorische Lungenblähung hin. In solchen Fällen führt eine PEEP-Erhöhung zu einer deutlichen Verringerung der Thoraxexkursionen und zum Anstieg des pCO_2 trotz damit verbundener PIP-Erhöhung. Im Schnitt sollte man in der Lage sein, bei gutem Ansprechen auf die Surfactanttherapie (F_IO_2-Reduktion auf 0,4 oder weniger) etwa 1 h nach Surfactantgabe den PEEP um 1 mbar und den PIP um 2–4 mbar zu senken [8].

Immer richtig ist eine relativ lange Ausatemzeit von etwa 1 s (bei einer Frequenz von 45/min), da die Verbindung von Resistanceerhöhung nach Surfactantgabe und Complianceverbesserung die pulmonale Zeitkonstante als Maß für die Ausatemzeit verlängert.

Zusammenfassend empfiehlt es sich, die Beatmungsparameter in folgender Reihenfolge zu reduzieren:

$$F_IO_2 > \text{Frequenz} > PIP > PEEP$$

Das Kreislaufmanagement unter Surfactanttherapie muß berücksichtigen, daß Änderungen der Lungenblähung den venösen Rückstrom beeinflussen. Außerdem kann bei Hyperkapnie der Blutdruck ansteigen bzw. bei Hypokapnie abfallen. Da der pulmonale Gefäßwiderstand sensibel auf pO_2-Schwankungen reagiert („Flip-flop-Phänomen"), können über diesen Mechanismus auch die Shunts über das Foramen ovale und den Ductus arteriosus beeinflußt werden. Schon deshalb sollten Schwankungen der Blutgase vermieden werden.

Der Systemkreislauf sollte vorzugsweise über eine Optimierung des intravasalen Volumens (Humanalbumin) gesteuert werden. Da leider derzeit die Messung des intravasalen Volumens durch Routineverfahren nicht möglich ist, verwenden wir zur semiquantitativen Abschätzung die sonographischen Kaliber der Vena cava (Soll: 40–60% der Aorta) [10].

Grunderkrankung

Die Grunderkrankung ist mitentscheidend für die Responder-Rate. Man muß sich vergegenwärtigen, daß eine Reihe von neonatalen Lungenerkrankungen – zumindestens zum optimalen Therapiezeitpunkt in den ersten Lebensstunden – mit klinischen und radiologischen Mitteln nicht sicher von einem reinen Surfactantmangel-IRDS unterschieden werden können. Auch kann ein IRDS durch eine weitere Lungenerkrankung überlagert sein. Wir haben in einer multizentrischen klinischen Studie 424 Neugeborene mit schwerer Ateminsuffizienz verschiedener Genese behandelt und folgende Non-Responder-Raten gefunden [5].

– IRDS < 34 SSW   10%
– RDS ≥ 34 SSW   20%
– Verdacht auf konnatale Infektion   20%
– Mekoniumaspirationssyndrom   60%
– Lungenhypoplasie   80%
– Extrapulmonale Oxygenierungs-
  störung   100%

Die Patienten wurden jeweils der Diagnose zugeordnet, die für die bestehende Oxygenierungsstörung für am bedeutsamsten gehalten wurde. So erklärt sich die immerhin 20%ige Responder-Rate bei Lungenhypoplasie wohl dadurch, daß bei diesen Patienten gleichzeitig ein Surfactantmangel bestand.

Interpretationsbedürftig ist auch die geringere Responder-Rate beim RDS ≥ 34 SSW. Sie ist wohl dadurch bedingt, daß hier bei einem Teil der Patienten sekundäre Surfactantmangelzustände nach Asphyxie eine Rolle spielen, die weniger erfolgreich therapiert werden können.

Surfactant und Hirnblutungen

Häufigkeit

Die Häufigkeit intrakranieller Blutungen bei Frühgeborenen < 32 SSW ist im letzten Jahrzehnt von 50 auf 25% gesunken. Bei schwerem IRDS liegt sie in dieser Gruppe jedoch weiter bei 50% [3]. Seit längerem ist bekannt, daß die meisten Risikofaktoren für eine Hirnblutung (Hyperkapnie, Hypoxämie, arterielle Hypotonie, Pneumothorax) mit dem Schweregrad der Ateminsuffizienz korrelieren [14]. Deshalb bestand bei Einführung der Surfactanttherapie die Erwartung, auch die Häufigkeit zerebraler Komplikationen günstig beeinflussen zu können. Dieses ist jedoch bei metaanalytischer Betrachtung der vorliegenden klinischen Studien nicht eingetreten [1]. Eine größere multizentrische Studie wurde sogar abgebrochen, weil im Surfactantkollektiv die Hirnblutungsrate erhöht war [11].

Pathophysiologie

Welche pathophysiologischen Verknüpfungen zwischen dem Surfactanteffekt und dem Entstehen einer Hirnblutung sind überhaupt theoretisch denkbar? Nach derzeitiger Vorstellung sind Hirnblutungen auf eine inadäquate Durchblutung (Hypo- oder Hyperperfusion) des unreifen subependymalen Keimlagers zurückzuführen [15]. Die Hirndurchblutung wiederum kann durch eine Vielzahl von Faktoren beeinflußt werden, die ihrerseits eine Abhängigkeit von der Lungenfunktion zeigen (pCO_2, pO_2, Blutdruck, venöser Rückstrom, PDA-Shunt) [9].

Die Akuteffekte einer intratrachealen Surfactant-Bolus-Injektion auf die dopplersonographisch erfaßbare Blutströmung in Hirnarterien wurden von einigen Arbeitsgruppen untersucht [4,12,16]. Dabei kam es zu widersprüchlichen Ergebnissen. Diese erklären sich aus der Ausgangssituation, dem gewählten Patientengut und dem Applikationsmodus. Bei latenter Hypovolämie (hochgradige Unreife, Relaxierung) und rascher Verbesserung der Lungenfunktion kann es offensichtlich zu einer Minderung der Hirnperfusion im Rahmen eines allgemeinen Blutdruckabfalles kommen. Bei wenig sedierten Patienten und/

oder kurzfristigem Resistanceanstieg sind eher Durchblutungsspitzen im Rahmen eines Blutdruck- und pCO_2-Anstiegs möglich.

Konsequenzen für das Vorgehen bei Surfactantgabe

Alle diese Effekte können jedoch bei sorgfältigem Beatmungs- und Kreislaufmanagement unter Kenntnis der pathophysiologischen Zusammenhänge und kontinuierlicher Messung der Blutgase und des Blutdruckes weitgehend vermieden werden. Somit entscheidet wahrscheinlich die Begleittherapie darüber, ob die Surfactanttherapie zu einer Senkung der Hirnblutungsrate führen wird.

Radiologische Veränderungen nach Surfactantgabe

Stellenwert des Röntgenthorax

Mangels anderer klinischer Routinemethoden kommt dem Röntgenthorax auch heute noch eine große Bedeutung für die Beurteilung der Lunge zu. Gerade auch unter dem Gesichtspunkt der Strahlenbelastung muß betont werden, daß eine Beatmungsoptimierung durch häufigere Röntgenthoraxaufnahmen in den ersten Lebenstagen letztendlich die Gesamtstrahlenbelastung senkt, wenn eine Langzeitbeatmung mit der dann zwangsläufig hohen Zahl von Aufnahmen vermieden werden kann.

Reaktionstypen nach Surfactantgabe

Nach den Ergebnissen einer eigenen Studie (1 – 4 × 50 mg/kg KG Alveofact® bei Frühgeborenen < 34 SSW unter Beatmung mit F_IO_2 > 0,5) mit Auswertung von 130 Verläufen lassen sich vier verschiedene Reaktionstypen nach Surfactantgabe definieren [2].

– **Typ I:** Zentral betonte homogene Aufhellung (s. Abb. **1**).
  Mit 36% am häufigsten. Hohe Responder-Rate: Die Hälfte der Patienten benötigte nur eine Dosis (50 mg/kg KG Alveofact®) und atmete spätestens nach 4 Wochen spontan. 94% überlebten. Auffallend niedrige Hirnblutungsrate von 15%.
– **Typ II:** Inhomogene Surfactantwirkung (s. Abb. **2 a** u. **b**).
  Mit 35% fast ebenso häufig. Ursache möglicherweise einseitige Applikation oder rela-

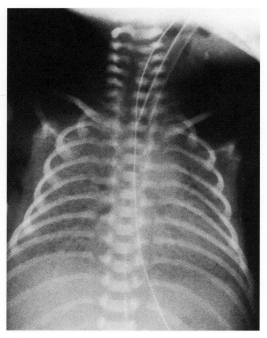

Abb. **5** Röntgenthorax nach Surfactantgabe: Typ-III-Reaktion mit fast fehlender Aufhellung der Lungenfelder.

tive Unterdosierung. 72% dieser Patienten benötigten bei hohem initialen Sauerstoffbedarf (Median 84%) mehr als eine Dosis. Darunter waren die Responder-Rate und der weitere Beatmungsverlauf dann gut. 91% überlebten.

– **Typ III:** Kaum erkennbare Aufhellung der Lungenfelder (Abb. **5**).
Mit 10% selten. Niedrige Responder-Rate. Trotzdem niedrigere Beatmungsdauer. Initialer Röntgenthorax-Befund relativ gut (RDS-Grad III oder IV seltener). Offensichtlich steht der Surfactantmangel nicht im Vordergrund der Pathogenese. 77% überlebten, da höhere Mortalität an extrapulmonalen Komplikationen.

– **Typ IV:** Interstitielles Emphysem (Abb. **6**).
Immerhin 19% der Fälle! Patienten besonders unreif mit hohem initialen Sauerstoffbedarf (Median 83%). Beatmung mit zu hohem Druck oder zu kurzer Ausatemzeit? Geringe Responder-Rate, häufige Mehrfachapplikation, lange Beatmungsdauer. Hohe Hirnblutungsrate von 29%. Nur 46% überlebten.

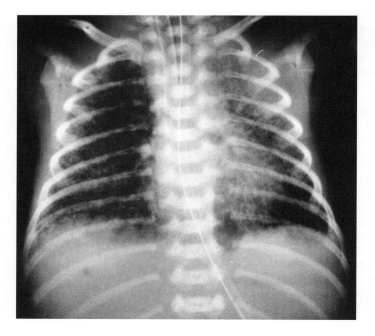

Abb. **6** Röntgenthorax nach Surfactantgabe: Typ-IV-Reaktion mit interstitiellem Emphysem.

Entwöhnung vom Respirator nach erfolgreicher Surfactanttherapie

Bedeutung

Bei frühzeitiger Extubation nach erfolgreicher Surfactantgabe werden die Vorteile dieser kausalen Therapieform optimal ausgenutzt. Nosokomiale Pneumonien können weitgehend vermieden werden. Tubus- und Beatmungskomplikationen (Tubusobstruktion, Trachealstenose, akzidentelle Extubation, Absaugverletzungen, Überblähungen) entfallen. Die Verbesserung des venösen Rückflusses stabilisiert den Kreislauf. Auf mittlere Sicht ist der Behandlungsaufwand geringer und somit die Behandlung ökonomischer. Wenn der optimale Extubationszeitpunkt (innerhalb der ersten Lebenswoche) verpaßt wird, kann es sein, daß der positive Akuteffekt der Surfactanttherapie durch sekundäre Komplikationen zunichte gemacht wird.

Voraussetzungen für die Entwöhnung vom Respirator

Die exogene Surfactantsubstitution gleicht den endogenen Surfactantmangel für eine gewisse Zeit aus. Andere Störungen der Lungenfunktion (hoher Wassergehalt, strukturelle Unreife, Bronchialobstruktionen, entzündliche Reaktionen, Atelektasen) werden nicht beseitigt. Aber nicht nur die Lungenfunktion, sondern auch eine ausreichende Kraft der Atemmuskulatur, freie Passage der oberen Atemwege und intakte Atemregulation sind für eine ausreichende Spontanatmung wichtig.

Therapeutische Konsequenzen

Vor Extubation sollte eine positive Flüssigkeitsbilanz vermieden werden. Gegebenenfalls kann eine einmalige Diuretikagabe (Lasix 1 mg/kg KG i.v.) sinnvoll sein. Der Wassergehalt der Lunge, aber auch vermutlich ihre strukturelle Reife, kann durch Gabe von Decadron® (Dexamethason, $2 \times 0,25$ mg/kg KG/d initial, danach schrittweise Reduktion über 14 Tage) günstig beeinflußt werden. Wir setzen dieses Medikament gelegentlich schon in der 2. Lebenswoche ein.

Bei Bedarf muß vor der Extubation eine Bronchialtoilette erfolgen und durch Gabe von Sekretolytika (Fluimucil® 3×30 mg/kg KG/d) und gute Anfeuchtung des Atemgases eine Sekretverhaltung verhindert werden. Atelektasen werden durch Extubation unter Blähdruck vermieden. Selbstverständlich ist eine antibiotische Therapie bei hämatologischen, klinischen oder radiologischen Entzündungszeichen.

In den ersten Stunden nach Extubation sollte der Magen nicht durch allzu forcierten Nahrungsaufbau überfüllt werden, da dann Apnoen, Reflux, Aspiration und Verminderung der funktionellen Residualkapazität durch Hochdrängen der Zwerchfelle drohen. Insbesondere auf freie Nasenatmung muß geachtet werden und diese evtl. durch isotone NaCl-Lösung als Nasentropfen aufrechterhalten werden.

Die Rachen-CPAP umgeht mögliche nasale Resistanceerhöhungen durch Schleimhautschwellung nach nasotrachealer Intubation. Diese Methode ist gleichzeitig ein hochwirksames Mittel gegen zentrale und obstruktive Apnoen. Aber auch Theophyllin $2 \times 1,5$ mg/kg KG/d und Coffein $1 \times 2,5$ mg/kg KG/d werden häufig nötig. Allgemeine Voraussetzungen für einen guten Allgemeinzustand des Frühgeborenen sind Thermoneutralität, ausreichende Energiezufuhr (> 100 kcal/kg KG/d) und „minimal handling". Sedativa, Morphinderivate und Relaxanzien dürfen während der letzten Tage vor der Extubation nicht gegeben werden. Eine katecholaminpflichtige Kreislaufinsuffizienz stellt eine Kontraindikation zur Extubation dar.

Die schrittweise Reduktion der Beatmungsparameter vor der Extubation („Weaning") folgt folgendem Schema: Zunächst werden entsprechend den Blutgasen der F_IO_2 auf 0,30, der PIP auf 16 mbar und der PEEP auf 2 mbar reduziert. Erst dann folgt die Reduktion der IMV-Frequenz auf 10/min. Aus dieser Einstellung kann das Kind dann extubiert und – je nach Einschätzung – zunächst mit Rachen-CPAP versorgt werden.

Schlußbemerkung

Die Surfactanttherapie bietet die Option einer Verminderung der Mortalität und pulmonalen Morbidität beatmungspflichtiger Frühgeborener. Um diese auszuschöpfen, ist eine Anpassung und Optimierung sowohl der Beatmungs- als auch der Begleittherapie notwendig. Surfactant macht die Behandlung schwerkranker Frühgeborener nicht einfacher, verbessert aber eindeutig die Chancen unserer kleinsten Mitbürger.

Literatur

[1] Berry, D. D.: Neonatology in the 1990's: Surfactant replacement therapy becomes a reality. Clin. Pediat. 30 (1991) 167 – 172

[2] Bick, U., C. Müller-Leisse, J. Tröger, G. Jorch, N. Roos, J. Meyer zum Wendischhoff, U. Flothmann, W. Kachel, P. Lemburg, O. Linderkamp, H. Hörnchen, C. Pörksen, H. Schröder, F. Staudt, A. Sychlowy, G. Wiese, R. Galaske: Therapeutic use of surfactant in neonatal respiratory distress syndrome. Correlation between pulmonary x-ray changes and clinical data. Pediat. Radiol. 22 (1992) 169 – 173

[3] Collaborative European Multicenter Study Group: Surfactant replacement for severe neonatal respiratory distress syndrome: an international randomized clinical trial. Pediatrics 82 (1988) 683 – 691

[4] Cowan, F., A. Whitelaw, D. Wertheim, M. Silverman: Cerebral blood flow velocity changes after rapid administration of surfactant. Arch. Dis. Childh. 66 (1991) 1105 – 1109

[5] Ebbecke, K., G. Jorch: Surfactanttherapie bei schwerer neonataler Ateminsuffizienz. I. Surfactanttherapie bei 264 Frühgeborenen < 34 SSW mit IRDS unter besonderer Berücksichtigung der „Nonresponder". Klin. Pediat. 205 (1993) 71 – 75

[6] Gortner, L.: Die Behandlung des Atemnotsyndroms Frühgeborener mit pulmonalem Surfactant. Klin. Pädiat. 201 (1989) 417 – 424

[7] Gortner, L., U. Bernsau, H. H. Hellwege, G. Hieronimi, G. Jorch, H. L. Reiter: A multicenter randomized controlled clinical trial of bovine surfactant for prevention of respiratory distress syndrome. Lung Suppl. (1990) 864 – 869

[8] Gortner, L., P. Bartmann, U. Bernsau, H. H. Hellwege, G. Hieronimi, G. Jorch, H. L. Reiter, H. Versmold: Die Wirkung eines bovinen Surfactant bei Frühgeborenen mit Atemnotsyndrom. Z. Geburtsh. u. Perinat. 196 (1992) 159 – 164

[9] Greisen, G., W. Trojaborg: Cerebral blood flow, $paCO_2$ changes, and visual evoked potentials in mechanically ventilated, preterm infants. Acta Paediat. Scand. 76 (1987) 394 – 400

[10] Hentschel, R., G. Rabe, G. Jorch: Sonographische Beurteilung der V. cava inferior als Ersatz für die ZVD-Messung bei Frühgeborenen. Mschr. Kinderheilk. 137 (1989) 563

[11] Horbar, J. D., R. F. Soll, H. Schachinger, G. Kewitz, H. T. Versmold, W. Lindner, G. Duc, D. Mieth, O. Linderkamp, E. P. Zilow, P. Lemburg, V. von Loewenich, M. Brand, I. Minoli, G. Moro, K. P. Riegel, R. Roos, L. Weiss, J. F. Lucey: A european multicenter randomized controlled trial of a single dose surfactant therapy for idiopathic respiratory distress syndrome. Europ. J. Pediat. 149 (1990) 416 – 423

[12] Jorch, G., H. Rabe, M. Garbe, E. Michel, L. Gortner: Acute and protracted effects of intratracheal surfactant application on internal carotid flow velocity, blood pressure and carbondioxide tension in very low birth weight infants. Europ. J. Pediat. 148 (1989) 770 – 773

[13] Long, W., T. Thompson, H. Sundell, R. Schumacher, F. Volberg, R. Guthrie: Effects of two rescue doses of a synthetic surfactant on mortality rate and survival without bronchopulmonary dysplasia in 700 to 1350 gram infants with respiratory distress syndrome. J. Pediat. 118 (1991) 595 – 605

[14] Obladen, M., H. Segerer: Surfactantsubstitution beim sehr kleinen Frühgeborenen. Mschr. Kinderheilk. 139 (1991) 2 – 15

[15] Pryds, O.: Control of cerebral circulation in the high-risk neonate. Ann. Neurol. 30 (1991) 321 – 329

[16] Van de Bor, M., E. J. Ma, F. J. Walther: Cerebral blood flow velocity after surfactant instillation in preterm infants. J. Pediat. 118 (1991) 285 – 287

[17] Wauer, R. R., M. Rogalski, A. Schwerecke, G. Schmalisch: Prophylaxe und Therapie des neonatalen Atemnotsyndroms durch endotracheale Applikation exogenen Surfactants – eine Literaturübersicht. Z. klin. Med. 46 (1991) 985 – 992

Immunreaktionen im Rahmen der Surfactant-Substitutionstherapie

P. Bartmann

Einleitung

Der heutige Standard für die Therapie des Atemnotsyndroms besteht in einer präpartalen Steroidgabe an die Mutter und einer postnatalen endotrachealen Substitution mit einem natürlichen oder künstlichen Surfactantpräparat. Im folgenden soll zu Immunreaktionen im Rahmen einer Surfactant-Substitutionstherapie Stellung bezogen werden.

Surfactantstruktur

Der von den Typ-II-Pneumatozyten synthetisierte Surfactant stellt einen hochgradig organisierten, elektronenoptisch darstellbaren Molekülverband dar. Intrazellulär als Lamellarkörperchen gepackt, breitet sich Surfactant extrazellulär als netzförmiges tubuläres Myelin bzw. in der Hypophase als Monolayer aus. Natürlicher Surfactant, wie man ihn z. B. durch bronchoalveoläre Lavage gewinnen kann, besteht zu etwa 90 % aus einem komplexen Gemisch von Phospholipiden und Neutralfetten.

Tab. 1 faßt die Analyseergebnisse von 10 Studien zusammen. Die ganz überwiegende Fraktion in allen Spezies ist Dipalmitoylphosphatidylcholin (DPPC). Durchschnittlich etwa 10 Gewichtsprozente des Surfactants machen mindestens 4 verschiedene Surfactant-assoziierte Proteine – SP-A bis -D – (Tab. 2) aus.

Die Genstrukturen der menschlichen sowie einer ganzen Reihe tierischer Proteine sind bekannt. Die strukturellen Homologien aller bisher untersuchten Surfactant-assoziierten Proteine eines Typs aus unterschiedlichen Spezies liegen bei 65 – 80 % [21]. Bis auf SP-B sind diese Proteine einer posttranslationalen Modifikation wie Glykosilierung und Palmitoylierung unterworfen. Die Primärstrukturen und die räumliche Anordnung sind z. T. sehr ungewöhnlich. So enthalten SP-B und SP-C lange Fragmente, die ausschließlich aus aliphatischen Aminosäuren aufgebaut sind, woraus der sehr hydrophobe Charakter dieser Proteine resultiert. Die blumenstraußförmige räumliche Struktur von SP-A weist große Homologien zu der Komplementkomponente Cl_q auf. SP-D wird wie SP-A zu den kalziumabhängigen (C-Typ) Lektinen gezählt, bildet jedoch andere Oligomere als SP-A (s. Beitrag Stevens, S. 21 f.).

Phospholipidklasse	% in BAL (Kaninchen, Rind, Mensch, Schwein)	% in Lamellarkörperchen (Kaninchen, Mensch, Ratte)
Phosphatidylcholin	80,0 ± 0,9	77,4 ± 2,2
Phosphatidylethanolamin	3,7 ± 0,4	5,0 ± 0,9
Sphingomyelin	2,1 ± 0,4	1,8 ± 0,7
Phosphatidylserin		
Phosphatidylinositol	5,4 ± 1,3	4,7 ± 0,6
Phosphatidylglycerol	6,8 ± 1,4	8,9 ± 1,3
andere	2,0 ± 0,3	2,0 ± 0,5

Tab. 1 Anteil der einzelnen Phospholipidfraktionen aus 10 verschiedenen Analysen in 5 Spezies (nach Notter [29]). Surfactant wurde entweder aus zellfreien bronchoalveolären Lavagen (BAL) oder aus Lamellarkörperchen von Typ-II-Pneumozyten isoliert

Tab. **2** Eigenschaften und Struktur humaner Surfactant-assoziierter Proteine

Name	Anzahl Aminosäuren	Modifikationen	Eigenschaften
SP-A	228	glykosiliert	hydrophil
SP-B	79	–	hydrophob
SP-C	36	dipalmitoyliert	hydrophob
SP-D	318	glykosiliert	hydrophil

Surfactantpräparate

Für die endotracheale Surfactantsubstitution bieten sich mehrere, z. T. grundsätzlich verschiedene Präparate (Tab. **3**) an. Natürliche Surfactantpräparate werden entweder aus humaner Amnionflüssigkeit oder aus boviner (Homogenisat oder Lavageflüssigkeit) und porciner Lunge gewonnen. Nur der humane Surfactant enthält aufgrund des Isolierungsverfahrens sowohl die hydrophilen als auch die hydrophoben Proteine. Bedingt durch den Herstellungsprozeß enthalten die anderen Präparate weniger als ein Gewichtsprozent der hydrophoben Proteine SP-B und SP-C und keine hydrophilen Proteine SP-A und SP-D.

Bisher wurden nur proteinfreie künstliche Präparate in klinischen Studien erprobt. ALEC besteht aus einem Gemisch von DPPC und Phosphatidylglycerol, während Exosurf® neben DPPC und Hexadecanol das Detergens Tyloxapol enthält. Da humane Surfactant-assoziierte Proteine bereits genetisch hergestellt werden können, wird es in Zukunft zahlreiche Möglichkeiten der Kombination von DPPC oder Phospholipidgemischen mit rekombinanten Proteinen und Peptiden geben. Erste Versuchspräparate wie KL$_4$ [27] wurden bereits erfolgreich in Tierexperimenten eingesetzt (s. Beitrag Gortner, S. 54, 61, 63).

Im folgenden sollen beobachtete und theoretisch mögliche immunologische Reaktionen im Rahmen der Surfactant-Substitutionstherapie diskutiert werden. Dabei interessiert insbesondere die Beantwortung der Frage, ob die Anwendung xenogener Surfactantpräparate negative Auswirkungen auf die Gesundheit der behandelten menschlichen Frühgeborenen hat.

Immunkompetenz des Frühgeborenen

Die Kenntnis der Ontogenese des menschlichen Immunsystems ist eine wichtige Voraussetzung für die Abschätzung der immunologischen Reaktionsfähigkeit von Frühgeborenen mit einem Gestationsalter von 22 – 32 Schwangerschaftswochen, die eine endotracheale Surfactantsubstitution erhalten (Tab. **4**).

Eine Differenzierung von T-Lymphozyten ist bereits ab dem 2. Schwangerschaftsmonat nachweisbar. Die Gesamt-T-Zellzahl ist bei Früh- und Neugeborenen höher als bei Erwachsenen, das CD4/CD8-Verhältnis zugunsten der Helferzellen verschoben. Die mitogeninduzierte T-Zell-Proliferation und die Bildung zytotoxischer T-Zellen unterscheiden sich nicht wesentlich von der Erwachsener. B-Lymphozyten sind bereits ab der 12. Schwangerschaftswoche nachweisbar.

Ab der 15. Woche ist eine fetale IgM-Produktion nachweisbar, die während der gesamten Fetalperiode die IgG- (ab der 20. Woche) und IgA-Bildung (ab 30. Woche) übertrifft. Eine IgG-Ant-

Tab. **3**   Natürliche und künstliche Surfactantpräparate für die Therapie des Atemnotsyndroms des Frühgeborenen

Natürliche Präparate

- human: HAFS (aus Fruchtwasser, Studiengruppe San Diego und Helsinki)
- bovin: Lungenlavage: SF-RI 1 (Alveofact®)
                            Calf lung lavage (Infasurf®)
            Lungenhomogenisat: Surfactant TA (Survanta®)
- porcin: Lungenhomogenisat: Curosurf®

Künstliche Präparate

- proteinfrei: ALEC (DPPC/PG)
                Exosurf® (DPPC/Hexadecanol/Tyloxapol)
- Phospholipide oder natürlicher Surfactant und rekombinant hergestellte Proteine (SP-B, SP-B-Peptide, SP-C)
- KL$_4$-Surfactant: Peptid aus Lysin und Leucin, Phospholipide und Palmitinsäure

Tab. 4 Ontogenese der Immunantwort

T-Zellen:
Ab 12. SSW In-vitro-Stimulation mit Mitogen und Alloantigen möglich, Entwicklung antigenspezifischer zytotoxischer Reaktionen

B-Zellen:
IgM-Antikörper ab 8. – 10. SSW, danach Bildung spezifischer IgG-Antikörper, IgA ab ca. 30. SSW

Monozyten-Makrophagen, NK-Zellen:
Bezüglich der Einzelfunktionen sehr heterogenes Bild von signifikant verminderter bis äquivalenter Funktion im Vergleich zu adulten Zellen

Komplementsystem:
Alle Einzelfaktoren ab ca. 18. SSW nachweisbar. Quantitativ gegenüber Erwachsenen signifikant vermindert

Tab. 5 Zusammenfassung möglicher immunologischer Reaktionen des Frühgeborenen auf die endotracheale Surfactantsubstitution

– Antikörperbildung gegen xenogenen Surfactant – Kreuzreaktion und damit Inaktivierung des endogenen Surfactants
– Bildung von Immunkomplexen – Immunkomplexkrankheit
– Induktion von allergischen Reaktionen
– Inaktivierung der Alveolarmakrophagen durch Lipidüberladung
– Modifikation der zellulären Signalübertragung durch Phospholipidintegration in die Zellmembran immunkompetenter Zellen
– Veränderung der Bildung von Zytokinen
– Beeinflussung der pulmonalen Infektionsabwehr

wort auf die meisten Proteinantigene ist etwa ab der 24. Woche zu beobachten, während die Bildung von Antikörpern gegen bakterielle Polysaccharide erst im Kleinkindalter die Erwachsenennorm erreicht. Quantitativ ist die humorale Immunantwort im Vergleich zum Erwachsenen jedoch stark vermindert. Sämtliche Komplementfaktoren lassen sich etwa ab der 18. SSW nachweisen. Auch die meisten immunologischen Funktionen im Monozyten-Makrophagen-System und der NK-Zellen sind bereits beim frühgeborenen Kind weitgehend ausgereift.

⚠ Zusammengefaßt ist also davon auszugehen, daß extrauterin überlebensfähige Feten in vielfältigem Maß immunkompetente Lebewesen sind.

Mögliche Immunreaktionen auf Surfactantsubstitution

Die breite immunologische Reaktionsfähigkeit des Frühgeborenen erlaubt eine ganze Palette denkbarer Reaktionen auf eine endotracheale Substitution mit homologem oder xenogenem Surfactant (Tab. 5). Daten von bronchoalveolären Lavagen [35] zeigen, daß ein Verhältnis von einem Milligramm Surfactant auf $1 - 15 \cdot 10^6$ Leukozyten besteht. Die alveoläre Zellfraktion besteht bei der gesunden Lunge zu über 90 % aus Alveolarmakrophagen. Im Rahmen pulmonaler Infektionen strömt jedoch noch ein signifikanter Anteil an Lymphozyten und neutrophilen Granulozyten in den Alveolarraum ein. Auf diesem Weg findet dann ein enger Kontakt zwischen immunkompetenten Zellen und therapeutisch eingesetztem Surfactant statt.

Arbeiten von Jobe [20] und anderen zeigen, daß es bereits wenige Stunden nach der Geburt zu relevanten alveolären Proteinlecks kommt. Diese erlauben einen bidirektionalen Austausch von Proteinen. Auf der Basis dieses Mechanismus gelangt Surfactant in die Blutzirkulation und wird so dem gesamten Immunsystem des Organismus präsentiert.

⚠ Das Einbringen eines xenogenen Surfactantpräparates in die Lunge des Frühgeborenen könnte trotz großer struktureller Homologien der Surfactant-assoziierten Proteine zu einer Antikörperbildung führen. Die antigene Verwandtschaft kann dann andererseits Grundlage für eine Kreuzreaktion der Antikörper mit endogenem Surfactant sein. Dies würde zu einer Inaktivierung des Surfactant und einer Beeinträchtigung der Lungenfunktion führen. Auch die Bildung von Immunkomplexen ist denkbar. Diese könnten dann sowohl eine Autoimmunpneumonitis als auch eine Arthus-Reaktion oder eine systemische Immunkomplexkrankheit auslösen.
Insbesondere eine mehrmalige Surfactantsubstitution über die ersten beiden Lebenstage hinaus stellt de facto eine Boosterung möglicher Antikörperbildung dar. Dies könnte auch die Grundlage für die Entwicklung langfristiger allergischer Reaktionen gegen Bestandteile des Surfactants sein.

Da im Rahmen einer Surfactantsubstitution kumulativ relevante Phospholipidmengen appliziert werden, kann dies zu einer Inaktivierung der Alveolarmakrophagen durch Lipidüberladungen führen. Phospholipide sind integraler Bestandteil eukaryoter Zellmembranen. Exogene Phospholipide können zu einer Veränderung der Lipidzusammensetzung der Zellmembran führen. Wie eine Reihe von Arbeiten zeigt, können dadurch die Membranfluidität und transmembranale Signalübertragung modifiziert werden. Über diesen Mechanismus wäre eine signifikante Beeinflussung der Funktion sämtlicher immunkompetenter Zellen möglich. Dies würde nicht nur eine direkte Beeinflussung des Zytokin-Regelnetzes, sondern könnte auch einen direkten Einfluß auf die Fähigkeiten zur Infektionsabwehr der Lunge bedeuten.

Surfactantpräparate als Antigen

Um Aufschluß darüber zu erhalten, ob ein für die Therapie eingesetztes bovines Surfactantpräparat in anderen Säugetierspezies immunogen ist, haben wir [4] Kaninchen und Ratten mit SF-RI 1 (Alveofact®) in üblicher Weise in Gegenwart von komplettem Freundschen Adjuvans immunisiert und dann die humorale Immunantwort auf den heterologen Surfactant mit einem ELISA untersucht. In allen drei Tierspezies ließ sich eine Antikörperantwort nachweisen, die jedoch in ihrem quantitativen Ausmaß sehr verschieden war (Titer 1 : 1600 bis 1 : 100000). Wichtig ist gleichzeitig die Beobachtung, daß die immunisierten Tiere bis zum Ende des Beobachtungszeitraumes (7 Wochen nach der 1. Immunisierung) klinisch gesund blieben und trotz z. T. hoher Antikörpertiter keinen Anhalt für das Vorliegen einer respiratorischen Störung boten. Der therapeutische Applikationsweg des Surfactants ist die endotracheale Instillation. Wir haben deshalb Kaninchen 17 Tage lang mit Einzeldosen von 35–70 mg/kg KG endotracheal behandelt [4]. Zum Vergleich ist zu sagen, daß Surfactant beim Frühgeborenen in aller Regel nicht in einer größeren Menge als 200 mg/kg KG in 1–4 Dosen innerhalb der ersten beiden Lebenstage angewendet wird. Am 18. Tag wurde den Tieren dann Blut entnommen und wiederum auf das Vorliegen von Antikörpern gegen Surfactant untersucht. 3 von 8 Tieren wiesen zu diesem Zeitpunkt signifikante Titer auf. Es zeigt sich also, daß über den endotrachealen Weg eine Antikörperbildung prinzipiell durchaus induziert werden kann.

Auch in anderen Systemen wurden sowohl polyklonale als auch monoklonale Antikörper generiert. Die Arbeitsgruppe von Strayer entwickelte eine große Zahl monoklonaler Antikörper gegen humane, bovine und porcine Surfactantpräparate [40,41]. Durch Western-blot-Analyse und die Untersuchung der In-vitro-Aktivität von Surfactant in Gegenwart monoklonaler Antikörper mit der pulsierenden Blase konnte Strayer zeigen [40,41], daß selbst monoklonale Antikörper in vielen Fällen eine starke Kreuzreaktion mit heterologen Surfactantproteinen aufweisen. Dies führt auch dazu, daß die Oberflächenaktivität von humanem Surfactant durch monoklonale Antikörper gegen tierische Surfactantpräparate signifikant vermindert werden kann. Eine solche Reaktion hätte in vivo relevante Auswirkungen auf die Lungenfunktion.

Mehrere Arbeitsgruppen haben die Fragen endotrachealer Antikörpergabe im Tiermodell untersucht [13,14,23,24]. So führte die Gabe eines monoklonalen Antikörpers gegen porcines SP-B (der mit Kaninchen SP-B kreuzreagierte) beim Kaninchen zu einer sofortigen Abnahme der Compliance der Lunge, einer akuten inflammatorischen Reaktion und zur Bildung hyaliner Membranen [34]. Kobayashi [23] u. Mitarb. konnten zeigen, daß nur Antikörper gegen SP-B, aber nicht gegen SP-A beim unreifen Kaninchen zu einer drastischen Reduktion des Tidalvolumens (Atemzugvolumens) und zu einer Verlängerung der Oberflächenadsorptionszeit führen. Unterschiedliche Resultate wurden von Eijking [13,14] publiziert. Durch wiederholte Lavagen Surfactant-depletierte Ratten konnten ihre Lungenfunktion nicht rekonstituieren, wenn ein monoklonaler Antikörper dem endotracheal applizierten Surfactant beigefügt war [14]. Wurden die Tiere nur partiell depletiert, so hatte die anschließende Gabe verschiedener Antikörper keine Verschlechterung der Lungenfunktion zur Folge. Mit dem Antikörper M4 kam es sogar zu einer relevanten Verbesserung des Gasaustausches [13].

Die in diesem Abschnitt dargestellten Ergebnisse zeigen, daß eine Antikörperbildung gegen Surfactant nach endotrachealer Substitution auch im menschlichen Organismus durchaus möglich erscheint. Abhängig von den gewählten Untersuchungsbedingungen können diese Antikörper weitreichende Auswirkungen auf die physiologischen Surfactantfunktionen haben.

Nachweis von Antikörpern und Immunkomplexen beim Frühgeborenen

Inzwischen wurden weit über 2000 Frühgeborene auf die Entwicklung von Anti-Surfactant-Antikörpern nach endotrachealer Substitutionstherapie untersucht. Die Ergebnisse sind in Tab. **6** zusammengefaßt. Schwierigkeiten beim Vergleich der Resultate ergeben sich aufgrund der unterschiedlichen Therapieschemata und Präparate sowie der differenten Empfindlichkeit der Untersuchungsmethoden. Das Auftreten von Antikörpern kann zudem noch dadurch verschleiert werden, daß diese nicht nur in freier Form, sondern auch als Immunkomplexe [39] vorliegen können. Es ist aber heute als wahrscheinlich anzunehmen, daß zumindest bei einem kleinen Prozentsatz der Patienten Antikörper gegen Surfactant-assoziierte Proteine gebildet werden [3, 8, 10].

So konnten Bos u. Mitarb. [8] mit einer immunhistologischen Methode zeigen, daß Seren von 4 von 49 Patienten, die mit Curosurf® behandelt worden waren, an Gefrierschnitte von Schweinelungen binden. Es fand sich eine positive Färbung der Bronchialwände und der Alveozyten, in einigen Fällen auch eine geringe Kollagenfärbung. Bei 10 untersuchten Kontrollpatienten war in keinem Fall eine Serumprobe positiv.

Chida u. Mitarb. [10] untersuchten 19 Frühgeborene nach Behandlung mit Surfactant TA sowie 23 Kontrollpatienten, bei denen ein gleiches Volumen steriler Kochsalzlösung instilliert worden war. Über den Nachweis von SP-A bzw. SP-B/C sowie von IgM-Antikörpern in den Serumproben eine Woche und zwei Monate nach Therapie konnten die Autoren zeigen, daß es im Rahmen des Atemnotsyndroms offensichtlich physiologischerweise aufgrund eines alveolären Lecks zum Einstrom von Surfactant in die Zirkulation und zum vorübergehenden Nachweis von IgM-Antikörpern kommt. Da eine suffiziente Surfactantsubstitution eher zu einer Reduktion des pulmonalen Lecks führt, war die beobachtete Menge an Surfactant-assoziierten Proteinen bzw. IgM-Antikörpern im Serum in der Therapiegruppe signifikant niedriger als in der Kontrollgruppe.

Tab. **6** Zusammengefaßte Resultate zum Nachweis von Antikörpern gegen Surfactant bei Frühgeborenen mit endotrachealer Surfactant-Substitutionstherapie

Hull u. Whitsett, 1988 [18]	Kein Antikörpernachweis gegen SP-B und SP-C 7 und 28 Tage sowie 6 Monate nach Therapie mit 100 mg/kg Surfactant TA bei 358 Frühgeborenen
Bartmann u. Mitarb., 1989 [2]	Kein Antikörpernachweis bei 12 Frühgeborenen unter 30 SSW, die mit max. 12 Dosen zu 35–40 mg/kg SF-RI 1 behandelt worden waren
Bos u. Mitarb., 1990 [8]	49 Frühgeborene behandelt mit 200 mg Curosurf®. Bei 4 Patienten positive Reaktion der Serumprobe (3 Wochen und 3 Monate nach Primärbehandlung) mit Gefrierschnitten von Schweinelungen
Whitsett u. Mitarb., 1991 [47]	Kein Nachweis von Antikörpern gegen bovines SP-B und SP-C bei 404 Patienten (750–1750 g) behandelt mit 100 mg Surfactant TA und 1024 Patienten (600–1750 g) mit bis zu 4 × 100 mg Surfactant TA, Zeitpunkte 0, 1 und 4 Wochen, 6 Monate
Bartmann u. Mitarb., 1991 [3,4]	Im Rahmen von drei multizentrischen Studien wurden A: 34 Frühgeborene unter 30 SSW B: 234 Frühgeborene unter 30 SSW C: 104 Frühgeborene mit 24–29 SSW mit maximal 200 mg/kg SF-RI 1 behandelt. Antikörper konnten 2, 4 und 6 Wochen nach Primärapplikation nicht nachgewiesen werden
Bartmann u. Mitarb., 1991 [3]	257 Frühgeborene waren mit maximal 200 mg/kg SF-RI 1 behandelt worden. 12 von 257 Seren waren 4 Wochen nach Primärapplikation positiv für IgG und/oder IgM-Antikörper gegen SP-B und SP-C
Chida u. Mitarb., 1991 [10]	Positiver Antikörpernachweis bei 18 Frühgeborenen nach Behandlung mit 100 mg Surfactant TA
Survanta Multidose Study Group [43]	Keine Antikörper gegen SP-B/C in den Seren von 375 (190) Frühgeborenen im Alter von 6 (12) Monaten nach postnataler Gabe von bis zu 400 mg/kg Survanta®

Wir haben insgesamt 641 Frühgeborene untersucht, die im Rahmen von fünf verschiedenen Protokollen mit SF-RI 1 behandelt worden waren [3,4]. In der Pilotstudie hatten 12 Kinder innerhalb der ersten 16 Lebenstage bis zu 12 Dosen (zu 35 – 40 mg/kg KG) SF-RI 1 erhalten. Die maximale Dosis betrug bei einem Patienten 480 mg/kg KG. Obwohl hier im Prinzip eine klassische Boosterung durchgeführt wurde, konnten bei keinem der Kinder mit einem Reifealter von 25 – 30 SSW freie Antikörper gegen bovinen Surfactant nachgewiesen werden. Auch bei Patienten mit einer Maximaldosis von 200 mg/kg KG (in bis zu vier Einzeldosen innerhalb der ersten zwei Lebenstage) war der Antikörpernachweis negativ.

Erst in einer Studie, in der auch Patienten bis 34 SSW eingeschlossen waren, fanden sich im ELISA bei 12 von 257 Frühgeborenen 4 Wochen nach Primärapplikation Antikörper vom IgG- und/oder IgM-Typ gegen SP-B/C [3].

Das mittlere Geburtsgewicht der Kinder mit positivem Antikörpernachweis betrug 1641 g, die mittlere Schwangerschaftsdauer 31,6 Wochen. Beide Werte lagen damit über den Ausschlußkriterien der vorangegangenen Studien mit 1500 g bzw. 30 SSW. Es handelte sich um neun männliche und drei weibliche Patienten, die in 7 verschiedenen Zentren geboren und mit zwei verschiedenen SF-RI 1-Chargen behandelt worden waren. Antikörperpositive und -negative Patienten unterschieden sich nicht statistisch signifikant bezüglich mütterlicher Anamnese, pränataler Infektion, Zahl der Surfactantdosen sowie pulmonaler und extrapulmonaler Komplikationen. Tab. **7** faßt die klinischen Resultate beider Gruppen zusammen. Es zeigt sich dabei, daß die Patienten mit Antikörpernachweis tendenziell sogar etwas bessere klinische Ergebnisse aufwiesen.

Im Rahmen der multizentrischen Survanta®-Studien [43] wurden 375 (190) Frühgeborene 6 (12) Monate nach Surfactanttherapie untersucht. In keiner Serumprobe konnten Antikörper gegen SP-B oder SP-C nachgewiesen werden.

Aufgrund der bisher publizierten Ergebnisse besteht kein Anlaß anzunehmen, daß Patienten mit positivem Antikörpernachweis durch die Antikörperbildung einen nachweisbaren Schaden erlitten haben. Antigenämie und Antikörperbildung sind deshalb möglicherweise nur ein Sekundärphänomen, welches den klinischen Verlauf wenig beeinflußt. Es ist jedoch

Tab. **7**   Klinische Resultate bei 12 Patienten mit positivem Antikörpernachweis gegen SP-B/C, 4 Wochen nach Therapie mit SF-RI 1 im Vergleich zur Gesamtgruppe [3]

Parameter	Patienten mit Antikörpern	alle Patienten
Spontanatmung am Tag 28 kein Sauerstoff	58%	38%
Entlassung an Tag (Mittelwert)	76	85
$F_IO_2 = 0,21$ seit Tag (Mittelwert)	25	33
Beatmungstage (Mittelwert)	22	25

zu beachten, daß alle Ergebnisse nur für kleine Frühgeborene gelten. Aufgrund der verschiedenen immunologischen Reaktionsfähigkeit könnte sich die Situation bei reifen Neugeborenen oder Erwachsenen sehr unterschiedlich darstellen.

Der fehlende Nachweis freier Antikörper schließt jedoch nicht aus, daß diese gebildet werden und in Form von Surfactant-Anti-Surfactant-Antikörper-Immunkomplexen vorliegen.

Merritt u. Hallman sind zusammen mit Strayer [39] dieser Frage bei Frühgeborenen (< 1500 g), die mit humanem Surfactant endotracheal substituiert wurden, nachgegangen. Ihnen gelang der Nachweis dieser Immunkomplexe sowohl bei Patienten mit dem natürlichen Verlauf des RDS als auch bei solchen mit Surfactantsubstitution. Ihre Ergebnisse sind jedoch quantitativ nur sehr eingeschränkt zu interpretieren. Die Immunkomplexkonzentrationen erreichen ihr Maximum in der 2. – 3. Lebenswoche. Nach etwa 4 – 6 Wochen waren Immunkomplexe nicht mehr nachweisbar. Es wurden Unterschiede in der Kinetik und im quantitativen Ausmaß der Immunkomplexbildung bei Kindern mit und ohne Substitution gesehen.

In einer weiteren Arbeit [40] konnte dann gezeigt werden, daß die Höhe der Immunkomplexspiegel signifikant mit der späteren Entwicklung einer BPD korreliert. Diese Assoziation war unabhängig vom Gestationsalter und dem Geburtsgewicht der Patienten.

Alveolarmakrophagen und Surfactant

Der Alveolarmakrophage (AM) ist die zentrale Zelle des Abwehrsystems der Lunge. Führt man eine bronchoalveoläre Lavage durch, so enthält die Zellfraktion beim Gesunden über 90% AM. Da der AM an der Oberfläche des Alveolus einen ständigen Kontakt mit pulmonalem Surfactant hat, ist von besonderem Interesse zu untersuchen, in welcher Weise AM und Surfactant (endogen oder im Rahmen der endotrachealen Substitutionstherapie zugeführt) miteinander wechselwirken.

In den vergangenen Jahren ist eine ganze Reihe von in vivo und in vitro gewonnenen Ergebnissen zu diesem Thema publiziert worden [6,17,19, 22,25,30,31]. Dabei stellt sich die Frage, inwieweit tierexperimentelle Daten auf die klinische Situation beim menschlichen Frühgeborenen übertragbar sind. Ein Vergleich der Daten wird zudem noch dadurch erschwert, daß die Autoren ihre Untersuchungen in unterschiedlichen Tierspezies und mit z.T. schlecht definierten Surfactantpräparationen (gewonnen durch bronchoalveoläre Lavage) durchgeführt haben. Die meisten Arbeiten beschränken sich auf einen Teil der untersuchbaren Funktionen von AM. Dadurch sind die publizierten Ergebnisse in der Regel schwierig miteinander zu vergleichen. Es ist deshalb bisher auch nicht möglich, vollständige Aussagen über die Wechselwirkung der AM mit Surfactant zu machen (s. auch Beitrag Herting, S. 124).

Bei der Ratte werden Einzelfunktionen der AM durch den homologen Surfactant wohl ganz überwiegend stimuliert. La Force u. Mitarb. [25] wiesen z.B. eine Erhöhung der intrazellulären Abtötung von Staphylococcus aureus nach. Reichert man den Proteinanteil von Ratten-Surfactant an, so läßt sich in Gegenwart dieser Präparation die Migration von Ratten-AM steigern [17]. O'Neill u. Mitarb. [30] konnten ebenfalls in der Ratte zeigen, daß sich in Gegenwart von Surfactant die Phagozytose und intrazelluläre Abtötung steigern lassen.

Im humanen System konnten O'Neill u. Mitarb. [31] zeigen, daß Surfactant die Phagozytose von Staphylococcus aureus steigert, die intrazelluläre Abtötung aber nicht beeinflußt wird. Die Ergebnisse derartiger Experimente hängen offensichtlich auch von den eingesetzten Bakterienspezies ab.

So konnten Jonsson u. Mitarb. [22] in einem ähnlichen Experiment zeigen, daß Surfactant weder die Phagozytose noch die intrazelluläre Abtötung von Pneumokokken und nicht typisierbarem Haemophilus influenzae beeinflußt. Baughman [6] untersuchte die zytotoxische Aktivität von humanen AM gegen eine Tumorzelllinie. Steigende Mengen von Surfactant führten zu einer zunehmenden Abtötung der Tumorzellen. Die Untersuchung der einzelnen Phospholipidfraktionen zeigte, daß Phosphatidylcholin, Sphingomyelin und Phosphatidylglyzerol zu einer Verstärkung der zytotoxischen Aktivität von humanen AM führten, während sie durch Phosphatidylinositol inhibiert wurde.

Ausgehend von der Beobachtung, daß die Abtötungsfähigkeit von AM durch die Phagozytose von Phospholipidvesikeln gestört wird, haben Sherman u. Mitarb. [36] diese In-vitro-Daten in einem Tiermodell überprüft. Sie untersuchten den Einfluß von verschiedenen Surfactantpräparaten auf eine Infektion mit B-Streptokokken (GBS) bei frühgeborenen Kaninchen (Gestationsalter 28 Tage). 4 h nach einer über Aerosol induzierten Infektion der Tiere wurden 60 mg/kg KG der folgenden Surfactantpräparate endotracheal instilliert: humaner Surfactant, calf lung surfactant extract (CLSE), Exosurf®, Surfactant TA und Kaninchensurfactant. Nach weiteren 4 h wurden die Tiere getötet und die Anzahl vitaler Streptokokken bestimmt. Alle natürlichen Surfactantpräparate einschließlich des homologen Produkts zeigten keinen signifikanten Einfluß auf das intrapulmonale Bakterienwachstum. Interessanterweise aber führte das synthetische Präparat Exosurf® im Vergleich dazu zu einer signifikanten Verminderung des Bakterienwachstums. Insgesamt waren die Abtötungsraten bei unreifen Tieren mit oder ohne die verschiedenen Surfactantpräparate signifikant geringer als in der Lunge reifgeborener Kaninchen.

Herting u. Mitarb. [16] untersuchten die pulmonale GBS-Infektion bei fast reifen Kaninchenfeten. Sie konnten zeigen, daß nach Gabe von 200 mg/kg KG eines porcinen Surfactants ein geringeres Bakterienwachstum in der Lunge als bei den mit Kochsalzlösung behandelten Kontrolltieren zu beobachten war.

In den letzten Jahren gelang es, die Rolle der hydrophilen Surfactantproteine SP-A und SP-D in der Infektionsabwehr besser zu verstehen. Van

Iwaarden u. Mitarb. [19] zeigten, daß SP-A als Opsonin bei der Phagozytose von HSV I durch AM agiert. Mehrere Autoren konnten nachweisen, daß SP-A und SP-D die Bindung und Neutralisation des pulmotropen Influenzavirus induzieren. Es konnte gezeigt werden, daß die räumliche Struktur der Surfactantproteine eine direkte Bindung an die Neuraminidase bzw. das Hämagglutinin an der Virusoberfläche erlaubt [26].

Downing u. Mitarb. [11] wiesen nach, daß die Bindung von Mycobacterium tuberculosis an AM, als wichtiger erster Schritt der pulmonalen Tuberkuloseinfektion, in Gegenwart von SP-A signifikant gesteigert wird. Da Patienten mit HIV-Infektion signifikant erhöhte SP-A-Konzentrationen in der bronchoalveolären Lavage aufweisen, liegt hier möglicherweise ein nichtimmunologischer Risikofaktor für die Entstehung einer Lungentuberkulose beim HIV-infizierten Patienten vor.

Auch für ein weiteres wichtiges pulmonales Pathogen – Pneumocystis carinii – konnte gezeigt werden, daß in Gegenwart von SP-D die Bindung an AM verstärkt wird [32]. SP-D hatte jedoch keinen Einfluß auf die Phagozytose des Pathogens.

Zusammenfassend zeigt sich, daß SP-A und SP-D eine wichtige Rolle bei der Wechselwirkung zwischen AM und pulmonalem Pathogen spielen und die Pathophysiologie pulmonaler Infektionen auf der Basis dieser z.T. spezifischen Interaktion besser verstanden werden kann. Bis auf das nicht kommerziell verfügbare humane Surfactantpräparat enthalten aufgrund des Isolierungsverfahrens alle anderen Surfactants die hydrophilen Surfactantproteine nicht. Es bleibt zu untersuchen, ob aufgrund der oben dargestellten Rolle von SP-A/D in der unspezifischen Infektionsabwehr der Lunge die Anwesenheit beider Proteine in Surfactantpräparaten, die bei Patienten mit pulmonalen Infektionen eingesetzt werden, nicht von Vorteil sein könnte.

Einfluß von Surfactant auf T- und B-Lymphozyten

Auch über den Einfluß von Surfactant auf Funktionen von T- und B-Lymphozyten liegen zahlreiche Ergebnisse vor [5,9,33,37,48,50]. Im Vergleich zur Situation bei den Alveolarmakrophagen erscheinen hier die Resultate homogener. Um eine bessere Übersichtlichkeit zu gewinnen, sollen hier nur Ergebnisse, die mit humanen Lymphozytenpopulationen erhalten wurden, dargestellt werden.

Die Arbeitsgruppen von Richman [33] und Bartmann [5] konnten zeigen, daß vier verschiedene zur Therapie beim Menschen eingesetzte Surfactantpräparate (CLSE, Curosurf®, humaner Surfactant, Alveofact®) menschliche Lymphozyten weder zur Zellproliferation anregen noch zur IL-2-Freisetzung führen.

Um zu prüfen, ob es nach endotrachealer Surfactant-Substitutionstherapie zur Bildung von gegen Surfactant sensibilisierten Lymphozyten kommt, wurden Lymphozyten von Patienten in einem Zeitraum bis zu 10 Wochen nach Initialtherapie in vitro mit unterschiedlichen Surfactantkonzentrationen restimuliert. Dabei zeigte sich [4], daß unter diesen Bedingungen eine Stimulation der Lymphozyten mit SF-RI 1 über die Messung des ^{3}H-Thymidineinbaus nicht nachgewiesen werden konnte. Dies macht die Existenz einer sensibilisierten Zellpopulation nach Therapie mit einem bovinen Surfactantpräparat unwahrscheinlich.

Richman [33] berichtete, daß sowohl humaner Surfactant als auch CLSE und Curosurf® keinen Einfluß auf die mit PHA oder ConA induzierte Lymphozytenproliferation haben. Der Einfluß von verschiedenen Surfactantpräparationen auf die mitogen- oder antigeninduzierte Lymphozytenproliferation ist auch von anderen Arbeitsgruppen untersucht worden. Wilsher u. Mitarb. [48] wiesen nach, daß die mitogen- (PHA, PWM) und antigeninduzierte (MLC) Proliferation von Lymphozyten sowohl durch humanen Surfactant als auch durch Phospholipidextrakte aus den Lungen von drei Spezies (Mensch, Schwein, Kaninchen) in dosisabhängiger Weise reduziert wird. Dabei fanden sie für die Phospholipidfraktionen einen noch ausgeprägteren Effekt als für kompletten Surfactant.

In einer späteren Arbeit [50] konnte die gleiche Gruppe zeigen, daß für das Eintreten der surfactantinduzierten Suppression eine klare Zeitabhängigkeit besteht. Wurde Surfactant der Lymphozytenpräparation 2 h vor dem Mitogen zugefügt, so wurde die proliferative Antwort etwa auf die Hälfte reduziert. Erfolgte die Zugabe aber 2 h nach dem Mitogen, so konnte die Proliferation nicht mehr beeinflußt werden.

Daraus ist zu folgern, daß nur ruhende und nicht aktivierte und bereits in den Zellzyklus eingetretene Lymphozyten durch Surfactant in ihrer Proliferationsaktivität beeinflußt werden können. Ein Einfluß auf die Monozytenfraktion konnte nicht nachgewiesen werden.

Ähnliche Ergebnisse erhielten Shimizu u. Mitarb. [37]. Sie inkubierten humanen Surfactant mit humanen Lymphozyten. Eine signifikante Reduktion der PHA-, ConA- oder MLC-induzierten DNA-Synthese wurde nachgewiesen. Keinen Einfluß aber fanden sie auf die PWM-induzierte Zellproliferation und die IL-2-Rezeptorexpression auf aktivierten T-Zellen. In vitro konnte aber der Suppressionseffekt auf die MLC durch Zugabe von rekombinantem IL-2 aufgehoben werden.

Daß Reaktionsbedingungen eine wichtige Rolle spielen, konnte Catanzaro [9] zeigen. Eine Inhibition der PHA-induzierten Zellproliferation ließ sich nur bei Verwendung suboptimaler PHA-Dosen nachweisen. Dies gibt keine Hinweise darauf, warum möglicherweise die Gruppe von Richman [33] in Gegenwart von PHA keine Beeinflussung der Zellproliferation durch Surfactant nachweisen konnte. Catanzaro [9] konnte außerdem zeigen, daß humaner Surfactant die antigeninduzierte Proliferation durch Tuberkulin (PPD) supprimiert.

Wir haben den Einfluß des bovinen Surfactants SF-RI 1 auf periphere Blutlymphozyten von Neugeborenen und erwachsenen Blutspendern untersucht [5]. Die Ergebnisse zeigten bezüglich der Herkunft von Lymphozyten nur geringe Unterschiede. SF-RI 1 führte in einer Konzentration von 4 mg/ml zu der 80%igen Reduktion der PHA-induzierten Zellproliferation (Tab. 8). Die durch PWM induzierte In-vitro-Immunglobulin-Synthese war bei dieser Surfactantkonzentration fast vollkommen unterdrückt (Tab. 8). Noch bei 100fach geringerer SF-RI-1-Konzentration waren

Tab. 8 PHA-induzierte Zellproliferation (^{3}H-Thymidineinbau) und PWM-induzierte In-vitro-Immunglobulinbildung in der Gegenwart unterschiedlicher Konzentrationen an SF-RI 1. Es sind die Mittelwerte von vier Experimenten angegeben (nach [5])

Verdünnung von SF-RI 1 (40,5 mg/ml)	PHA-induzierte Proliferation (% der Kontrolle)	PWM-induzierte Ig-Produktion (% der Kontrolle)		
		IgA	IgG	IgM
1 : 10	22	5	2	1
1 : 100	93	37	45	29
1 : 1000	71	73	54	61
1 : 10 000	88	95	89	98

27–46% niedrigere Werte als für die Kontrolle feststellbar. Ein Unterschied bezüglich der drei untersuchten Immunglobulin-Isotypen IgA, IgG und IgM konnte nicht festgestellt werden. Setzt man statt SF-RI 1 einzelne Phospholipidfraktionen in der gleichen Konzentration wie im kompletten Präparat ein, so zeigen einzelne Phospholipide – obwohl in identischer Konzentration wie im Vergleichsexperiment mit SF-RI 1 – eine noch ausgeprägtere Suppression der untersuchten Lymphozytenfraktionen (Tab. 9). Diese Resultate stehen im Einklang mit den von Wilsher [48] für humanen Surfactant publizierten Ergebnissen.

Vergleicht man drei für die Therapie des Atemnotsyndroms zugelassene Präparate im gleichen experimentellen Ansatz (Tab. 10), so zeigen sich signifikante Unterschiede im quantitativen Ausmaß der Suppression von Lymphozytenfunktionen [52]. Dabei ist zu beobachten, daß Stimulationen mit Mitogenen (PMA, ConA) und einem sogenannten Superantigen (SEB) weniger durch Surfactant beeinträchtigt werden, als dies bei komplexeren Reaktionen wie der gemischten

Verdünnung	Phospholipidfraktion (konzentrierte Lösung in mg/ml) ^{3}H-Thymidineinbau (% der Kontrolle)					
	DPPC (32,4)	DPPG (4,5)	PI (0,4)	LL (0,2)	PE (1,6)	SM (0,8)
1 : 10	< 1	2	< 1	58	43	< 1
1 : 100	48	67	69	69	63	< 1
1 : 1000	55	91	88	69	65	52
1 : 10 000	63	108	89	70	67	68

Tab. 9 PHA-induzierter ^{3}H-Thymidineinbau peripherer Blutlymphozyten in Gegenwart verschiedener Phospholipide (nach [5])

Tab. **10** ^{3}H-Thymidineinbau nach Stimulation von peripheren Blutlymphozyten in Gegenwart von 3 verschiedenen Surfactantpräparaten mit Mitogenen und Antigenen (SEB = Staphylokokken Enterotoxin B, MLC = gemischte Lymphozytenkultur) bzw. In-vitro-Immunglobulinsynthese nach Stimulation mit PWM. Angegeben werden die Surfactantkonzentrationen, die zu einer 50%igen Reduktion gegenüber dem Kontrollwert führen

Stimulation mit	Alveofact®	Exosurf®	Survanta®
PHA	*	1:35	1:110
ConA	*	1:40	1:100
SEB	*	1:30	1:100
MLC	1:140	1:2100	1:1000
PWM	1:350	1:2300	1:1000

* in Gegenwart des Surfactantpräparates Suppression weniger als 50%

Lymphozytenkultur oder der PWM-induzierten Ig-Synthese der Fall ist.

⚠ Zusammenfassend lassen die vorliegenden Publikationen den Schluß zu, daß wohl die meisten Surfactantpräparate zu einer Suppression wesentlicher Funktionen von T- und B-Zellen führen können. Die deutlichen quantitativen Unterschiede, die sich dabei für die einzelnen Präparate finden, lassen daran denken, daß es vielleicht möglich ist, künstliche Surfactants in einer Weise zu konzipieren, die es erlaubt, gezielten Einfluß auf die Lymphozytenfunktion zu nehmen.

Einfluß von Surfactant auf natürliche Killerzellen (NK-Zellen)

Neben anderen Lymphozyten-Subpopulationen wurden auch NK-Zellen in den tiefen Atemwegen nachgewiesen. Sie zeichnen sich dadurch aus, daß sie, ohne zu proliferieren, Tumorzellen lysieren können. NK-Zellen stellen deshalb einen wichtigen Bestandteil des zellulären Immunsystems dar und haben besondere Bedeutung bei der Abtötung von Pilzen und virusinfizierten Zellen. Vergleicht man aber die In-vitro-Aktivität von NK-Zellen aus bronchoalveolären Lavagen mit der von NK-Zellen aus dem peripheren Blut, so zeigt sich, daß die aus der Lunge isolierten Zellen eine deutlich verminderte Lyseaktivität haben.

Erste Untersuchungen liegen auch über den Einfluß von pulmonalem Surfactant auf die Funktion von NK-Zellen vor [7,9,49]. Die NK-Zellen wurden dabei immer aus peripherem Blut von Blutspendern gewonnen. Sowohl Wilsher [49] als auch Baughman [7] konnten zeigen, daß die Lyse von K-562-Zellen durch NK-Zellen in Gegenwart von humanem Surfactant dosisabhängig inhibiert werden kann.

In gleicher Weise wird auch die antikörpervermittelte Lyse (ADCC) durch Surfactant supprimiert [49]. Der Effekt des kompletten Surfactants kann auch durch den Einsatz von Phospholipidfraktionen erreicht werden. Dabei sind für einzelne Phospholipide die Ergebnisse beider Arbeitsgruppen z.T. widersprüchlich. Baughman u. Mitarb. [7] konnten zudem zeigen, daß die Zugabe von rekombinantem IL-2 die Phospholipid-induzierte Suppression der NK-Zell-vermittelten Lyse weitgehend wieder aufheben kann.

Auch Catanzaro u. Mitarb. [9] untersuchten den Einfluß von humanem Surfactant (Präparat wie in den klinischen Studien von Hallman u. Merritt) auf die Lyse von K 562. Ein Zusatz von 500 µg/ml Surfactant zum experimentellen Ansatz führte zu einer kompletten Inhibition der Lyse. Durch eine Auftrennung des Präparates in eine Protein- und eine Lipidfraktion konnten die Autoren zudem zeigen, daß die Suppression wohl fast ausschließlich der Phospholipidfraktion zuzuordnen ist.

⚠ Die Ergebnisse der Funktionsuntersuchungen von NK-Zellen in Gegenwart von Surfactant zeigen einheitlich, daß die zytotoxische Aktivität von Surfactant-assoziierten Phospholipiden signifikant supprimiert werden kann.

Einfluß von Surfactant auf die Zytokinsekretion

Bedingt durch das in den vergangenen Jahren rasch gewachsene Verständnis der Regulation immunkompetenter Zellen durch Zytokine konnte die Wechselwirkung von Surfactant mit diesen Zelltypen auch auf molekularer Ebene untersucht werden.

Zur Frage der Zytokin-vermittelten Regulation der Surfactantsynthese und -aktivität konnte die Arbeitsgruppe von Whitsett [47] zeigen, daß Tumornekrosefaktor Alpha (TNF-α) bereits prätranslational die Synthese von SP-A und SP-B supprimieren kann. 25 ng/ml TNF-α führten so zu einer fast kompletten Inhibition der Bildung der jeweiligen mRNA. Die Gabe von Interferon resultierte dagegen in einer Verdopplung der SP-A-Synthese. Obwohl diese an Zellkulturen gewonnenen Ergebnisse zurückhaltend beurteilt werden müssen, unterstützen sie doch das Konzept einer Zytokin-regulierten Expression der Surfactantproteine.

Speer u. Mitarb. [38] konnten 1991 als erste zeigen, daß sowohl Curosurf® als auch die daraus isolierten Phospholipide dosisabhängig die Freisetzung von TNF aus LPS-stimulierten humanen Monozyten inhibieren. Thomassen [44] machte die gleiche Beobachtung bei Verwendung des proteinfreien Surfactantpräparates Exosurf®. Die Autoren zeigten, daß nicht nur die TNF-Freisetzung, sondern auch die Bildung der proinflammatorischen Zytokine IL-1, IL-6 und unter bestimmten experimentellen Bedingungen auch von IL-8 gehemmt wurde. Allen u. Mitarb. [1] bestätigten diese Daten für Exosurf® und zeigten ebenfalls für Survanta® vergleichbare Ergebnisse. Beide Surfactantpräparate hemmten aber auch die Freisetzung des antiinflammatorisch wirksamen IL-1-Rezeptorantagonisten.

Die Rolle von SP-A bei der Zytokinfreisetzung wurde von Kremlev u. Phelps untersucht [24]. Während Phospholipide die Zytokinfreisetzung aus verschiedenen immunkompetenten Zellen inhibierten, wurde nachgewiesen, daß SP-A konzentrationsabhängig diese Supprimierung überspielen kann und zu einer erhöhten Freisetzung von TNF, IL-1α, IL-1β und IL-6 führt. Außerdem kann SP-A die Immunglobulinsynthese stimulieren. Diese Ergebnisse sprechen dafür, daß nicht – wie aus den zuerst zitierten Arbeiten gefolgert werden kann – Surfactant die Freisetzung proinflammatorischer Zytokine generell unterdrückt, sondern daß es bezüglich der Nettowirkung entscheidend auf das Verhältnis zwischen SP-A und den Surfactantlipiden ankommt. So konnte gezeigt werden, daß in Gegenwart hoher O_2-Konzentrationen oder einer Pneumocystitis-carinii-Pneumonie die SP-A-Konzentration in der bronchoalveolären Lavage signifikant erhöht ist und dementsprechend auch signifikant erhöhte Spiegel proinflammatorischer Zytokine nachgewiesen werden können.

Surfactant und allergische Erkrankungen

Die Auseinandersetzung des menschlichen Organismus mit Antigenen kann sowohl zur Ausbildung einer Immuntoleranz als auch zur Entwicklung allergischer Reaktionsmuster führen. Bei der Verwendung natürlicher, proteinhaltiger Surfactantpräparate wurde insbesondere das spätere Auftreten von allergischen Erkrankungen befürchtet.

Im Modell der akuten Hypersensitivitätspneumonitis am Meerschweinchen konnte gezeigt werden, daß Surfactant in vivo wahrscheinlich die begleitende Entzündungsreaktion herunterreguliert. Auf diesem Weg kann die über ein inhaliertes Antigen induzierte zellvermittelte Schädigung des Lungenparenchyms reduziert werden. Dunn [12] u. Ware [45] untersuchten Patienten im Alter von 2 Jahren, die in den ersten Lebenstagen eine endotracheale Substitutionstherapie mit zwei unterschiedlichen bovinen Surfactantpräparaten zur Behandlung eines Atemnotsyndroms erhalten hatten. Dabei wurde anamnestisch nach allergischen Symptomen wie Kuhmilchintoleranz, rezidivierender obstruktiver Bronchitis und ekzematösen Hautveränderungen gefragt. Faßt man die Ergebnisse beider Studien zusammen, so zeigten 14 von 43 behandelten Kindern und 10 von 42 unbehandelten Kontrollpatienten im Alter von 2 Jahren allergische Symptome.

Die im Rahmen von vier verschiedenen kontrollierten Survanta®-Studien [43] insgesamt aufgenommenen 1228 Kinder zeigten in der Surfactantgruppe zwar im Alter von 6 Monaten häufiger eine obstruktive Symptomatik als die Kontrollpatienten (16,0% versus 9,8%). Im Alter von 12 Monaten waren die Verhältnisse jedoch umgekehrt (4,4% versus 10,8%), was mit 24 Monaten nochmals bestätigt wurde.

Die Patienten der ersten plazebokontrollierten Alveofact®-Studie wiesen im Alter von 6 Jahren identische Häufigkeiten für Allergien und Asthma bronchiale in der Verum- und der Plazebogruppe auf (Bartmann, unveröffentlichte Ergebnisse).

🛈 Aus den bisher vorliegenden Daten ist zu folgern, daß die Therapie von Frühgeborenen mit proteinhaltigen xenogenen Surfactantpräparaten nicht zu einem erhöhten Allergierisiko oder dem Auftreten eines Asthma bronchiale im späteren Lebensalter führt.

Zusammenfassung

Die Effektivität des Einsatzes natürlicher und künstlicher Surfactantpräparate in der Behandlung des Atemnotsyndroms des Frühgeborenen ist heute unumstritten. Da sich potentiell aber eine ganze Reihe weiterer Indikationen für den Einsatz von Surfactantpräparaten ergeben – wie z. B. beim ARDS, im Rahmen bakterieller und viraler Pneumonien oder beim Asthma bronchiale – treten insbesondere die immunologischen Interaktionen von Surfactant und Lunge in den Vordergrund.

Natürlicher und künstlicher Surfactant sind immunogen. Ihre Anwendung kann zur Antikörper- und Immunkomplexbildung führen. Sie supprimieren zahlreiche Funktionen immunkompetenter Zellen, wahrscheinlich überwiegend über ihre Phospholipidfraktion, und sie greifen in die Zytokinfreisetzung ein. Möglicherweise spielt das Surfactantsystem auch eine wichtige Rolle bei der Herunterregulierung entzündlicher und zytotoxischer Prozesse in der Lunge.

> ❗ Trotz aller Beobachtungen aus In-vitro- oder Tierexperimenten hat die klinische Kontrolle von vielen tausend Frühgeborenen, die mit einer Vielzahl von Surfactantpräparaten behandelt wurden, nicht den gesicherten Nachweis einer die Entwicklung der Patienten nachteilig beeinflussenden immunologischen Reaktion auf die Substitutionstherapie ergeben. Die Anwendung der in den letzten Jahren in multizentrischen Studien geprüften Substanzen erscheint deshalb für die Therapie des RDS frühgeborener Kinder auch vom immunologischen Aspekt her als sicher.

Insbesondere unsere in den letzten Jahren stark gewachsenen Kenntnisse über die Surfactantassoziierten Proteine SP-A und SP-D und die Möglichkeit ihrer gentechnischen Herstellung ergeben jetzt die Chance, aktiv in die Immunmodulation und Infektionsabwehr der Lunge einzugreifen. Es wird deshalb möglich sein, dieses Wissen direkt in die Herstellung „maßgeschneiderter" Surfactantpräparate umzusetzen.

Abkürzungen

ADCC	Antikörpervermittelte Zell-Lyse
AM	Alveolarmakrophage
ARDS	acute respiratory distress syndrome
BAL	bronchoalveoläre Lavage
BPD	bronchopulmonale Dysplasie
CD 4	Oberflächenmarker von T-Helferzellen
CD 8	Oberflächenmarker von T-Suppressorzellen
CLSE	Calf lung surfactant extract
Con A	Concanavalin A
DNA	Desoxyribonukleinsäure
DPPC	Dipalmitoylphosphatidylcholin
DPPG	Dipalmitoylphosphatidylglyzerol
ELISA	enzyme linked immuno sorbent assay
F_iO_2	Volumenanteil an Sauerstoff
GBS	Gruppe B Streptokokken
HIV	humanes Immundefizienz-Virus
HSV I	Herpes-simplex-Virus Typ I
IL	Interleukin
IPD	gereinigtes Tuberkulin
K 562	Zellstamm-Bezeichnung
KG	Körpergewicht
LL	Lysolecithin
MLC	gemischte Lymphozytenkultur
mRNA	messenger-Ribonukleinsäure
NK-Zelle	natürliche Killerzelle
O_2	Sauerstoff
PE	Phosphatidyläthanol
PG	Phosphatidylglyzerol
PI	Phosphatidylinositol
PHA	Phytohämagglutinin
PWM	pokeweed mitogen
SEB	Staphylokokken-Enterotoxin B
SF-RI 1	Entwicklungsbezeichnung von Alveofact®
SM	Sphingomyelin
SP-A bis D	Surfactant-assoziiertes Protein A–D
SSW	Schwangerschaftswoche
TNF-α	Tumornekrosefaktor Alpha

Literatur

[1] Allen, J. N., S. A. Moore, A. L. Pope-Harman, C. B. Marsh, M. D. Wewers: Immunosuppressive properties of surfactant and plasma on alveolar macrophages. J. Lab. clin. Med. 125 (1995) 356–369

[2] Bartmann, P., U. Bamberger, F. Pohlandt, L. Gortner: In vivo and in vitro immune reactions induced by bovine surfactant (SF-RI 1). Pediat. Res. 26 (1989) 510 A

[3] Bartmann, P., G. Jorch, F. Pohlandt, L. Gortner: Antibody response to bovine surfactant in preterm infants. Pediat. Res. 29 (1991) 203 A

[4] Bartmann, P., U. Bamberger, F. Pohlandt, L. Gortner: Immunogenicity and immuno-modulatory activity of bovine surfactant (SF-RI 1). Acta paediat. 81 (1992) 383–388

[5] Bartmann, P., L. Gortner, F. Pohlandt, H. Jaeger: In vitro lymphocyte functions in the presence of bovine surfactant and its phospholipid fractions. J. perinatal Med. 20 (1992) 189–196

[6] Baughman, R. P., D. J. Mangels, S. Strohofer, B. C. Corser: Enhancement of macrophage and monocyte cytotoxicity by the surface active material of lung lining fluid. J. Lab. clin. Med. 109 (1987) 692–697

[7] Baughman, R. P., S. Strohofer: Lung derived surface active material (SAM) inhibits natural killer cell tumor cytotoxicity. J. clin. Lab. Immunol. 28 (1989) 51–53

[8] Bos, A. F., S. B. Oetomo, L. de Ley, B. Robertson, A. Okken: Immune response after heterologous surfactant treatment of newborns with respiratory distress syndrome (RDS). Pediat. Res. 28 (1990) A 293

[9] Catanzaro, A., P. Richman, S. Batcher, M. Hallman: Immunomodulation by pulmonary surfactant. J. Lab. clin. Med. 112 (1988) 723–727

[10] Chida, S., D. S. Phelps, R. F. Soll, H. W. Taeusch: Surfactant proteins and antisurfactant antibodies in sera from infants with respiratory distress syndrome with and without surfactant treatment. Pediatrics 88 (1991) 84–89

[11] Downing, J. F., R. Pasula, J. R. Wright, H. C. Twigg, W. J. Martin: Surfactant protein A promotes attachment of mycobacterium tuberculosis to alveolar macrophages during infection with human immunodeficiency virus. Proc. nat. Acad. Sci. 92 (1995) 4848–4852

[12] Dunn, M. S., A. T. Sheman, E. M. Hoskins, K. Lennox, G. Enhorning: Two-year follow-up of infants enrolled in a randomized trial of surfactant replacement therapy for prevention of neonatal respiratory distress syndrome. Pediatrics 82 (1988) 543–547

[13] Eijking, E. P., D. S. Strayer, G. J. van Daal, B. Lachmann: Effects of antisurfactant antibodies on the course of mild respiratory distress syndrome. Patho. Biol. 59 (1991) 96–101

[14] Eijking, E. P., D. S. Strayer, G. J. van Daal, R. Tenbrinck, T. A. Merritt, E. Hannappel, B. Lachmann: In vivo and in vitro inactivation of bovine surfactant by antisurfactant monoclonal antibody. Europ. resp. J. 4 (1991) 1245–1250

[15] Gathings, W. E., A. R. Lawton, M. D. Cooper: Immunfluorescent studies of the development of pre-B cells, B lymphocytes and immunglobulin isotpye diversity in humans. Europ. J. Immunol. 7 (1977) 804–810

[16] Herting, E., C. Jarstrand, O. Rasool, T. Curstedt, Bo Sun, B. Robetsch: Experimental neonatal group B. streptococcal pneumonia: Effect of a modified porcine surfactant on bacterial proliferation in ventilated near-term rabbits. Pediat. Res. 36 (1994) 784–791

[17] Hoffmann, R. M., W. D. Claypool, S. L. Katyal, G. Singh, R. M. Rogers, J. H. Dauber: Augmentation of rat alveolar macrophage migration by surfactant protein. Amer. Rev. resp. Dis. 135 (1987) 1358–1362

[18] Hull, W. M., J. A. Whitsett: Immunologic analysis of infants receiving surfactant-TA. Pediat. Res. 23 (1988) 411 A

[19] van Iwaarden, J. F., I. A. G. van Strijp, M. J. M. Ebskamp, A. C. Wlemers, J. Verhoef, L. M. G. van Golde: Surfactant protein A is opsonin in phagocytosis of herpes simplex virus type 1 by rat alveolar macrophages. Amer. J. Physiol. 261 (1991) L204–L209

[20] Jobe, A.: Metabolism of endogenous surfactant and exogenous surfactant for replacement therapy. Semin. Perinatol. 12 (1988) 231–244

[21] Johansson, J., T. Curstedt, B. Robertson: The proteins of the surfactant systems. Europ. resp. J. 7 (1994) 372–391

[22] Jonsson, S., D. M. Musher, A. Goree, E. C. Lawrence: Human alveolar lining material and antibacterial defenses. Amer. Rev. resp. Dis. 133 (1986) 136–140

[23] Kobayashi, T., K. Nitta, R. Takahashi, K. Kurashima, B. Robertson, Y. Suzuki: Activity of pulmonary surfactant after blocking the associated proteins SP-A and SP-B. J. app. Physiol. 71 (1991) 530–536

[24] Kremlev, S. G., D. S. Phelps: Surfactant protein A stimulation of inflammatory cytokine and immunoglobulin production. Amer. J. Physiol. 267 (1994) L712–L719

[25] La Force, M., W. J. Kelley, G. L. Huber: Inactivation of staphylococci by alveolar macrophages with preliminary observations on the importance of alveolar lining material. Amer. Rev. resp. Dis. 108 (1973) 784–790

[26] Malhota, R., J. S. Haurum, S. Thiel, R. B. Sim: Binding of human collectins (SP-A and MBP) to influenza virus. Biochem. J. 304 (1994) 455–461

[27] Merritt, T. A., A. Kheiter, C. G. Cochrane: Positive end-exspiratory pressure during KL$_4$ surfactant in-

stillation enhances intrapulmonary distribution in a simian model of respiratory distress syndrome. Pediat. Res. 38 (1995) 211–217

28 Noack, G., P. Berggren, T. Curstedt, G. Grossmann, P. Herin, W. Mortenson, R. Nilsson, B. Robertson: Severe neonatal respiratory distress syndrome treated with isolated phospholipid fraction of natural surfactant. Acta paediat. scand. 76 (1987) 697–705

29 Notter, R. H., J. N. Finkelstein: Pulmonary surfactant: an interdisciplinary approach. J. appl. Physiol. 57 (1984) 1613–1624

30 O'Neill, S., E. Lesperance, D. J. Klass: Rat lung lavage surfactant enhances bacterial phagocytosis and intercellular killing by alveolar macrophages. Amer. Rev. resp. Dis. 130 (1984) 225–230

31 O'Neill, S., E. Lesperance, D. J. Klass: Human lung lavage surfactant enhances staphylococcal phagocytosis by alveolar macrophages. Amer. Rev. resp. Dis. 130 (1984) 1177–1179

32 O'Riordan, D. M., J. E. Standing, K.-Y. Kwon, D. Chang, E. C. Crouch, A. H. Limper: Surfactant protein D interacts with pneumocystis carinii and mediates organism adherence to alveolar macrophages. J. clin. Invest. 95 (1995) 2699–2710

33 Richman, P. M., R. G. Spragg, S. M. Asser, T. A. Merritt, R. H. Notter, B. Robertson: Comparison of the safety of three surfactant preparations for human use. Pediat. Res. 21 (1987) 464 A

34 Robertson, B., T. Kobayashi, M. Ganzuka, G. Grossmann, W. Z. Li, Y. Suzuki: Experimental neonatal respiratory failure induced by a monoclonal antibody to the hydrophobic surfactant-associated protein SP-B. Pediat. Res. 30 (1991) 239–243

35 Sherman, I. M., S. A. Shelley, I. N. Balis: Pulmonary lavage as a source of human surfactant. J. Pediat. 106 (1985) 126–127

36 Sherman, M. P., L. A. Campbell, T. A. Merritt, W. A. Long, J. H. Gunkel, T. Curstedt, B. Robertson: Effect of different surfactants on pulmonary group B streptococcal infection in premature rabbits. J. Pediat. 125 (1994) 939–947

37 Shimizu, M., B. Vayuvegula, M. Ellis, L. Gluck, S. Gupta: Regulation of immune functions by human surfactant. Ann. Allergy 61 (1988) 459–462

38 Speer, C., B. Götze, T. Curstedt, G. Robertson: Phagocytic function and tumor necrosis factor secretion of human monocytes exposed to natural porcine surfactant (Curosurf). Pediat. Res. 30 (1991) 69–74

39 Strayer, D. S., T. A. Merritt, J. Lwebuga-Mukasa, M. Hallman: Surfactant-anti-surfactant immune complexes in infants with respiratory distress syndrome. Amer. J. Pathol. 122 (1991) 41–46

40 Strayer, D. S., M. Hallman, T. A. Merritt: Immunogenicity of surfactant. I. Human alveolar surfactant. Clin. exp. Immunol. 83 (1991) 35–40

41 Strayer, D. S., M. Hallman, T. A. Merritt: Immunogenicity of surfactant. II. Porcine and bovine surfactants. Clin. exp. Immunol. 83 (1991) 41–46

42 Strayer, D. S., T. A. Merritt, M. Hallman: Levels of SP-A-anti-SP-A immune complexes in neonatal respiratory distress syndrome correlate with subsequent development of bronchopulmonary dysplasia. Acta paediat. 84 (1995) 128–131

43 Survanta Multidose Study Group: Two-year follow-up of infants treated for neonatal respiratory distress syndrome with bovine surfactant. J. Pediat. 124 (1994) 962–967

44 Thomassen, M. J., D. P. Meeker, J. M. Antal, M. J. Connors, H. P. Wiedemann: Synthetic surfactant (Exosurf) inhibits endotoxin-stimulated cytokine secretion by human alveolar macrophages. Amer. J. Respir. Cell. Mol. Biol. 7 (1992) 257–260

45 Ware, J., H. W. Taeusch, R. F. Soll, M. C. McCormick: Health and developmental outcomes of a surfactant controlled trial: follow-up at 2 years. Pediatrics 85 (1990) 1103–1107

46 Weber, H., P. Heilmann, B. Meyer, K. C. Maier: Effects of canine surfactant protein (SP-A) on the respiratory burst of phagocytic cells. FEBS Letters 270 (1990) 90–94

47 Whitsett, J. A., W. H. Hull, S. Lux: Failure to detect surfactant protein-specific antibodies in sera of premature infants treated with Survanta, a modified bovine surfactant. Pediatrics 87 (1991) 505–510

48 Wilsher, M., D. A. Hughes, P. L. Haslam: Immunoregulatory properties of pulmonary surfactant: effect of lung lining fluid on proliferation of human blood lymphocytes. Thorax 43 (1988) 354–510

49 Wilsher, M. L., D. A. Hughes, P. L. Haslam: Immunomodulatory effects of pulmonary surfactant on natural killer cell and antibody-dependent cytotoxicity. Clin. exp. Immunol. 74 (1988) 465–470

50 Wilsher, M. L., D. J. Parker, P. L. Haslam: Immunosuppression by pulmonary surfactant: mechanisms of action. Thorax 45 (1990) 3–8

51 Wispé, J. R., J. C. Clark, B. B. Warner, D. Fajardo, W. E. Hull, R. B. Holtzman, J. A. Whitsett: Tumor necrosis factor-alpha inhibits expression of pulmonary surfactant protein. J. clin. Invest. 86 (1990) 1954–1960

52 Woerndle, S., P. Bartmann: The effect of three surfactant preparations on in vitro lymphocyte functions. J. perinatal Med. 22 (1994) 119–128

53 Yu, S.-H., D. Wallace, B. Bhavnani, G. Enborning, P. G. R. Harding, F. Possmayer: Effect of reconstituted pulmonary surfactant containing the 6000-Dalton hydrophobic protein lung compliance of prematurely delivered rabbit fetuses. Pediat. Res. 23 (1988) 23–30

Surfactanttherapie und Langzeitprognose

N. Veelken, W. Rebien

Einleitung

Die Langzeitprognose kleiner Frühgeborener ist in den letzten Jahren Gegenstand intensiver Forschung an vielen Stellen geworden. Hatte man in den 70er und 80er Jahren den Eindruck, daß fast alle diese Kinder ohne bleibende Funktionsbeeinträchtigung überlebten [48], so haben einige Studien die frühere Euphorie dämpfen müssen. Für den bundesdeutschen Bereich ist durch regional repräsentative Langzeitstudien inzwischen belegt, daß nur bis zu etwa 60% der überlebenden Kinder mit einem Geburtsgewicht unter 1500 g (sog. very low birth weight, VLBW) keine nennenswerte neurologische Störung im Alter von 4–6 Jahren zeigen [40,54]. Eine der beiden Studien fand sogar in 67% der Fälle eine mittelgradige bis schwere „Disability" bei diesen Kindern im Alter von 4–5 Jahren [40]. Dies bedeutet zwar wahrscheinlich nicht, daß durch die angestiegene Überlebensrate dieser kleinen Frühgeborenen die Langzeitprognose der Überlebenden schlechter ist als vor 20 Jahren. Bei gleichgebliebenem Prozentsatz auffälliger Kinder ist aber mit einer gestiegenen absoluten Zahl geschädigter Kinder zu rechnen. Hierauf wurde in epidemiologischen Studien aus Schweden bereits hingewiesen [23].

Nun hat sich zeitgleich mit der Einführung der Surfactant-Instillation als Standardverfahren in der Behandlung von Früh- und Neugeborenen mit einem IRDS auch die Mortalität gerade sehr kleiner Frühgeborener weiter erheblich senken lassen [3,12,25,27,31,46]. Es wurde die Frage aufgeworfen, ob durch die gesteigerte Überlebensrate mit einem höheren Prozentsatz auffälliger Kinder gerechnet werden muß und ob die Gabe von Surfactant (SF) selbst neurologische Komplikationen während der Intensivbehandlung, z.B. in Form einer höheren Rate an intra-/periventrikulären Blutungen, erzeugen könnte. Zur Beantwortung dieser Frage sind inzwischen eine Reihe von Follow-up-Studien durchgeführt worden. Im Bereich der Bundesrepublik liegen Ergebnisse einer multizentrischen Studie vor, die im folgenden dargestellt werden sollen. Danach folgt ein Vergleich der Methoden und Ergebnisse von bisher vorliegenden Langzeitstudien.

Methoden und Ergebnisse der Follow-up-Untersuchung einer deutschen Multicenterstudie

Als Teil einer Multicenterstudie an Frühgeborenen mit einem Gestationsalter von 25 bis 30 vollendeten Schwangerschaftswochen, die mit bovinem SF behandelt worden waren [19], wurde eine Follow-up-Untersuchung im Alter von 2 Jahren durchgeführt. Von 60 Kindern, die randomisiert eine bovine SF-Präparation erhalten hatten (SF-RI 1, Alveofact) und 50 Kindern, die kein SF erhalten hatten, starben bis zum Alter von 2 Jahren 19 (33%) bzw. 17 (34%) Kinder. Zwei der behandelten Kinder waren vorzeitig aus der Studie ausgeschlossen worden. Von den überlebenden 72 Kindern konnten 58 (81%) im Alter von 21 ± 2 Monaten nachuntersucht werden (31 SF-, 27 nicht SF-behandelt). Die Perinataldaten der Kinder sind in Tab. 1 angegeben, zu neonatalen Komplikationen wird auf Gortner u. Mitarb. [19] verwiesen.

Zur Erfassung neurologischer und sensorischer Auffälligkeiten wurden eine standardisierte neurologische Untersuchung und eine Erhebung der Anamnese durch einen erfahrenen Neuropädiater an jeder der beteiligten Kliniken vorgenommen. Die Diagnose einer Zerebralparese (CP) erfolgte nach schwedischen Kriterien [22]. Ein Entwicklungsprofil wurde mittels der deutschen Version der Griffith-Entwicklungsskalen erhoben [4]. Der Entwicklungsquotient wurde nach dem Gestationsalter korrigiert. Sofern erforderlich, erfolgten zusätzliche ophthalmologische und audiologische Kontrollen. Eine schwere Funktionsstörung wurde angenommen, wenn folgende Kriterien erfüllt waren: CP mit funktio-

	SF-RI-1-Gruppe n = 31	Kontrollgruppe n = 27	p
Geburtsgewicht (g) MW ± 1 SD	1061 ± 221	1105 ± 268	NS
Gestationsalter (SSW) MW ± 1 SD	28,1 ± 1,7	28,4 ± 1,4	NS
GA (< 10. Perzentile)*	2	4	NS
Geschlecht männl. weibl.	14 11	11 16	NS NS
Apgar-Wert nach 5 min (Median)	8,0	7,0	NS
Beatmung in Tagen (Median)	10,0	9,0	NS

Tab. **1**   Neonatale Variablen in der SF-behandelten und der Kontrollgruppe. Deutsche multizentrische Nachuntersuchungsstudie

* nach Largo u. Mitarb. [32]
GA = Gestationsalter; MW ± 1 SD = Mittelwert und eine Standardabweichung;
NS = nicht signifikant; p = p-Wert (Signifikanz); SF-RI-1 = Alveofact®;
SSW = Schwangerschaftswochen

	SF-RI-1-Gruppe n = 31	Kontrollgruppe n = 27	p
Zerebralparese	4 (13%)	4 (15%)	NS
Epilepsie	1 (3%)	1 (4%)	NS
psychomotorische Retardierung (DQ < 70)	5 (17%)	7 (26%)	NS
Amaurose	2 (6%)	2 (7%)	NS
behandelte Retinopathie	7 (23%)	5 (19%)	NS
Strabismus	11 (35%)	5 (19%)	NS
behandlungsbedürftige Hörstörung	3 (10%)	1 (4%)	NS
schwere Funktionsstörung	8 (26%)	8 (30%)	NS

Tab. **2**   Langzeitprognose der mit SF behandelten Kinder und der Kontrollgruppe. Neurologische und sensorische Residuen im Alter von 18 – 24 Monaten

Abkürzungen s. Tab. **1**

neller Beeinträchtigung, schwere psychomotorische Entwicklungsretardierung (DQ < 70), Epilepsie, Blindheit, schwerer Hörverlust.

Die statistische Analyse schloß den χ^2–Test und den Mann-Whitney-Test ein.

Acht Kinder der behandelten Gruppe (26%) und acht der nicht behandelten (30%) zeigten eine schwere Funktionsstörung. Vier der behandelten und vier der nicht behandelten Kinder entwickelten eine CP (13 versus 15%). Zwei der behandelten Kinder mit CP wiesen einen posthämorrhagischen Hydrozephalus auf, ebenso ein nicht behandeltes Kind. Keine Unterschiede gab es hinsichtlich der Formen einer CP.

Zwei Kinder wiesen mit 2 Jahren eine Epilepsie auf, davon eines in jeder Gruppe (3% versus 4%). Zwei Kinder in jeder Gruppe waren infolge einer Frühgeborenenretinopathie blind (6% versus 7%). Bei 7 bzw. 5 Kindern erfolgte eine operative Intervention bei Retinopathie (23% versus 19%). Drei mit SF behandelte Kinder und eines der nicht behandelten wiesen behandlungsbedürftige Hörstörungen auf (10% versus 4%). Eine schwere psychomotorische Retardierung wurde bei 5 der behandelten (17%) und 7 der nicht behandelten Kinder (26%) gefunden. Die Ergebnisse sind in Tab. **2** zusammengefaßt.

Sowohl der Gesamt-Entwicklungsquotient der Frühgeborenen (Griffith-Entwicklungsskalen) [4] beider Gruppen als auch die Entwicklungsquotienten in verschiedenen Leistungsbereichen waren niedriger als diejenigen einer Referenzpopulation im Alter von 21 Monaten. Im Vergleich beider Frühgeborenengruppen lagen keine Unterschiede vor.

Vorliegende Langzeitergebnisse

Konzeption und Methodik der Studien

In die folgende Metaanalyse wurden alle verfügbaren Studien mit der Angabe von Follow-up-Ergebnissen hinsichtlich der Langzeitentwicklung der Kinder mindestens bis zum Alter von 12 Monaten mit einbezogen. Bei der deutlichen Studienheterogenität (s.u.) ist eine solche Analyse sicherlich nur eingeschränkt möglich, wie in der Diskussion ausführlicher dargelegt wird. Es wurden bei der Analyse einzelner Variablen jeweils die Studien mit einbezogen, die hierzu verwertbare Angaben gemacht hatten.

Die meisten Studien zur Langzeitprognose nach Gabe von SF sind als Case-control-Studien konzipiert, hiervon die überwiegende Mehrheit als Vergleich zwischen einer mit SF behandelten Gruppe (im folgenden als SF-Gruppe bezeichnet) und einer nicht behandelten Kontrollgruppe (nSF-Gruppe) [5, 7–11, 13–15, 18, 21, 24, 26, 28, 30, 34, 35, 37, 38, 41, 42, 44, 45, 47, 49–51, 55, 57, 58]. Eine Studie [16] untersuchte die Unterschiede nach einer gegenüber drei verabreichten SF-Dosen. Drei Publikationen unterschieden zwischen prophylaktischer (SFP) und „Rescue"-Gabe (SFR) [21, 50, 51]. In der Gruppe mit prophylaktischer SF-Gabe wurde SF innerhalb einiger Minuten postnatal verabreicht, in der Gruppe mit Rescue-Gabe einige Stunden postnatal, sofern sich ein schweres RDS ausgebildet hatte (Kriterien unterschiedlich, s. Originalliteratur).

Die meisten Studien wurden mit synthetischem SF (12 Studien) durchgeführt, gefolgt von bovinem SF (8 Studien). Zwei setzten humanes SF, eine Schweine-SF und eine „artifizielles" SF ein.

In 8 Studien wurde SF prophylaktisch, in 8 als Rescue eingesetzt. In 4 Publikationen wurde zwischen beiden Einsatzarten nicht unterschieden, bei 4 Berichten waren die Patienten keine der beiden Gruppen (Prophylaxe oder Rescue) zuzuordnen.

In den meisten Studien erfolgte die Aufnahme der Patienten über das Kriterium Gewicht. Insgesamt wurden in diesen Studien Frühgeborene mit

einem Geburtsgewicht zwischen 500 und 2000 g aufgenommen. In einer Studie [44] wurde nur eine untere Grenze bei 1250 g gesetzt. Drei Studien richteten sich nach dem Gestationsalter, das hier zwischen 23 und 30 Wochen lag. Bei 8 Studien wurden keine Grenzen für Geburtsgewicht oder Gestationsalter festgelegt. Die Fallzahl der in die Studien eingegangenen Kinder variierte stark. Ältere Studien an einzelnen Institutionen wiesen Fallzahlen von deutlich unter 100, einige Multicenterstudien von mehr als 1000 Patienten auf. Die Überlebensrate variierte ebenfalls sehr stark und wurde mit 31–93 % angegeben. Nur bei einer Studie wurde eine signifikant unterschiedliche Überlebensrate zwischen SF-Gruppe und nSF-Gruppe angegeben [26]. Die Rate der nicht in die Nachuntersuchungen einbezogenen Kinder (lost to follow-up) lag zwischen 0 und 53 %.

Die Nachuntersuchung der Kinder fand in 10 Studien im Alter von einem Jahr, in 9 Studien mit 2 Jahren, in einer Studie mit 4–5 Jahren und in 4 Studien in einem variablen Alter zwischen 4 Monaten und 4 Jahren statt.

Neben einer wohl in allen Studien durchgeführten altersangepaßten neurologischen Untersuchung wurden in 16 Studien die Bayley-Scales als Parameter zur Beschreibung des Entwicklungsstandes benutzt, in 4 Studien die Griffiths Developmental Scales und in 4 Studien zusätzlich oder ersatzweise andere Entwicklungstests. Die Bayley-Scales geben für die ersten zwei Lebensjahre einen Entwicklungsquotienten getrennt nach mentaler und psychomotorischer Entwicklung an. Dieser Test ist für deutsche Kinder nicht standardisiert [2]. Die Griffith-Entwicklungsskalen geben einen Gesamt-Entwicklungsquotienten sowie 5 Subscores an und liegen in einer für deutsche Kinder standardisierten Form vor [4]. Neben der Heterogenität der Studienpopulationen liegen also auch bei der Methodik der Langzeituntersuchungen einige Unterschiede vor. Zudem erlauben die Ergebnisse mit ein oder zwei Jahren nur Aussagen über die Häufigkeit schwerer Funktionsstörungen.

Perinataldaten und neonatale Komplikationen

In 18 Untersuchungen wurde das mittlere Geburtsgewicht der Patienten angegeben. Hier lagen erhebliche Unterschiede vor (Abb. 1). Bei 2 Untersuchungen lag das mittlere Geburtsgewicht unter 750 g, bei 5 Untersuchungen zwischen 750 und 1000 g, bei 8 Untersuchungen zwischen

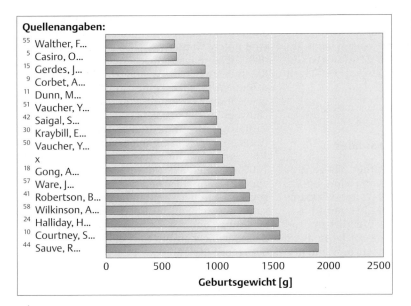

Quellenangaben:

[55]	Walther, F...
[5]	Casiro, O...
[15]	Gerdes, J...
[9]	Corbet, A...
[11]	Dunn, M...
[51]	Vaucher, Y...
[42]	Saigal, S...
[30]	Kraybill, E...
[50]	Vaucher, Y...
	x
[18]	Gong, A...
[57]	Ware, J...
[41]	Robertson, B...
[58]	Wilkinson, A...
[24]	Halliday, H...
[10]	Courtney, S...
[44]	Sauve, R...

Geburtsgewicht [g]

Abb. 1   Zahlen repräsentieren Quellenangaben im Literaturverzeichnis. x = Deutsche Multicenterstudie [19].

1000 und 1500 g und bei 3 Untersuchungen zwischen 1500 und 2000 g. Bei 6 Untersuchungen wurden keine mittleren Geburtsgewichte angegeben.

Das Gestationsalter lag bei 2 Untersuchungen im Mittel unter 26 Wochen, bei 7 Untersuchungen zwischen 26 und 28 Wochen, bei 8 Untersuchungen zwischen 28 und 31 Wochen und bei einer Untersuchung über 32 Wochen. Bei 6 Untersuchungen wurde kein Gestationsalter angegeben.

Die Häufigkeit einer intra-/periventrikulären Blutung Grad I/II lag zwischen 10 und 51%, diejenige einer Blutung Grad III/IV (nach Papile) zwischen 4 und 34%. Signifikante Unterschiede in der Häufigkeit von IVH/PVH zwischen SF- und nSF-Patienten wurden von keiner Studie berichtet. Bei einer hier durchgeführten Metaanalyse aller Studien, die sowohl eine genaue Gesamtfallzahl behandelter und nicht behandelter Kinder als auch die Anzahl mit IVH/PVH Grad I–II und III–IV angaben, fand sich bei den leichteren Blutungen kein Unterschied zwischen der SF- und der nSF-Gruppe (durchschnittliche Häufigkeit 23% zu 23,8%). Blutungen Grad III–IV traten jedoch in der SF-Gruppe mit 7,3% seltener als in der nSF-Gruppe mit 9,0% auf.

Ergebnisse des Follow-up

Zwischenanamnese

Lediglich in einer Studie fanden sich signifikante Unterschiede im Auftreten zwischenzeitlicher Erkrankungen [9]. Ein geringeres Auftreten von Asthma unter den mit synthetischem SF behandelten Kindern wurde auf den protektiven Wert des SF hinsichtlich einer Verletzung der Bronchialschleimhaut zurückgeführt [9,33]. Bei einer hier durchgeführten Metaanalyse aller Studien, die hierfür ausreichende Angaben liefern konnten, fanden sich jedoch in fast allen Parametern der Zwischenanamnese deutliche Unterschiede. In der SF-Gruppe fanden sich weniger Wiederaufnahmen und Operationen, weniger Kinder mit chronischen Lungenerkrankungen (CLD) und Heimbeatmung sowie weniger Kinder mit Allergien und insbesondere Asthma (Tab. **4**). Die mit SF behandelten Kinder waren im Vergleich zu nicht behandelten Kindern bis zum Zeitpunkt der Nachuntersuchungen seltener erkrankt.

Lungenfunktion im 1. Lebensjahr

Der günstige Einfluß von SF auf die Lungenfunktion bei Frühgeborenen mit Atemnotsyndrom konnte in vielen Studien gut dokumentiert werden. Es gibt bisher jedoch nur wenige Daten

Tab. 3 Darstellung der Angabe von Variablen in einzelnen Follow-up-Studien zur Langzeitprognose nach Surfactantgabe

Variable	Quelle (Nr. im Literaturverzeichnis)																						
	5	9	10	11	14	15	18	21	24	26	28	30	37	38	41	31	44	45	50	51	55	57	58
SF-Art	+	+	+	+	+	+	+	+	−	+	+	+	+	+	+	+	+	+	+	+	+	+	+
Prophylaxe/Rescue	+	+	+	−	+	+	+	+	−	+	+	+	−	+	+	+	+	+	+	+	+	−	+
Gewichtsgrenzen	+	+	+	−	−	+	+	+	−	−	+	+	−	+	+	+	+	−	−	+	−	−	−
Fallzahl gesamt	+	+	+	+	+	+	+	+	+	+	+	+	+	+	−	+	+	+	−	−	+	+	+
Geburtsgewicht MW	+	+	+	+	−	+	+	−	+	+	−	+	−	+	+	+	+	+	+	+	+	+	+
Gestationsalter MW	+	+	+	+	−	+	+	−	+	+	−	+	−	+	+	+	+	+	+	+	+	+	+
Hirnblutungen	+	+	+	+	+	+	+	+	−	−	+	+	−	−	−	+	+	+	+	−	−	−	−
Fallzahl Überlebender	+	+	+	+	+	+	+	+	+	+	+	+	+	+	+	+	+	+	+	+	−	+	+
Überlebensrate	+	+	+	+	+	+	+	+	+	+	+	+	+	+	+	+	+	+	−	−	+	−	+
Lost to follow-up	+	+	+	+	+	+	+	+	−	+	+	+	+	+	+	+	+	+	+	−	+	+	−
Alter bei Follow-up	+	+	+	+	+	+	+	+	+	+	+	+	+	+	+	+	+	+	+	+	+	+	+
Untersuchungsmethodik bei Follow-up	+	+	+	+	−	+	+	+	+	+	+	+	+	+	+	+	+	+	+	+	+	+	+
Zwischenanamnese	+	+	+	−	−	−	+	−	+	+	−	+	−	+	+	+	+	+	+	−	−	−	−
Längenwachstum	+	+	+	−	+	+	+	−	+	+	−	+	−	+	+	+	+	+	+	+	−	+	−
behandelte ROP	+	+	+	−	+	+	−	−	−	+	+	−	−	−	+	+	+	+	−	+	−	+	−
Blindheit	+	+	+	+	+	+	+	+	−	+	+	+	−	+	+	+	+	+	−	+	+	−	−
Taubheit	+	+	+	−	−	+	−	−	+	+	−	+	−	+	+	+	+	+	−	+	+	−	+
Zerebralparese	+	+	+	+	+	+	+	+	+	+	−	+	−	−	−	+	+	+	+	−	+	−	+
schwere Funktionsstörung	+	+	+	+	+	+	+	−	+	+	−	+	+	−	+	+	+	+	−	−	−	+	+

+ = Angabe vorhanden und verwertbar
− = Angabe nicht vorhanden oder nicht verwertbar
Quelle Nr. 26 und 38 geben zur Definition der Studienpopulation das Gestationsalter an
ROP = Retinopathie

über die weitere Entwicklung der Lungenfunktion in den ersten Monaten nach SF-Gabe.

In einer Untersuchung von Abbasi [1] wurden 47 ehemalige Frühgeborene (ca. 1900 g Gewicht), die entweder SF (n = 34) oder Plazebo (n = 13) erhalten hatten, im Alter von 3–6 (n = 45) und 9–12 Monaten (n = 36) Lungenfunktionsuntersuchungen unterzogen. Die beiden Gruppen unterschieden sich nicht in bezug auf Wachstum, Atemwegserkrankungen, Medikamentenverbrauch (Theophyllin und Diuretika) und Sauerstoffsättigung. Bei der mit SF behandelten Gruppe fielen eine niedrige Resistance, weniger resistive work of breathing und ein höherer forcierter exspiratorischer Fluß auf. Ein Unterschied in der dynamischen Compliance wurde nicht gefunden. Walti [55] hat Lungenfunktionsuntersuchungen bei 13 mit SF behandelten ehemaligen Frühgeborenen (ca. 1400 g), 9 nicht mit SF behandelten (ca. 1600 g) und 21 Normalgeborenen im Alter von 1 Jahr durchgeführt. Er fand zwischen den beiden Frühgeborenengruppen keinen Unterschied bezüglich funktioneller Residualkapazität, dynamischer Lungencompliance und Lungenwiderstand. Allerdings wiesen die Normalgeborenen eine signifikant höhere dynamische Compliance als die beiden Frühgeborenengruppen auf. Eine ähnlich konzipierte Studie von Yuksel [60] gibt die Lungenfunktionsdaten ehemaliger Frühgeborener (SF-behandelt 7 Patienten, 28. SSW, und Plazebo-behandelt 10 Patienten, 27. SSW) im Alter von 6–12 Monaten wieder. Bei der Messung der funktionellen Residualkapazität und des thorakalen Gasvolumens zeigte sich kein signifikanter Unterschied. Der

Tab. **4** Zwischenanamnese bei den mit Surfactant behandelten Frühgeborenen und Kontrollkindern (Quellen
s. Tab. **3** in Zeile „Zwischenanamnese"). Alle Angaben
in %

	SF-Gruppe 1874 Kinder	nSF-Gruppe 2319 Kinder
stationäre Wiederaufnahme	31,9	40,1
Operationen	25,4	35,3
Chronic lung disease	11,1	15,0
Respiratorbehandlung	2,1	4,9
neurologische Behandlung	0,9	2,4
Allergie	9,3	12,2
Asthma	5,2	7,7
Ekzem	1,2	1,5

Atemwegswiderstand war allerdings signifikant
niedriger und die spezifische Conductance
signifikant höher.

Die bisher zum Langzeiteinfluß von SF auf die
Lungenfunktion bei älteren Kindern vorliegenden
Studien weisen auf keinen negativen Effekt hin.
Im Gegenteil konnte in den Plazebo-kontrollier-
ten Untersuchungen ein positiver Effekt der SF-
Therapie auf die Lungenfunktion nachgewiesen
werden.

Auftreten von Allergien

Die antigene Wirkung von SF konnte in Tierversuchen und auch beim Menschen [6] belegt werden. In zwei gut dokumentierten Studien wurde
auf das Auftreten von Allergien in den ersten beiden Lebensjahren eingegangen [11, 36]. Ein Nachweis der Sensibilisierung gegenüber dem eingesetzten SF wurde nicht erbracht. In der Untersuchung von Dunn u. Mitarb. entwickelten 12 von
30 mit SF behandelten Neugeborenen allergische
Erscheinungen, in der Kontrollgruppe nur 8. Eine
Signifikanz bestand nicht. Ware konnte nach 12
Monaten in der mit SF behandelten Gruppe
(n = 15) bei einem, in der Kontrollgruppe (n = 16)
bei sechs Kindern allergische Erscheinungen beobachten (p = 0,08). Im Alter von 2 Jahren waren
die Unterschiede nicht mehr nachweisbar: 2 von
14 Kindern der SF-Gruppe und 2 von 16 Kindern
der nSF-Gruppe hatten allergische Symptome

(keine Signifikanz). Nach bisher vorliegenden
Daten scheinen allergische Erkrankungen bei SF-
behandelten nicht häufiger vorzukommen als bei
nicht-SF-behandelten Kindern.

Auftreten einer Zerebralparese

Eine mittelschwere bis schwere Zerebralparese
(nicht einheitlich definiert) trat bei 2 – 20 % der
SF-Gruppe und 3 – 29 % der nSF-Gruppe auf. Im
Durchschnitt lag die Rate bei 7,3 % (190 von 2600
Kindern) in der SF-Gruppe und 8,7 % (208 von
2400 Kindern) in der nSF-Gruppe (s. auch
Tab. **3**). Dieser zunächst nicht augenfällige Unter-
schied erlaubt bei der Größe der Populationen
doch eine Trendaussage. Angaben über einzelne
CP-Bilder wurden nicht gemacht.

Entwicklungsstörungen, mentale Entwicklung

Der Anteil der Kinder mit einem signifikant niedrigeren Mental Developmental Index in den Bayley-Scales ($< -2\,SD$) lag bei den vergleichbaren
Studien zwischen 5 und 21 % in der SF-Gruppe
und zwischen 4 und 24 % in der nSF-Gruppe,
durchschnittlich bei 8,4 % (179 von 2124 Kindern)
in der SF-Gruppe versus 8,0 % (160 von 1996 Kindern) in der nSF-Gruppe (s. Tab. **3**). Ein weiterge-
hender Vergleich war wegen der unterschiedlichen Methodik und Angabe der Ergebnisse nicht
möglich. Diese Angaben sind als sehr vorläufig zu
werten, da eine verläßliche Einschätzung der
mentalen Entwicklung erst im Vorschul- bis
Schulalter möglich ist.

Frühgeborenenretinopathie

Angaben über die Häufigkeit einer Frühgeborenenretinopathie sind in der Literatur durch unterschiedliche Einteilungen der Schweregrade
kaum vergleichbar. Der Prozentsatz operativ behandelter Retinopathien ist demgegenüber ein
härteres Kriterium und wird in den meisten Publikationen zusammen mit der Anzahl amauroti-
scher Kinder verwandt.

Der Prozentsatz der Operationen schwankte
zwischen 1 und 23 % in der SF-Gruppe und zwischen 2 und 19 % in der nSF-Gruppe. Er lag im
Mittel bei 5,0 % (129 von 2600 Kindern) in der
SF-Gruppe versus 4,6 % (111 von 2400 Kindern)
in der nSF-Gruppe (s. Tab. **3**). Die Angaben über
amaurotische Kinder lagen in der SF-Gruppe bei
1 – 10 %, in der nSF-Gruppe bei 0 – 7 %. Bei einem
Vergleich gleichfrüh geborener Kinder mit oder

ohne SF-Behandlung liegt kein Unterschied im Auftreten einer deutlichen Retinopathie vor. Gerade auch in diesem Bereich wäre jedoch eine Felduntersuchung erforderlich, da bei einem deutlich gestiegenen Überleben extrem kleiner Frühgeborener mit einer ebenfalls deutlich ansteigenden Zahl sehgeschädigter Kinder gerechnet werden muß.

Neurale Taubheit

Eine neurale Taubheit lag in der SF-Gruppe bei 0 – 7 % und in der nSF-Gruppe bei 0 – 1 % vor.

Schwere Funktionsstörung (serious impairment)

Die Angaben einer schweren Funktionsstörung (Definition: siehe oben) schwankten in der SF-Gruppe zwischen 9 und 37 %, in der nSF-Gruppe zwischen 3 und 41 %. Im Mittel wiesen 15,9 % der SF-Gruppe (422 von 2647 Kindern) und 16,9 % der nSF-Gruppe (410 von 2429 Kindern) eine solche Störung auf (s. Tab. **3**).

Wachstum

Angaben über das somatische Wachstum sind nur in wenigen Studien vorhanden. Signifikante Unterschiede zwischen der SF-Gruppe und der nSF-Gruppe wurden in keiner Studie beschrieben. Untereinander unterschieden sich die Follow-up-Studien hinsichtlich des Wachstums der Kinder jedoch wesentlich in Abhängigkeit vom jeweiligen mittleren Geburtsgewicht der Kinder. Bei extrem niedriggewichtigen Kindern lag der Anteil von Kindern mit einem Wachstum unterhalb der dritten Perzentile höher als bei Kindern mit höherem Geburtsgewicht. Kinder mit einer schweren bronchopulmonalen Dysplasie wurden als besonders klein beschrieben.

Diskussion

Bei einem Vergleich der bisherigen Langzeitstudien zum Einfluß der SF-Applikation auf die Prognose der Kinder müssen die zum Teil stark differierenden methodischen Voraussetzungen berücksichtigt werden. Praktisch alle bisherigen Studien sind als Case-control-Studien konzipiert und fragen im wesentlichen nach einem direkten Einfluß von SF auf die Prognose. Zur Frage, ob infolge der auch durch die Gabe von SF ermöglichten gesteigerten Überlebensrate besonders sehr kleiner Frühgeborener unter 1000 oder gar unter 800 g Geburtsgewicht die absolute Zahl langzeitüberlebender, aber dann später behinderter Frühgeborener nicht angestiegen ist, läßt sich durch die bisherigen Ergebnisse nicht beantworten. Zwei bundesdeutsche Follow-up-Studien an VLBW-Kindern [40, 53] haben jedenfalls ein weit höheres Risiko von extrem kleinen Frühgeborenen (< 1000 g) für Folgeschäden im Vergleich zu höhergewichtigen Kindern (1000 – 1500 g) nachweisen können.

Ein großes Problem für eine aussagekräftige Metaanalyse stellen die sehr unterschiedlichen Fallzahlen der Studien dar. Das Ergebnis einer solchen Analyse wird nämlich wesentlich durch die Studien mit sehr großen Fallzahlen bestimmt. Des weiteren ist es durchaus möglich, daß bei unterschiedlich ausgeprägter Unreife der Kinder in einzelnen Studien durch eine sich mit der Ausreifung des Zentralnervensystems ändernde Vulnerabilität des Gehirns für Blutungen und Ischämien ein Einfluß von SF in unterschiedlichem Maße vorhanden ist.

Das Alter der Kinder zum Zeitpunkt der Nachuntersuchung läßt nur die Beurteilung der Häufigkeit *schwerer* neurologischer und sensorischer Störungen zu. Selbst diese sind im Alter von 12 Monaten, dem Follow-up-Zeitpunkt einiger Studien, nicht immer sicher zu erkennen. Kleinere Funktionsstörungen sind ohnehin erst im Vorschulalter ausreichend nachweisbar. Daher hat die Aussage von fast der Hälfte der Studien nur eingeschränkten Wert.

Unter den perinatalen Komplikationen ist in dieser Analyse nur das Auftreten einer Hirnblutung analysiert worden. Schwere Hirnblutungen treten seltener nach SF-Gabe auf. Die Häufigkeit einer Zerebralparese wird sehr unterschiedlich angegeben. Die häufig unklare Abgrenzung zwischen einer minimalen Zerebralparese und einer sog. Clumsiness läßt allein schon eine große Variabilität zu. Hierbei kann zusätzlich sowohl das geringe Untersuchungsalter der Kinder in einigen Studien als auch deren unterschiedliche Reife eine Rolle spielen. Die geringere Rate in der SF-Gruppe korrespondiert mit dem geringeren Blutungsrisiko. Nicht außer acht lassen sollte man weiterhin die unterschiedliche Rate des Lost to follow-up. Diese kann zu einem systematischen Fehler führen, wenn die Prognose der nicht erreichten Kinder nicht ausreichend bekannt war. Die mittlere angegebene Häufigkeit einer Zerebralparese entspricht den in der Literatur angegebenen Zahlen [20, 39].

Auch bei den Angaben über die Häufigkeit einer Retinopathie muß die unterschiedliche Reife der Kinder berücksichtigt werden. Wenn auch in den vorliegenden Studien keine Unterschiede zwischen der SF- und der nSF-Gruppe vorlagen, so ist hierdurch dennoch keine Aussage zur Inzidenz einer Retinopathie zu machen. Ein Anstieg dieser Inzidenz wird in der Literatur beschrieben [16,17]. Häufigkeiten von bis zu 20% werden angegeben [29,43].

Angaben zur Häufigkeit einer mentalen Retardierung waren wegen des geringen Alters der Kinder kaum möglich. Die suggestive Darstellung eines Mental Developmental Index in den Bayley-Scales läßt keinen sicheren Schluß über die spätere geistige Entwicklung zu, wobei bekannt ist, daß sehr kleine Frühgeborene mit einer motorischen Funktionsstörung eine weitgehend normale mentale Entwicklung aufweisen können [52]. Andererseits findet sich gerade unter den extrem kleinen Frühgeborenen ein großer Prozentsatz im Vorschulalter deutlich auffälliger Kinder ohne schwere neurologische Störungen, bei denen teilweise multiple Teilleistungsstörungen festgestellt werden können.

Zusammenfassung

Zum Einfluß einer Surfactanttherapie auf die Langzeitprognose von Frühgeborenen liegen bisher nur Case-control-Studien vor, die nur eingeschränkt vergleichbar sind. Bedingt durch den meist sehr frühen Zeitpunkt der Nachuntersuchungen lassen sich nur Aussagen zum Auftreten schwerer neurologischer Funktionsstörungen machen.

In allen untersuchten Bereichen erwiesen sich die mit Surfactant behandelten Kinder als gesundheitlich stabiler, möglicherweise bedingt durch eine Abkürzung der neonatalen Intensivtherapie. Die Lungenfunktion behandelter Kinder wurde in Nachuntersuchungen als besser beurteilt. Symptome atopischer Erkrankungen traten nicht gehäuft auf.

Zerebralparesen traten bei behandelten Kindern etwas seltener auf, die Häufigkeit schwerer allgemeiner Funktionsstörungen (serious impairment) war jedoch nicht unterschiedlich.

Die Frage einer Änderung der Inzidenz schwerer Restschäden im Zusammenhang mit dem Einsatz von Surfactant zur Behandlung des Atemnotsyndroms Frühgeborener läßt sich durch die vorliegenden Studien nicht beantworten. Regionale Follow-up-Studien sind hierfür erforderlich.

Abkürzungen

CLD	Chronic Lung Disease
CP	Zerebralparese
DQ	Developmental Quotient
GA	Gestationsalter
IRDS	Infantile Respiratory Distress Syndrome
IVH/PVH	Intraventricular/Periventricular Hemorrhage
MW	Mittelwert
NS	nicht signifikant
nSF	nicht mit Surfactant behandelt = Plazebo-Gruppe
SD	Standard Deviation
SF	(mit) Surfactant (behandelt)
SFP	prophylaktische Surfactantgabe
SFR	„Rescue"-Surfactantgabe
VLBW	Very Low Birthweight

Literatur

1 Abbasi, S., V. K. Bhutani, J. S. Gerdes: Long-term pulmonary consequences of respiratory distress syndrome in preterm infants treated with exogenous surfactant. J. Pediat. 122 (1993) 446–452

2 Bayley, N.: Bayley scales of infant development. The Psychological Corp., New York 1969

3 Bose, C., A. Corbet, G. Bose et al.: Improved outcome at 28 days of age for very low birth weight infants treated with a single dose of a synthetic surfactant. J. Pediat. 117 (1990) 947–953

4 Brandt, I.: Griffith Entwicklungsskalen (GES) zur Beurteilung der Entwicklung in den ersten beiden Lebensjahren. Beltz Verlag, Weinheim, Basel (1983)

5 Casiro, O., W. Bingham, B. MacMurray et al.: One-year follow-up of 89 infants with birth weights of 500 to 749 grams and respiratory distress syndrome randomized to two rescue doses of synthetic surfactant or air placebo. J. Pediat. 126 (1995) 53–60

6 Chida, S., D. S. Phelps, R. F. Soll et al.: Surfactant proteins and anti-surfactant antibodies in sera from infants with respiratory dystress syndrome with and without surfactant treatment. Pediatrics 88 (1991) 84–89

7 Collaborative European Multicenter Study Group: Surfactant replacement therapy for severe neonatal respiratory distress syndrome; an international randomized clinical trial. Pediatrics 82 (1988) 683–691

[8] Corbet, A.: Clinical trials of synthetic surfactant in the respiratory distress syndrome of premature infants. Clin. Perinatol. 20 (1993) 737–760

[9] Corbet, A., W. Long, R. Schumacher et al.: Double-blind development evaluation at 1-year corrected age of 597 premature infants with birth weights from 500 to 1350 grams enrolled in three placebo-controlled trials of prophylactic synthetic surfactant. J. Pediat. 126 (1995) 5–12

[10] Courtney, S. E., W. Long, D. McMillan et al.: Double-blind 1-year follow-up of 1540 infants with respiratory distress syndrome randomized to rescue treatment with two doses of synthetic surfactant or air in four clinical trials. J. Pediat. 126 (1995) 43–52

[11] Dunn, M. S., A. T. Shennan, E. M. Hoskins et al.: Two-year follow-up of infants enrolled in a randomized trial of surfactant replacement therapy for prevention of neonatal respiratory distress syndrome. Pediatrics 82 (1988) 543–547

[12] Enhorning, G., A. Shennan, F. Possmayer et al.: Prevention of neonatal respiratory distress syndrome by tracheal instillation of surfactant: a randomized clinical trial. Pediatrics 76 (1985) 145–153

[13] Ferrara, T. B., R. E. Hoekstra, R. J. Couser: Effect of surfactant on outcome of infants with birth weights of 600–750 grams. Pediat. Res. 27 (1990) 243 A

[14] Ferrara, T. B., R. E. Hoekstra, R. J. Couser et al.: Survival and follow-up of infants born at 23 to 26 weeks of gestational age: effects of surfactant therapy. J. Pediat. 124 (1994) 119–124

[15] Gerdes, J., M. Gerdes, E. Beaumont et al.: Health and developmental outcome at 1-year adjusted age in 508 infants weighing 700 to 1100 grams who received prophylaxis with one versus three doses of synthetic surfactant. J. Pediat. 126 (1995) 26–32

[16] Gibson, D. L.: Retinopathy of prematurity: a new epidemic? Pediatrics 83 (1989) 486–492

[17] Gibson, D. L.: Retinopathy of prematurity-induced blindness: birth weight-specific survival and the new epidemic. Pediatrics 86 (1990) 405–412

[18] Gong, A., E. Anday, S. Boros et al.: One-year follow-up evaluation of 260 premature infants with respiratory distress syndrome and birth weights of 700 to 1350 grams randomized to two rescue doses of synthetic surfactant or air placebo. J. Pediat. 126 (1995) 68–74

[19] Gortner, L., P. Bartmann, F. Pohlandt et al.: Early treatment of respiratory distress syndrome with bovine surfactant in very preterm infants: a multicenter controlled clinical trial. Pediat. Pulmonol. 14 (1992) 4–9

[20] Grögaard, J. B., D. P. Lindstrom, R. A. Parker et al.: Increased survival rate in very low birth weight infants (1500 grams or less): No association with increased incidence of handicaps. J. Pediat. 117 (1990) 139–146

[21] Gunkel, J. H., P. H. C. Banks: Surfactant therapy and intracranial hemorrhage: review of the literature and results of new analyses. Pediatrics 92 (1993) 775–786

[22] Hagberg, B., G. Hagberg, I. Olow: The changing panorama of cerebral palsy in Sweden 1954–1970. I. Analysis of the general changes. Acta paediat. scand. 64 (1975) 187–192

[23] Hagberg, B., G. Hagberg, R. Zetterström: Decreasing perinatal mortality — increase in cerebral palsy morbidity? Acta paediat. scand. 78 (1989) 664–670

[24] Halliday, H. L., G. McClure, M. McC.Reid: Growth and development two years after artificial surfactant replacement at birth. Early hum. Develop. 13 (1986) 323–327

[25] Hallman, M., T. A. Merritt, A. L. Jarvenpaa, B. Boynton, F. Mannino, L. Gluck et al.: Exogenous human surfactant for treatment of severe respiratory distress syndrome: a randomized prospective clinical trial. J. Pediat. 106 (1985) 963–969

[26] Hoekstra, R. E., T. B. Ferrara, N. R. Payne: Effects of surfactant therapy on outcome of extremely premature infants. Europ. J. Pediat. (Suppl. 2) 153 (1994) S12 –S16

[27] Horbar, J. D., E. Wright, L. Onstad et al.: Decreasing mortality associated with the introduction of surfactant therapy: an observational study of neonates weighing 601 to 1300 grams at birth. Pediatrics 92 (1993) 191–196

[28] Jain, L., D. Vidyasagar, T. N. K. Raju: Developmental outcome of infants from surfactant trials. Pediat. Res. 25 (1989) 255 A

[29] Johnson, L.: Retinopathy of prematurity (ROP) in < 1250 g BW infants. Pediat. Res. 27 (1990) 246 (Abstr.)

[30] Kraybill, E. N., C. L. Bose, A. J. Corbet et al.: Double-blind evaluation of developmental and health status to age 2 years of infants weighing 700 to 1350 grams treated prophylactically at birth with a single dose of synthetic surfactant or air placebo. J. Pediat. 126 (1995) 33–42

[31] Kwong, M. S., E. A. Egan, R. H. Notter et al.: Double blind clinical trial of calf lung surfactant extract for the prevention of hyaline membrane disease in extremely premature infants. Pediatrics 76 (1985) 585–592

[32] Largo, R. H., R. Wälli, G. Duc et al.: Evaluation of perinatal growth. Helv. paediat. Acta 35 (1980) 419–436

[33] Long, W. A.: Synthetic surfactant. Clin. Perinatol. 17 (1993) 275–284

[34] Long, W., A. Corbet, R. Cotton et al.: A controlled trial of synthetic surfactant in infants weighing

1250 g or more with respiratory distress syndrome. New Engl. J. Med. 325 (1991) 1696–1703

35 McMillan, D., V. Chernick, N. Finer et al.: Effects of two rescue doses of surfactant in 344 infants with respiratory distress syndrome weighing 750 to 1249 grams: A double-blind, placebo-controlled multicenter Canadian trial. J. Pediat. 126 (1995) 90–98

36 Merritt, T. A., D. Strayer, M. Hallmann et al.: Immunologic consequences of exogenous surfactant administration. Semin. Perinatol. 12 (1988) 221–230

37 Morley, C. J., R. Morley: Follow-up of premature babies treated with artificial surfactant (ALEC). Arch. Dis. Childh. 65 (1990) 667–669

38 Msall, E., B. T. Rogers, G. Buck et al.: Five year neurodevelopmental outcome of extreme prematurity after surfactant or betamethasone. Pediat. Res. 27 (1990) 249 A

39 Pharoah, P. O. D.: Birthweight specific trends in cerebral palsy. Arch. Dis. Childh. 65 (1990) 602–606

40 Riegel, K., B. Ohrt, D. Wolke et al.: Die Entwicklung gefährdet geborener Kinder bis zum fünften Lebensjahr. Enke Verlag, Stuttgart (1995)

41 Robertson, B., T. Curstedt, R. Tubman et al.: A 2-year follow-up of babies enrolled in a European multicentre trial of porcine surfactant replacement for severe neonatal respiratory distress syndrome. Europ. J. Pediat. 151 (1992) 372–376

42 Saigal, S., Ch. Robertson, K. Sankaran et al.: One-year outcome in 232 premature infants with birth weights of 750 to 1249 grams and respiratory distress syndrome randomized to rescue treatment with two doses of synthetic surfactant or air placebo. J. Pediat. 126 (1995) 61–67

43 Sauve, R. S.: Severe retinopathy of prematurity in 500–1250 g infants. Pediat. Res. 27 (1990) 255 (Abstr.)

44 Sauve, R., W. Long, M. Vincer et al.: Outcome at 1-year adjusted age of 957 infants weighing more than 1250 grams with respiratory distress syndrome randomized to receive synthetic surfactant or air placebo. J. Pediat. 126 (1995) 75–80

45 Sell, M., R. Cotton, T. Hirata et al.: One-year follow-up of 273 infants with birth weights of 700 to 1100 grams after prophylactic treatment of respiratory distress syndrome with synthetic surfactant or air placebo. J. Pediat. 125 (1995) 20–25

46 Shapiro, D. L., R. H. Notter, F. C. Morin, K. S. Deluga, L. M. Golub, R. A. Sinkin et al.: Double-blind, randomized trial of calf lung surfactant extract administered at birth to very premature infants for the prevention of respiratory distress syndrome. Pediatrics 76 (1985) 593–595

47 Smyth, J., A. Allen, B. MacMurray et al.: Double-blind, randomized, placebo-controlled Canadian multicenter trial of two doses of synthetic surfactant or air placebo in 224 infants weighing 500 to 749 grams with respiratory distress syndrome. J. Pediat. 126 (1995) 81–89

48 Steward, A. L., E. O. R. Reynolds, A. P. Lipscomb: Outcome for infants of very low birthweight: Survey of world literature. Lancet (1981) 1038–1040

49 Survanta multidose study group: Two-year follow-up of infants treated for neonatal respiratory distress syndrome with bovine surfactant. J. Pediat. 124 (1994) 962–967

50 Vaucher, Y. E., T. A. Merritt, M. Hallman et al.: Neurodevelopmental and respiratory outcome in early childhood after human surfactant treatment. AJDC 142 (1988) 927–930

51 Vaucher, Y. E., L. Harker, T. A. Merritt et al.: Outcome at twelve months of adjusted age in very low birthweight infants with lung immaturity: a randomized, placebo-controlled trial of human surfactant. J. Pediat. 122 (1993) 126–132

52 Veelken, N., B. Hagberg, G. Hagberg, I. Olow: Diplegic cerebral palsy in Swedish term and preterm children. Neuropediatrics 14 (1983) 20–28

53 Veelken, N., K. Stollhoff, M. Claussen: Development of very low birthweight infants. A regional study of 371 survivors. Europ. J. Pediat. 150 (1991) 815–820

54 Veelken, N., O. Dammann, B. Allers, F. J. Schulte: Neurological development of very low birthweight infants: results of a population-based follow-up at the age of 6 years. Biol. Neonat. 62 (2–3) (1992) 171 (Abstr.)

55 Walther, F. J., M. Mullett, R. Schumacher et al.: One-year follow-up of 66 premature infants weighing 500 to 699 grams treated with a single dose of synthetic surfactant or air placebo at birth: Results of a double-blind trial. J. Pediat. 126 (1995) 13–19

56 Walti, H., M. Boule, G. Moriette et al.: Pulmonary functional outcome at one year of age in infants treated with natural porcine surfactant at birth. Biol. Neonat. 61 (Suppl. 1) (1992) 48–53

57 Ware, J., H. W. Taeusch, R. F. Soll et al.: Health and developmental outcomes of a surfactant controlled trial: Follow-up at 2 years. Pediatrics 85 (1990) 1103–1107

58 Wilkinson, A., P. A. Jenkins, J. A. Jeffrey: Two controlled trials of dry artificial surfactant: early effects and later outcome in babies with surfactant deficiency. Lancet (1985) 287–293

59 Wiseman, L. R., H. M. Bryson: Porcine-derived lung surfactant. A review of the therapeutic efficacy and clinical tolerability of a natural surfactant preparation (Curosurf®) in neonatal respiratory distress syndrome. Drugs 48 (1994) 386–403

60 Yuksel, B., A. Greenough, H. R. Gamsu: Respiratory function at follow-up after neonatal surfactant replacement therapy. Res. Med. 87 (1993) 217–221

Neue Indikationen
zur Surfactanttherapie

Surfactanttherapie bei neonataler Pneumonie und beim Mekoniumaspirationssyndrom

E. Herting

Einleitung

Die Surfactantersatzbehandlung gilt mittlerweile als Standardtherapieverfahren beim Atemnotsyndrom Frühgeborener. Dem idiopathischen RDS Frühgeborener liegt ein Surfactantmangel zugrunde.

⚠ Wie bei einem primären, durch Organunreife bedingten Surfactantmangel kann es auch bei reifen Neugeborenen mit zunächst ausreichender endogener Surfactantsynthese im weiteren Verlauf zu einem sekundären Atemnotsyndrom kommen (s. auch Beitrag Wauer, S. 14). Als Ursache für diese Erkrankung wird das Vorhandensein von Surfactantinhibitoren im Bronchoalveolarraum angesehen [19, 38].

So wurde in den letzten Jahren, wenn auch zumeist nur kasuistisch, über die Surfactanttherapie bei dem ARDS ähnlichen Erkrankungen Neugeborener, bei kongenitaler Pneumonie [2, 4, 11, 38], beim Mekoniumaspirationssyndrom [3, 9, 17, 21, 22, 38], bei Lungenblutungen [24], bei Zwerchfellhernien mit konsekutiver Lungenhypoplasie [10] sowie bei beginnender chronischer Lungenerkrankung [25] berichtet (s. auch Beitrag Möller, S. 133). Der Einsatz von Surfactant bei der Mekoniumaspiration und bei der kongenitalen Pneumonie erscheint aus pathophysiologischer Sicht besonders sinnvoll [38].

Surfactantbehandlung bei neonataler Pneumonie

Grundlagen

Kongenitale Pneumonien stellen eine wichtige Differentialdiagnose des RDS Frühgeborener dar. Mütterliche Infektionen sowie ein vorzeitiger Blasensprung scheinen häufig mit einer Frühgeburtlichkeit assoziiert zu sein. Nach unseren Untersuchungen weisen ca. 10 % aller Frühgeborenen, die aufgrund eines Atemnotsyndroms mit Surfactant behandelt werden, Zeichen einer systemischen und/oder pulmonalen Infektion auf [14]. Die Diagnose einer kongenitalen Pneumonie wird bei entsprechenden klinischen, laborchemischen und radiologischen Veränderungen durch den Erregernachweis im primär gewonnenen Trachealsekret gesichert. Auch im Magensekret können z. B. B-Streptokokken durch eine Schnellfärbung einfach nachgewiesen werden.

Im Rahmen einer Pneumonie tritt im Krankheitsverlauf gehäuft eine Störung der alveokapillären Schranke auf, so daß es zum Anfluten von Plasmaproteinen und anderen Blutbestandteilen in den Bronchoalveolarraum kommt [19, 38]. Plasmaproteine, wie z. B. Fibrinogen, besitzen im bezug auf die Surfactantwirkung eine hohe inhibitorische Aktivität, die zu einer direkten Hemmung der Surfactantfunktion und somit zum Auftreten eines Atemnotsyndromes führen kann (Abb. 1). Im Rahmen bakterieller Infektionen wird zudem eine Schädigung der Typ-II-Pneumozyten mit einer nachfolgenden Verminderung der Surfactantproduktion und -sekretion diskutiert [38]. Die Freisetzung von Phospholipasen durch einzelne Bakterienstämme führt in vitro zu einer deutlichen Funktionseinschränkung von Surfactant [19]. Das Infektionsgeschehen bewirkt eine Einwanderung von Alveolarmakrophagen und neutrophilen Granulozyten. Durch die Freisetzung von Sauerstoffradikalen und Enzymen (z. B. der Neutrophilen-Elastase) scheint es neben einer direkten Gewebeschädigung [32] zu Veränderungen an den Surfactantproteinen und somit zu einer Funktionseinschränkung des endogenen Surfactants zu kommen [38]. Ein solcher Pathomechanismus durch proteolytische Veränderungen konnte vor allen Dingen für das SP-A nachgewiesen werden [27]. Durch das Auftreten einer Hypoxie, einer Azidose oder einer pulmonalen Minderperfusion im Rahmen der Pneumonie kann es zu einer

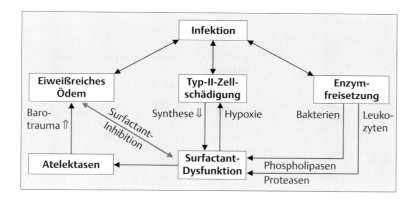

Abb. **1** Schematische Darstellung der Pathophysiologie der Surfactantdysfunktion im Rahmen pulmonaler Infektionen.

weiteren Aggravation des Surfactantmangels kommen.

Im Krankheitsverlauf sind zudem neben einer rein quantitativen Abnahme des Surfactantpools auch Änderungen in der Zusammensetzung der Phospholipide und auch der Surfactant-Apoproteine zu beobachten. In der bronchoalveolären Lavageflüssigkeit betroffener erwachsener Patienten scheint es zu einer Abnahme des Dipalmitoylphosphatidylcholins (DPPC) und auch zu einem Abfall der SP-A-Konzentration im Laufe einer pulmonalen Infektion zu kommen [38].

In-vitro-Versuche

Die Inkubation von Bakterien mit Surfactant bzw. bronchoalveolärer Lavageflüssigkeit zeigt widersprüchliche Effekte [38]. Bei der Inkubation von B-Streptokokken mit einem modifizierten natürlichen Surfactant (Curosurf®) fanden wir einen wachstumshemmenden Effekt auf die Bakterienproliferation erst ab einer Surfactantkonzentration von 20 mg/ml [15]. Vergleicht man die Effekte unterschiedlicher Surfactantpräparationen auf die Bakterienproliferation, so konnten Sherman u. Mitarb. zeigen, daß modifizierte natürliche Surfactantpräparationen nicht zu einer signifikanten Zunahme der Bakterienproliferation führen [29]. Die synthetische Surfactantpräparation Exosurf® zeigte in dieser Versuchsserie sogar eine bakterizide Wirkung [29]. Während bei den natürlichen Surfactantpräparaten eine Interaktion der Phospholipide mit der Bakterienmembran diskutiert wird, kann die Wirkung von Exosurf® möglicherweise auch auf einer direkten zytotoxischen Wirkung der in diesem Präparat

vorhandenen Hilfssubstanzen Tyloxapol und Hexadecanol beruhen.

Nach Inkubation von Surfactant mit Monozyten finden sich eine verminderte Bakterizidie und eine verminderte Zytokin-Freisetzung [31]. Auch bei neutrophilen Granulozyten scheinen ähnliche Phänomene nachweisbar zu sein [20, 30]. Die Inkubation von Granulozyten mit Surfactant führt zu einer verminderten Bildung von Sauerstoffradikalen [16], zu einer verminderten Freisetzung von Elastase und zu einer verminderten Bakterizidie. Den theoretisch negativen Effekten der Surfactantsubstitution auf die Funktion von Phagozyten stehen andererseits Phagozytose-stimulierende Effekte gegenüber. So konnte nachgewiesen werden, daß die wasserlöslichen Surfactantproteine SP-A und SP-D wichtige stimulierende Faktoren für die Alveolarmakrophagenfunktion sind [35].

Tierversuche

Wesentliche experimentelle Daten zu diesem Komplex wurden im Tiermodell bei Influenza-A-Infektionen [36] bzw. bei neonataler B-Streptokokken-Pneumonie gewonnen. Eine B-Streptokokken-Kolonisierung des mütterlichen Urogenitaltraktes findet sich bei 20–40% aller Schwangeren [6]. Eine Schleimhautbesiedlung mit diesem Erreger tritt bei ca. der Hälfte der Neugeborenen dieser Mütter auf. Auch wenn nur 1% dieser Neugeborenen manifest an einer B-Streptokokken-Pneumonie und/oder -Sepsis erkrankten, gehört dieses Bakterium aufgrund der Häufigkeit der mütterlichen vaginalen Besiedlung unverändert zu den häufigsten Erregern von neonatalen Infektionen. B-Streptokokken-Infektionen verlaufen häufig unter dem Bild ei-

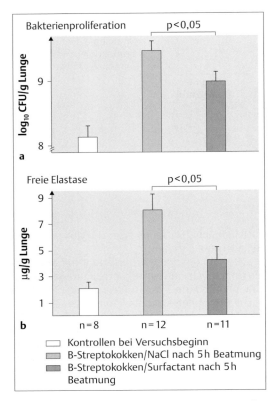

Abb. **2** **a** Bakterienproliferation bei experimenteller neonataler B-Streptokokken-Pneumonie im Tiermodell [nach 18]. Nach intratrachealer Streptokokkeninfektion und fünfstündiger Beatmung zeigte sich eine signifikant geringere Bakterienproliferation bei den Tieren, die mit Surfactant (Curosurf® 200 mg/kg KG) behandelt wurden im Vergleich zu mit NaCl 0,9% behandelten, infizierten Versuchstieren. Die Bakteriendichte wurde in der homogenisierten linken Lunge kulturell bestimmt (CFU = colony forming unit). Die Darstellung erfolgt logarithmisch ($\log_{10}$ CFU/g Lunge). Kontrolltiere wurden 1 min nach der Streptokokkeninfektion untersucht (Details zum Versuchsablauf s. [15]). **b** Aktivität der freien Elastase im Lungengewebe im gleichen Tiermodell. Die Surfactantbehandlung infizierter Tiere führte zu einer signifikant geringeren Elastasefreisetzung. Die Elastasebestimmung erfolgte photometrisch mittels eines synthetischen Substrates [32].

nes Atemnotsyndroms [37]. Weder klinisch noch laborchemisch oder radiologisch kann ein Surfactantmangel sicher von einer kongenitalen Pneumonie differenziert werden [1]. Sherman u. Mitarb. beschrieben 1988 im Tiermodell nach Vernebelung von B-Streptokokken eine erhöhte Er-

regerproliferation nach Surfactantbehandlung. Sie führten dies auf eine verminderte Makrophagenfunktion zurück und äußerten die Sorge, daß eine Surfactantbehandlung zu einer Gefährdung von Neugeborenen mit einer kongenitalen Pneumonie führen könnte [28]. In einem Kaninchenmodell konnten wir nach intratrachealer Bakterienapplikation zeigen, daß die Therapie mit 200 mg/kg Körpergewicht eines modifizierten natürlichen Surfactants (Curosurf®) zu einer signifikanten Hemmung der Bakterienproliferation im Vergleich zu mit Kochsalz behandelten Tieren führte [15]. Eine neuere, wiederum von Sherman u. Mitarb. durchgeführte, Untersuchung widerlegt ebenfalls die These, daß Surfactant zu einer vermehrten Bakterienproliferation bei einer kongenitalen Pneumonie führt [29].

Tierexperimentelle Untersuchungen [18] scheinen zu belegen, daß die Surfactantsubstitution auch in vivo zu einer Abschwächung der Entzündungsreaktion und zu einer verminderten Freisetzung von Neutrophilen-Elastase führt (Abb. 2 a u. b). Mutmaßlich übt Surfactant eine „down-regulierende" Wirkung im Immunsystem aus (s. auch Beitrag Bartmann, S. 106 ff.).

Klinische Untersuchungen

Da zum Zeitpunkt einer frühen Surfactanttherapie häufig unklar ist, ob eine bakterielle Besiedlung des Trachealsekretes vorliegt, erhält eine Vielzahl von Frühgeborenen trotz Vorliegens einer kongenitalen Pneumonie eine Surfactantsubstitution. Im Einzelfall ist es auch bei infizierten Frühgeborenen praktisch unmöglich zu klären, inwieweit die Erkrankung auf einem primären Surfactantmangel beruht, oder ob im Rahmen der entzündlichen Vorgänge ein sekundärer Surfactantmangel eingetreten ist.

Die Daten von retrospektiven Studien bei Früh- und Neugeborenen mit kongenitaler Pneumonie zeigen, daß es nach einer Surfactantsubstitution bei kongenitaler Pneumonie [11] im Vergleich zur Behandlung bei Kindern mit idiopathischem RDS zu einer etwas langsameren Besserung des Gasaustausches kommt (Abb. 3 a u. b). Wahrscheinlich dürften für die Behandlung infizierter Kinder eher höhere Surfactantdosen (100–200 mg/kg Körpergewicht) und wiederholte Surfactantbehandlungen empfehlenswert sein [38]. Gravierende akute Neben-

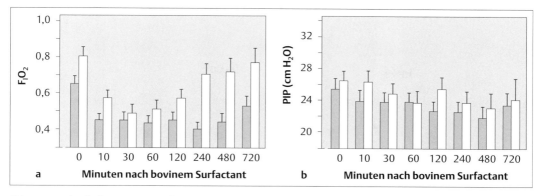

Abb. 3 Vergleich der inspiratorischen Sauerstoffkonzentration (F_IO_2) (**a**) und des inspiratorischen Spitzendruckes (PIP) (**b**) bei Frühgeborenen mit konnataler Pneumonie (weiße Säulen, n = 15) und mit RDS (schwarze Säulen) als Zeitwirkungskurve nach Surfactantsubstitution. Vor allem an dem Verlauf des F_IO_2 ist bei den Frühgeborenen mit konnataler Pneumonie ein initiales Ansprechen auf die Therapie mit einem anschließenden „relapse" zu beobachten. Es wurde eine relativ niedrige mittlere Dosis von ca. 40 mg/kg KG Alveofact® verwandt (nach [11], mit freundlicher Genehmigung).

wirkungen der Surfactantapplikation wurden bisher nicht beobachtet.

Pulmonale Infektionen in den ersten Lebenswochen, die bei atypischen Erregern (Chlamydien, Ureaplasma urealyticum etc.) auch schleichend verlaufen können, scheinen in der Pathogenese der bronchopulmonalen Dysplasie von besonderer Wichtigkeit. Auch bei solchen Patienten konnte Surfactant z.T. erfolgreich eingesetzt werden [13, 25].

Mekoniumaspirationssyndrom

Grundlagen

Zwischen der 10. und 16. Gestationswoche kann beim Feten erstmals Mekonium im Darm nachgewiesen werden. Mekonium ist ein Gemisch aus gastrointestinalen Sekreten (z.B. Galle, Pankreassaft), Schleim, abgeschilferten Epithelien, Vernix, Blut, fetalem Urin und einer Vielzahl von anderen Komponenten. Zum Zeitpunkt der Geburt enthält der Darm eines reifen Neugeborenen zwischen 60 und 200 g Mekonium. Unter physiologischen Umständen kommt es nur selten vor der 37. Schwangerschaftswoche zum Abgang von Mekonium, da intrauterin eine verminderte Darmperistaltik, ein erhöhter analer Sphinktertonus und ein kappenähnlicher Verschluß des Enddarmes durch einen Mekoniumpfropf vorliegen. Ein Mekoniumabgang in das Furchtwasser findet

sich bei ca. 10% aller Neugeborenen, bei ca. 5% dieser Kinder tritt ein Mekoniumaspirationssyndrom (MAS) auf [39]. Zur Diagnose eines Mekoniumaspirationssyndroms [40] werden neben dem grünen, mekoniumhaltigen Fruchtwasser respiratorische Symptome bei typischem radiologischen Befund (Abb. **4a**) und Fehlen einer anderen erklärenden Pathologie verlangt. Falls ein gründliches pharyngeales Absaugen vor dem ersten Atemzug und eine Intubation von gefährdeten Neugeborenen erfolgt [7], liegt die Mortalität des Mekoniumaspirationssyndroms heute unter 5%. Immerhin bedürfen aber 30% der Kinder mit Mekoniumaspirationssyndrom der mechanischen Beatmung. Bei 10% der Kinder tritt im Verlauf ein Pneumothorax als Komplikation auf (Abb. **4b**).

Durch die korpuskulären Eigenschaften und die hohe Viskosität von Mekonium („erbsbreiartiges" Fruchtwasser) kann es im Falle einer Aspiration zu einem partiellen oder totalen Luftwegsverschluß mit Bildung von Atelektasen und lokal überblähten Lungenbezirken kommen (Abb. **5**). Im Krankheitsverlauf wandern Entzündungszellen in die Lunge ein. Pathophysiologisch kommt es zunächst zu einer sterilen, „chemischen Pneumonitis" (Abb. **5**) und zur Freisetzung von proteolytischen Enzymen (z.B. Elastase). Gehäuft tritt dann zudem eine bakterielle Superinfektion auf.

Da bereits intrauterin im Rahmen einer fetalen Streßreaktion, z.B. durch Hypoxie oder eine

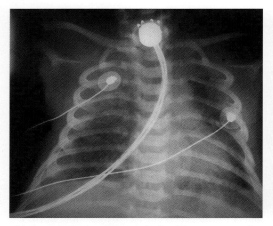

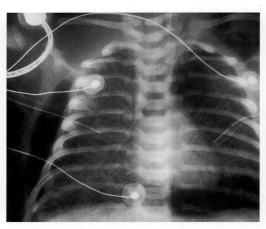

Abb. **4a** Typischer Röntgenbefund bei einem reifen Neugeborenen mit Mekoniumaspirationssyndrom. Neben verdichteten und z. T. atelektatischen Bezirken zeigen sich deutlich überblähte Lungenareale.

Abb. **4b** Extraalveoläre Luftansammlungen als typische Komplikation des Mekoniumaspirationssyndroms im Beatmungsverlauf beim gleichen Kind. Zustand nach beidseitigen Spannungspneumothoraces, Pneumoperikard, Hautemphysem und mediastinaler Luftansammlung.

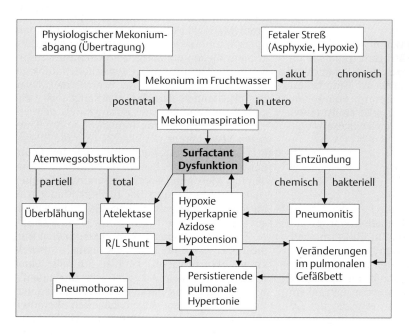

Abb. **5** Schematische Darstellung der Pathophysiologie [40] des Mekoniumaspirationssyndroms.

Nabelschnur- bzw. eine Kopfkompression, ein Mekoniumabgang mit nachfolgender Mekoniumaspiration möglich ist, wird diskutiert, ob es bei den von einem Mekoniumaspirationssyndrom besonders schwer betroffenen Neugeborenen bereits intrauterin zu einer Erhöhung des pulmonalen Gefäßwiderstandes (Abb. **5**) kommt [40]. Bei einem hohen Prozentsatz der Kinder mit Mekoniumaspirationssyndrom treten im Krankheitsverlauf intrapulmonale Shunts mit Ausbildung einer persistierenden fetalen Zirkulation auf, so daß komplexe Therapiemaßnahmen

(Hyperventilation, Alkalisierung, Katecholamine, Prostazyklin, Hochfrequenzbeatmung, NO-Applikation, ECMO, liquid ventilation etc.) zur Anwendung kommen (s. auch Beitrag Kachel, S. 147).

In-vitro-Versuche

⚠ Mekonium führt in vitro zu einer direkten Inhibition der Surfactantwirkung [8, 23, 33]. Hierfür sind vor allem die lipophilen (chloroformlöslichen) Anteile im Mekonium, z. B. die freien Fettsäuren, verantwortlich.

Bei der Messung der Oberflächenspannung zeigt sich, daß eine Surfactantinhibition, die bei einer niedrigen Surfactantkonzentration auftritt, durch eine entsprechende Erhöhung der Surfactantdosis antagonisiert werden kann [23]. Zudem wird ein direkter zytotoxischer Effekt der im Mekonium enthaltenen Gallensäuren auf die für die Surfactantsynthese verantwortlichen Typ-II-Pneumozyten vermutet.

Tierversuche

Mit tierexperimentellen Daten konnte gezeigt werden, daß durch die Instillation von Mekonium in die Lunge ein Atemnotsyndrom mit Einschränkung der Lungenfunktion (Compliance-abnahme) und Auftreten von hyalinen Membranen ausgelöst werden kann [8, 26, 33, 34]. Durch die Surfactantgabe nach einer experimentellen Mekoniumaspiration kommt es zu einer Besserung der Lungenmechanik und des Gasaustausches. In tierexperimentellen Untersuchungen zur Mekoniumaspiration [34] fanden wir, daß sich eine Dosis von 200 mg/kg Körpergewicht (KG) eines modifizierten porcinen Surfactants (MPS 200) hierbei als wirksamer erwies als eine Dosis von 100 mg/kg KG (MPS 100), die ebenfalls einen initialen Anstieg der Oxygenierung zeigte (Abb. **6**). Bis zum Versuchsende trat jedoch nach niedriger Surfactantdosis eine erneute Verschlechterung der Oxygenierung ein. Vergleicht man die Wirksamkeit eines modifizierten natürlichen Surfactants mit einem durch Lavage- und Gradientenzentrifugation gewonnenen „kompletten natürlichen" Surfactants, so zeigt der natürliche Surfactant in einer identischen Dosis von 100 mg/kg KG (NPS 100) eine bessere Wirksamkeit (Abb. **6**). Die Überlegenheit eines natürlichen Surfactants wird u. a. auf das Vorhandensein des Surfactantprotein A zurückgeführt, das in vitro die Resistenz gegenüber einer Surfactant-

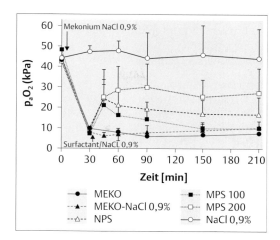

Abb. 6 Verlauf der Oxygenierung nach Surfactant-substitution bei experimenteller Mekoniumaspiration im Tierversuch (n = 8 – 10 Tiere pro Gruppe). Unter Beatmung mit 100 % O_2 kommt es nach intratrachealer Mekoniuminstillation (Meko) zu einem deutlichen Abfall des arteriellen Sauerstoffpartialdruckes (p_aO_2), der sich auch durch eine nachfolgende NaCl-Instillation (Meko-NaCl) nicht verbessern läßt. Die nur mit NaCl behandelten Kontrolltiere weisen während des gesamten Versuchsablaufes p_aO_2-Werte um 50 kPa auf. Die Surfactantbehandlung mit 200 mg/kg KG eines modifizierten natürlichen Surfactants (MPS 200) führt zu einer anhaltenden Verbesserung der Oxygenierung, während nach einer Dosis von 100 mg/kg KG (MPS 100) eine erneute Verschlechterung eintritt. Eine identische Dosis eines „kompletten" (SP-A enthaltenden) Natursurfactants (NPS 100) zeigt im Vergleich einen deutlich besseren Effekt als der modifizierte natürliche Surfactant (MPS 100) (nach [34] mit freundlicher Genehmigung).

inhibition signifikant erhöht [5]. Der Herstellungsprozeß momentan erhältlicher modifizierter natürlicher Surfactantpräparationen führt dazu, daß momentan weder SP-A noch SP-D im Endprodukt enthalten sind. Surfactantpräparationen, die durch Zusatz von Surfactantproteinen oder Proteinfragmenten möglicherweise eine höhere Resistenz gegenüber Surfactantinhibitoren aufweisen, befinden sich in der Phase der Entwicklung (s. auch KL_4-Surfactant; s. Beitrag Gortner, S. 54, 61, 63).

In tierexperimentellen Untersuchungen [26] wird überprüft, ob sich durch eine bronchoalveoläre Lavage mit Surfactant die Behandlungsergebnisse beim Mekoniumaspirationssyndrom durch ein Ausspülen der inhibitorischen Substanzen unmittelbar postpartal verbessern lassen. Die Ergebnisse ähnlicher Untersuchungen bei Erwachsenen mit ARDS bleiben abzuwarten.

Klinische Untersuchungen

Betrachtet man die klinischen Ergebnisse der Surfactantsubstitution bei Neugeborenen mit Mekoniumaspirationssyndrom, so fällt auf, daß in den meisten Studien nur schwerkranke Neugeborene behandelt wurden, die bereits über einen längeren Zeitraum mit hohen inspiratorischen Drücken und hohen Sauerstoffkonzentrationen beatmet worden waren. Bei sechs beatmeten Patienten mit Mekoniumaspirationssyndrom [17], die im Median erst im Alter von 26 h behandelt worden waren, konnten wir ebenfalls nur eine leichte Verbesserung der Oxygenierung (Meßparameter: Oxygenierungsindex) nachweisen (Abb. 7). Ein Kind verstarb (Patient 5), ein Neugeborenes (Patient 4), das nicht auf die Surfactanttherapie ansprach, überlebte nach Durchführung einer extrakorporalen Membranoxygenierung. In anderen, kleineren unkontrollierten Studien führte die Surfactantapplikation jeweils zu einer leichten Besserung der Oxygenierung, ohne daß eine völlige Normalisierung des Gasaustausches eintrat [2, 3, 9, 12, 17, 21, 22].

In einer vor kurzem publizierten kontrollierten, randomisierten Studie [9] wurde erstmals die Wirksamkeit der Surfactantsubstitution bei der Behandlung der Mekoniumaspiration nachgewiesen. Verglichen wurde eine frühe hochdosierte Surfactanttherapie (n = 20), die bereits vor der sechsten Lebensstunde erfolgte, mit einem unbehandelten Kontrollkollektiv (n = 20). Es zeigte sich eine signifikante Verbesserung der Oxygenierung im Vergleich zu den Kontrollen. Verabreicht wurden in dieser Studie maximal viermal 150 mg/kg KG Survanta® im Abstand von jeweils sechs Stunden. Eine deutliche Besserung des Gasaustausches trat erst nach der zweiten Survanta®-Gabe, d. h. nach einer kumulativen Dosis von 300 mg/kg KG, ein. Die Surfactantbehandlung führte in dieser Studie über die Verbesserung des Gasaustausches hinaus zu einer Reduktion der Komplikationsrate (Pneumothoraxrate: 0/20 versus 5/20), der Beatmungsdauer und der Anzahl der Kinder, die im weiteren Verlauf einer ECMO-Therapie bedurften (1/20 versus 6/20).

Vergleichbare Ergebnisse, die darauf hindeuten, daß sich bei ARDS-ähnlichen Erkrankungen eine hohe Konzentration von Surfactantinhibitoren im bronchoalveolären Raum befindet, die nur durch den Einsatz sehr hoher Surfactantdosen

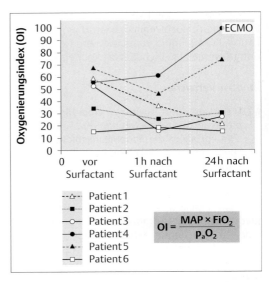

Abb. 7 Verlauf des Oxygenierungsindex bei 6 Neugeborenen mit schwerem Mekoniumaspirationssyndrom nach Surfactantbehandlung [17].

antagonisiert werden kann, wurden auch bei Erwachsenen gewonnen [38].

Schlußfolgerungen

⚠ Erste klinische Studien scheinen die Wirksamkeit der Surfactantsubstitution auch beim *sekundären Surfactantmangel* bei Frühgeborenen und bei reifen Neugeborenen zu belegen. Da dieses Krankheitsbild durch das Vorliegen von *Surfactantinhibitoren* gekennzeichnet ist, scheinen höhere Surfactantdosen und wiederholte Surfactantapplikationen erforderlich. Der Wirkungseintritt von Surfactant erfolgt bei diesen Kindern häufig protrahiert [38].

Bei Frühgeborenen mit *kongenitaler Pneumonie* erfolgt eine Surfactantsubstitution häufig zu einem Zeitpunkt, zu dem das Infektionsgeschehen in der Lunge noch nicht bekannt ist. Nach neueren vorliegenden Daten führt ein solches Vorgehen nicht zu einer Gefährdung der Kinder. Die Surfactantsubstitution scheint sich im Gegenteil eher günstig durch eine *Modulation der entzündlichen Prozesse* auszuwirken [18].

– Die Wirksamkeit der Surfactantsubstitution bei der *Mekoniumaspiration* konnte sowohl tierexperimentell als auch in einer ersten randomisierten, kontrollierten klinischen Studie nachgewiesen werden [9]. Wichtig bei diesem Krankheitsbild erscheint vor allem die Prophylaxe der Mekoniumaspiration durch Vermeidung einer perinatalen Asphyxie und ggf. durch ein gründliches Absaugen vor dem ersten Atemzug [7]. Kommt es dennoch zum Mekoniumaspirationssyndrom, so kann ein *frühzeitiger* Einsatz der Surfactantersatztherapie einer Surfactantinhibition entgegenwirken und eine Schädigung der Lunge durch eine längerfristige Beatmung mit hohen Beatmungsdrücken und hohen inspiratorischen Sauerstoffkonzentrationen vermeiden helfen.

– Eine *Mehrfachbehandlung* ist bei diesen Patienten häufig notwendig. Um eine Besserung des Gasaustausches zu erzielen, sind z.T. hohe kumulative Surfactantdosen (300 – 600 mg/kg Körpergewicht) erforderlich.

Abkürzungen

ARDS	acute (adult) respiratory distress syndrome
ECMO	extra corporeal membrane oxygenation (extrakorporale Membranoxygenierung)
KG	Körpergewicht
MAS	meconium aspiration syndrome (Mekoniumaspirationssyndrom)
MPS	modifizierter porciner Surfactant
NPS	natürlicher porciner Surfactant
RDS	respiratory distress syndrome (Atemnotsyndrom)
SP	surfactant protein

Literatur

[1] Ablow, R., S. Driscoll, E. Effmann et al.: A comparison of early onset group B streptococcal neonatal infection and the respiratory distress syndrome. New Engl. J. Med. 294 (1976) 65 – 70

[2] Auten, R. L., R. H. Notter, J. W. Kendig et al.: Surfactant treatment of fullterm newborns with respiratory failure. Pediatrics 87 (1991) 101 – 107

[3] Blanke, J. G., G. Jorch: Surfactanttherapie bei 10 Neugeborenen mit Mekoniumaspirationssyndrom. Klin. Pädiat. 205 (1993) 75 – 78

[4] Brehmer, U., G. Jorch: Surfactanttherapie bei 41 Frühgeborenen < 34 SSW mit Verdacht auf konnatale Infektion (Fallkontrollanalyse). Klin. Pädiat. 205 (1993) 78 – 82

[5] Cockshutt, A. M., J. Weitz, F. Possmayer: Pulmonary surfactant-associated protein A enhances the surface activity of lipid extract surfactant and reverses inhibition by blood proteins in vitro. Biochem. J. 29 (1990) 8424 – 8429

[6] Committee on Infectious Diseases and Committee on Fetus and Newborn: Guidelines for prevention of group B streptococcal (GBS) infection by chemoprophylaxis. Pediatrics 90 (1992) 775 – 778

[7] Committee on neonatal ventilation/meconium/chest compressions: Guidelines proposed at the 1992 Conference on Cardiopulmonary Resuscitation and Emergency Cardiac Care, Dallas, 1992. J. Amer. med. Assn. 268 (1992) 2276 – 2281

[8] Davey, A. M., J. D. Becker, J. M. Davis: Meconium aspiration syndrome: Physiological and inflammatory changes in a newborn piglet model. Pediatr. Pulmonol. 16 (1993) 101 – 108

[9] Findlay, R. D., H. W. Taeusch, F. J. Walther: Surfactant replacement therapy for meconium aspiration syndrome. Pediatrics 97 (1996) 48 – 52

[10] Glick, P. L., C. L. Leach, G. E. Besner et al.: Pathophysiology of congenital diaphragmatic hernia III: exogenous surfactant therapy of the high-risk neonate with CDH. J. pediat. Surg. 27 (1992) 866 – 869

[11] Gortner, L., F. Pohlandt, P. Bartmann: Wirkung eines bovinen Surfactants bei sehr kleinen Frühgeborenen mit konnataler Pneumonie. Mschr. Kinderheilk. 138 (1990) 274 – 278

[12] Halliday, H. L., C. P. Speer, B. Robertson: Treatment of severe meconium aspiration syndrome with porcine surfactant. Europ. J. Pediatr. 155 (1996) 1047 – 1051

[13] Harms, K., E. Herting: Successful surfactant replacement therapy in two infants with ARDS due to chlamydial pneumonia. Respiration 61 (1994) 348 – 352

[14] Herting, E., K. Harms, C. P. Speer and members of the Collaborative European Multicenter Study Group: Incidence of neonatal infections in very low birth weight infants with severe RDS treated with a natural porcine surfactant. Biol. Neonat. 59 (1991) 382 – 383

[15] Herting, E., C. Jarstrand, O. Rasool et al.: Experimental neonatal Group B streptococcal pneumonia: effect of a modified porcine surfactant on bacterial proliferation in ventilated near-term rabbits. Pediat. Res. 36 (1994) 784 – 791

[16] Herting, E., C. Jarstrand, O. Rasool et al.: Effect of surfactant on nitroblue tetrazolium (NBT) reduction of polymorphonuclear leucocytes stimulated with type Ia group B streptococci. Acta paediatr. 84 (1995) 922 – 926

[17] Herting, E., B. Sun, K. Harms et al.: Surfactant-Behandlung bei Mekoniumaspiration: Widerspruch tierexperimenteller und klinischer Ergebnisse? Z. Geburtsh. Neonatol. 199 (1995) 210

[18] Herting, E., C. P. Speer, B. Sun et al.: Einfluß von Surfactant auf pulmonales Entzündungsgeschehen und Elastase-Freisetzung bei experimenteller neonataler B-Streptokokkenpneumonie. Mschr. Kinderheilk. 144 (1996) 1319–1325

[19] Holm, B. A., L. Keicher, M. Liu et al.: Inhibition of pulmonary surfactant function by phospholipases. J. appl. Physiol. 71 (1991) 317–321

[20] Jarstrand, C., P. Berggren, T. Curstedt et al.: Influence of lung surfactant phospholipids on neutrophilic granulocytes and blood monocytes. Progr. Resp. Res. 18 (1984) 44–50

[21] Khammash, H., M. Perlman, J. Wojtulewicz et al.: Surfactant therapy in full-term neonates with severe respiratory failure. Pediatrics 92 (1993) 135–139

[22] Lotze, A., G. R. Knight, G. R. Martin et al.: Improved pulmonary outcome after exogenous surfactant therapy for respiratory failure in term infants requiring extracorporeal membrane oxygenation. J. Pediatr. 122 (1993) 261–268

[23] Moses, D., B. A. Holm, P. Spitale et al.: Inhibition of pulmonary surfactant function by meconium. Amer. J. Obstet. Gynecol. 164 (1991) 477–481

[24] Pandit, P. B., M. S. Dunn, E. A. Colucci: Surfactant therapy in neonates with respiratory deterioration due to pulmonary hemorrhage. Pediatrics 95 (1995) 32–36

[25] Pandit, P. B., M. S. Dunn, E. N. Kelly, M. Pearlman: Surfactant replacement in neonates with early chronic lung disease. Pediatrics 95 (1995) 851–854

[26] Paranka, M. S., W. F. Walsh, B. B. Stancombe: Surfactant lavage in a piglet model of meconium aspiration syndrome. Pediat. Res. 31 (1992) 625–628

[27] Pison, U., E. K. Tam, G. H. Caughey, S. Hawgood: Proteolytic inactivation of dog lung surfactant-associated proteins by neutrophil elastase. Biochim. biophys. Acta 992 (1989) 251–257

[28] Sherman, M. P., J. D'Ambola, E. Aeberhard, C. T. Barrett: Surfactant therapy of newborn rabbits impairs lung macrophage bactericidal activity. J. appl. Physiol. 65 (1988) 137–145

[29] Sherman, M. P., L. A. Campbell, T. A. Merritt et al.: Effect of different surfactants on pulmonary group B streptococcal infection in premature rabbits. J. Pediatr. 125 (1994) 939–947

[30] Speer, C. P., B. Götze, B. Robertson, T. Curstedt: The effect of natural porcine surfactant (Curosurf) on the phagocytosis-associated functions of human neutrophils. In Cosmi, E. V., C. C. Di Renzo, M. M. Anceschi (eds.): The Surfactant System of the Lung. Prevention and treatment of neonatal and adult respiratory distress syndrome. Macmillan Press, London 1991 (pp. 142–150)

[31] Speer, C. P., B. Götze, T. Curstedt, B. Robertson: Phagocytic function and TNF secretion of human monocytes exposed to natural porcine surfactant (Curosurf). Pediatr. Res. 30 (1991) 69–74

[32] Speer, C. P., D. Reuss, K. Harms et al.: Neutrophil elastase and acute pulmonary damage in neonates with severe respiratory distress syndrome. Pediatrics 91 (1993) 794–799

[33] Sun, B., T. Curstedt, B. Robertson: Surfactant inhibition in experimental meconium aspiration. Acta paediatr. 82 (1993) 182–189

[34] Sun, B., E. Herting, T. Curstedt, B. Robertson: Exogenous surfactant improves lung compliance and oxygenation in adult rats with meconium aspiration. J. appl. Physiol. 77 (1994) 1961–1971

[35] Van Iwaarden, J. F.: Surfactant and the pulmonary defense system. In Robertson, B., L. M. G. van Golde, J. J. Batenburg (eds.): Pulmonary Surfactant. From Molecular Biology to Clinical Practice. Elsevier, Amsterdam 1993 (pp. 215–225)

[36] Van Daal, G. H., J. A. H. Bos, E. P. Eijking et al.: Surfactant replacement therapy improves pulmonary mechanics in end-stage influenza A pneumonia in mice. Amer. Rev. resp. Dis. 145 (1992) 859–863

[37] Weissman, L. E., B. J. Stoll, D. F. Cruess et al.: Early onset group B-streptococcal sepsis: a current assessment. J. Pediatr. 121 (1992) 428–433

[38] Walther, F. J.: Surfactant therapy for neonatal lung disorders other than respiratory distress syndrome. In Robertson, B., W. H. Taeusch (eds.): Surfactant therapy for lung disease. Marcel Dekker, New York 1995 (pp. 461–489)

[39] Wiswell, T. E., J. M. Tuggle, B. S. Turner: Meconium aspiration syndrome: have we made a difference? Pediatrics 85 (1990) 715–721

[40] Wiswell, T. E., R. C. Bent: Meconium staining and the meconium aspiration syndrome. Unresolved issues. Pediatric Clinics of North America 40 (1993) 955–981

Surfactanttherapie beim akuten Atemnotsyndrom (kindliches ARDS)

J. C. Möller

Bisheriges Management des ARDS und daraus abgeleitete Rationale für den Einsatz exogenen Surfactants

Das akute Atemnotsyndrom (ARDS; *Synonyma:* sekundäres RDS, adultes RDS, ARDS-artige Erkrankung im Kindesalter, erworbenes RDS, Schocklunge, akutes Lungenversagen, schweres respiratorisches Versagen) im Kindesalter ist ein wichtiges Krankheitsbild in der pädiatrischen Intensivmedizin. Eine Verbesserung der Prognose wird vor allem über eine Standardisierung der Diagnostik und Therapie versucht, die von nationalen und internationalen *„Task force"*-Gruppen begründet wird [1, 4, 50]. Zudem gibt es eine Vielzahl neuer experimenteller Therapiemodalitäten, die oft wenig fundiert und nur als *„Heilversuche"* anzusehen sind [42]. Dazu gehören neben verschiedenen Arten der Surfactanttherapie [2, 5, 6, 7, 12, 18, 22, 24, 27 – 29, 32, 37, 45, 46, 48, 51, 54, 62] die Kombination von Surfactant mit Steroiden [66], die intravaskuläre Oxygenierung, die extrakorporale Membranoxygenierung (ECMO) [25, 31, 34, 41], neuartige Bronchodilatatoren [49], Ketoconazol [41], Stickstoffmonoxid [41], kontinuierliche Lagewechselverfahren [59], die permissive Hyperkapnie [52] und viele andere, vor allem Modifikationen der Beatmungstherapie [47, 57]. Größere, allerdings bisher nicht kontrollierte Studien gibt es bisher nur für ECMO [34, 41]. Die hohe Letalität des ARDS von 25 bis 60% bei Kindern erklärt, warum neue Therapieoptionen *„schnell, breit und oft unkritisch eingesetzt werden"* [9, 14, 23, 40, 41, 43, 47, 57, 67]. Der rapide Verlauf des ARDS würde für kontrollierte Studien zudem eine nicht durchsetzbare Therapiestandardisierung in kürzesten Verlaufsperioden erforderlich machen.

Eine kritische Evaluation neuer Therapiemodalitäten sollte durch die Zentralisierung dieser Patienten und die wissenschaftliche Auswertung von standardisierten Therapiealgorithmen in wenigen Zentren erfolgen.

Mit diffusen alveolären Infiltraten, erheblichen Oxygenierungsproblemen mit einem $p_aO_2/F_IO_2 < 150$ mmHg (zu den gebräuchlichen Oxygenierungsindices beim ARDS siehe Tab. 1) und zumindest echokardiographischem Ausschluß eines kardiogenen sekundären Lungenversagens wird die Definition des ARDS unabhängig von der Genese, also auch bei entzündlichen Erkrankungen, benutzt [1, 4, 9, 17, 38, 44, 50, 57, 67]. Ab-

Tab. 1 Oxygenierungsindices beim ARDS

Index	Beispiel zur Berechnung	Definitionsgrenzen zum ARDS [Ref.]	Beziehungen zur Letalität [Ref.]
p_aO_2/F_IO_2[1]	60 mmHg art. pO_2 bei 100% O_2 (60 : 1 = 60)	< 150 bzw. < 200 bei Beatmung mit PEEP > 5 cm H_2O [9, 44, 50, 57]	./.
OI nach Hallman[2] $\dfrac{MA_wP \cdot F_IO_2 \cdot 100}{p_aO_2}$	Atemwegsmitteldruck von 20 cm H_2O bei 100% O_2 und art. pO_2 von 60 mmHg (2000 : 60 = 33,3)	> 25 [40] > 40 [40]	> 25 Letalität 50% > 40 Letalität 80% [1, 34, 40, 43, 48]

[1] in der Erwachsenenintensivmedizin verbreitet, teilweise auch als F_IO_2/p_aO_2 angegeben
[2] in der Pädiatrie am verbreitetsten (siehe auch Beitrag Jorch, S. 90)

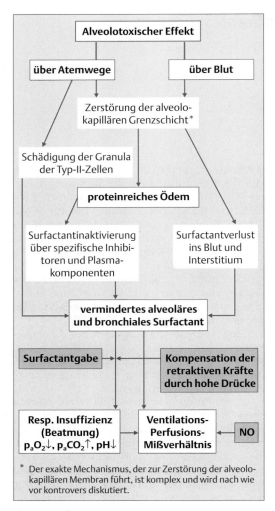

Alveolotoxischer Effekt

über Atemwege

über Blut

Zerstörung der alveolo-kapillären Grenzschicht*

Schädigung der Granula der Typ-II-Zellen

proteinreiches Ödem

Surfactantinaktivierung über spezifische Inhibi-toren und Plasma-komponenten

Surfactantverlust ins Blut und Interstitium

vermindertes alveoläres und bronchiales Surfactant

Surfactantgabe

Kompensation der retraktiven Kräfte durch hohe Drücke

Resp. Insuffizienz (Beatmung) $p_aO_2\downarrow$, $p_aCO_2\uparrow$, pH$\downarrow$

Ventilations-Perfusions-Mißverhältnis

NO

* Der exakte Mechanismus, der zur Zerstörung der alveolo-kapillären Membran führt, ist komplex und wird nach wie vor kontrovers diskutiert.

Abb. 1 Schematische Darstellung des alveolotoxischen Effekts und neuer (Surfactantgabe/NO) Interventionen (modifiziert nach [27, 29]).

zugrenzen davon ist ein Lungenversagen durch akute, begrenzte und umgrenzte Lungenaffektionen [4, 57]. Auch schon bei reifen Neugeborenen wird der Terminus ARDS oder ARDS-ähnliche Atemstörung benutzt, obwohl die ganz im Vordergrund stehende pulmonale Hypertension bei offenen fetalen Blutwegen dieses Lungenversagen von dem älterer Kinder abhebt [11, 12, 15, 23, 29, 66]. Die Prognose scheint zudem besser zu sein [40, 41].

Trotz einer Vielzahl von Beobachtungen und Studien zur Pathogenese des ARDS – die Ätiologien sind ja bekannt [40] – sind daraus keine

Therapien z. B. zur Unterbrechung der akuten Entzündungsreaktion, Prostaglandinaktivierung und Aktivierung von Adhäsionsmolekülen, entwickelt worden [9, 47, 57] (Abb. 1). Der Einsatz von Steroiden ist untersucht worden, die Ergebnisse sind kontrovers [57, 66].

Durch mechanische Beatmung soll der Gasaustausch unter Vermeidung eines Barotraumas optimiert werden. Eine auf 35 cm H_2O druckbegrenzte, zeitgesteuerte Beatmung mit einem max. Tidalvolumen von 8 ml ist dabei Standardtherapie jenseits des Neugeborenenalters [1, 4, 14, 23, 38, 47, 49], für Neugeborene müssen noch niedrigere Parameter eingehalten werden. Aus diesen Überlegungen sind auch die Empfehlungen der deutschen Arbeitsgemeinschaft „*ARDS im Kindesalter*" und der pädiatrischen Sektion der *Society of Critical Care Medicine* entwickelt worden (Tab. 2). Ein kontinuierlicher Lagerungswechsel des Patienten ist dabei unter allen Umständen sinnvoll [59].

Alternative, neuere Beatmungsstrategien wie Hochfrequenzbeatmung und intratracheale Beatmung sind in ihren therapeutischen Einsatzmöglichkeiten und ihrem barotraumaverursachenden Effekt noch nicht endgültig zu beurteilen [1, 4, 17, 23, 38, 47, 52].

Die bei allen Patienten vorhandene pulmonale Hypertension ist durch systemische Vasodilatation nicht günstig zu beeinflussen, das weitgehend pulmonal selektive Stickstoffmonoxid hat wohl den therapeutisch besten Effekt [41, 42, 47] (s. Beitrag Kachel, S. 141 ff.). Eine Verbesserung der Oxygenierung durch alveoläres Recruitment ist neben einer selektiv pulmonalen Vasodilatation das wesentliche Ziel der ARDS-Behandlung [13, 20, 23, 38, 47]. Dies ist eine mögliche Rationale für den Einsatz exogenen Surfactants.

Substituierung mit exogenem Surfactant bei Inaktivierung des endogenen Surfactants

Einen selektiv an belüfteten Alveolen wirksamen vasodilatativen Effekt hat Lysophosphatidylcholin, dies dürfte klinisch aber von untergeordneter Bedeutung sein [10]. Eine Rationale für den Einsatz von exogenem Surfactant beim kindlichen ARDS gibt es vor allem zu zwei Zeitpunkten in der Pathogenese des schließlich irreversiblen Lungenversagens:

1. frühzeitig, wenn die Surfactant-inaktivierenden biochemischen Prozesse beginnen und
2. spät, vor Beginn invasiver extrakorporaler Oxygenierungstechniken, z. B. zur alveolären

Tab. **2** Grundlagen für das Beatmungsmanagement bei pädiatrischem ARDS*

– Die pulsoxymetrisch gemessene Sauerstoffsättigung des Patienten sollte über 90% liegen. Bei Patienten mit längerdauernder Lungenerkrankung und chronischer Hypoxie sind auch niedrigere Werte akzeptabel, besonders dann, wenn die Sauerstoffversorgung des Gewebes durch Optimierung von Herzminutenvolumen und Hämoglobin gewährleistet ist.

– Die Minutenventilation wird entsprechend dem arteriellen pH-Wert (> 7,15**), dem möglichen Gegenatmen des Patienten und der Atemmechanik angepaßt.

– Zur Vermeidung von Sauerstofftoxizität und Absorptionsatelektasen sollte der F_IO_2 so schnell wie möglich auf unter 0,6 reduziert werden.

– Das Sauerstoffangebot ans Gewebe muß sorgfältig überwacht werden, besonders bei positiven endexspiratorischen Drücken über 15 cm H_2O. Nach Möglichkeit sollte dies mit einem Swan-Ganz-Katheter oder zentral-venöser Sauerstoffsättigungsmessung geschehen.

– Ein arterieller Zugang zur Überwachung der Blutgase ist essentiell.

– Eine adäquate Analgosedierung muß erfolgen.

– Nur bei einer Asynchronie zwischen Patient und Beatmungsmaschine, die zu Hypoxämien, Hypoventilationen, pulmonaler Hypertension, einem erhöhten intrakraniellen Druck oder einem Barotrauma führen könnte, ist Muskelrelaxation gerechtfertigt.

– Bei volumengesteuerter Beatmung ist genau auf eine adäquate Dosierung des inspiratorischen Tidalvolumens zu achten. Bei druckgesteuerter Beatmung kann das Tidalvolumen über eine Veränderung des inspiratorischen Drucks über PEEP geändert werden. Volumen- und druckgesteuerte Beatmung sollten – wenn möglich – vermieden werden (s.o.).

– Das Tidalvolumen sollte bei einer anzustrebenden zeitgesteuerten druckbegrenzten Beatmung 5–7 ml/kg betragen. Bei einem deutlichen Leck am Tubus sind u.U. höhere Werte erforderlich (bei Leckproblemen kann jede Manipulation am Patienten zu verhängnisvollen Änderungen der effektiven Ventilation führen, promptes Nachjustieren und Patientenbeobachtung sind unumgänglich).

* Nach „*Guidelines for the care of pediatric patients with acute respiratory failure on mechanical ventilatory support*" der Task force and Guidelines Pediatric Section of Society of Critical Care Medicine (persönliche Mitteilung Dr. Raszinsky, Miami). Unter Berücksichtigung der Richtlinien der Deutschen Arbeitsgemeinschaft ARDS im Kindesalter.
** Die Consensuskonferenz hat sich auf keinen Wert einigen können; 7,15 ist der höchste Wert in der Diskussion!

Rekrutierung im Zusammenhang mit der NO-Therapie (s. Beitrag Kachel, S. 141 ff.).

Das proteinreiche alveoläre Ödem im Verlauf des ARDS inaktiviert intaktes Surfactant. Phospholipide und die Surfactantproteine A, B und C werden desintegriert, schließlich zerstören Entzündungsmediatoren wie Interleukine die Surfactant-produzierenden Typ-II-Zellen und unterbinden die physiologische Surfactant-Reutilisation [3, 12, 16, 19, 21, 24, 26, 29, 32, 33, 39, 44, 46, 53, 56, 60, 61, 64].

Nur das neurogene Lungenödem/ARDS und das hyperoxieinduzierte Lungenödem führen nicht zu einer Surfactantinaktivierung [19, 20].

Die inflammatorischen Prozesse in der Entwicklung des ARDS führen somit

1. zu einer Surfactantdysfunktion,
2. zu einer Surfactantdegradation und
3. einer Schädigung von Typ-II-Pneumozyten [60].

In der Frühphase des inflammatorischen Prozesses wäre somit eine Substitution von Surfactant in niedriger Dosis u.U. sinnvoll. In der Spätphase muß immer mehr exogenes Surfactant appliziert werden, um Inaktivierungsprozesse zu kompensieren [28]. Im frühen Stadium ist ein ARDS aber mit konventioneller Therapie gut beherrschbar, so daß von Surfactant bisher nur über klinische Einsätze zu einem späteren Zeitpunkt berichtet worden ist, der einer anderen Rationale, die der alveolären Rekrutierung (s.u.), unterliegt. Nach dem bisherigen Diskussionsstand in verschiedenen europäischen und amerikanischen Arbeitsgruppen (internationale NO-Studie, Arbeitsgemeinschaft ARDS im Kindesalter, Consensus-Konferenz der Society of Critical Care Medicine) wird der Schweregrad des ARDS dabei nach dem Ausmaß der Oxygenierungsstörung definiert. „*Leicht*" ist dabei ein ARDS mit einem Oxygenierungsindex (OI) < 20, bei einem OI > 40 (bzw.

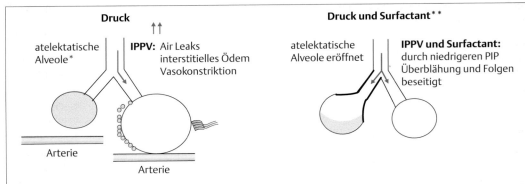

Der Abbildungsbereich enthält folgende beschriftete Elemente:

Druck ↑↑

atelektatische Alveole*

IPPV: Air Leaks
interstitielles Ödem
Vasokonstriktion

Arterie

Arterie

Druck und Surfactant*

atelektatische Alveole eröffnet

IPPV und Surfactant: durch niedrigeren PIP Überblähung und Folgen beseitigt

* Nicht belüftete Alveole im Sinne sowohl der obturativen, obstruktiven als auch restriktiven alveolären Atelektase.

** Computertomographische, histologische und Compliance-messungen [29, 34a] zeigen einen additiven Effekt von Surfactant plus Druckerhöhung bezüglich des "alveolar recruitment". Über die exakte Pathophysiologie – wirkliche Eröffnung von minderbelüfteten Alveolen oder Verbesserung des Gasaustausches durch Stabilisierung von partiell atelektatischen Alveolen – gibt es keine Vorstellungen.

Abb. 2   Konzept zur möglichen Eröffnung von atelektatischen Alveolen durch Druckerhöhung plus Surfactant im Vergleich zum Versuch des „alveolar recruitment" durch Druckerhöhung allein mit Zerstörung der alveolo-kapillären Membran.

einem $p_aO_2/F_iO_2 < 60$; s. Tab. 1) liegt sicher ein „schweres ARDS" vor.

Bei primär entzündlichen Lungenerkrankungen wie der Mekoniumaspiration und der konnatalen Pneumonie sind zu jedem Zeitpunkt des ARDS-Verlaufs höhere Surfactantdosen erforderlich (s. Beitrag Herting, S. 130 f.).

Exogenes Surfactant als Maßnahme zur Eröffnung verschlossener, dystelektatischer Lungenareale und damit zur Verbesserung des Ventilations-Perfusions-Mißverhältnisses

Der Effekt der konventionellen Beatmung mit hohen Drücken kann schließlich keine zusätzlichen Alveolen mehr eröffnen, er erzeugt nur noch ein Barotrauma [25, 31]. Die Eröffnung von atelektatischen Alveolen durch Surfactant plus Druck ist tierexperimentell und klinisch belegt [16,18,19] (Abb. 2). Dies scheint durch SP-C durch eine allgemeine Verbesserung der mukoziliaren Clearance bedingt zu sein [20,53,54]. In eigenen Untersuchungen konnten wir sowohl mit bildgebenden Verfahren (Computertomogramm) als auch Complianceanalysen eine alveoläre Rekrutierung dokumentieren, bei nichtneonatalen Patienten sogar erheblich schneller als bei Neugeborenen. Dies konnte jetzt auch tierexperimentell als synergistischer Effekt von PEEP und exogenem Surfactant zur alveolären Rekrutierung

gezeigt werden [34a]. Der späte Einsatz von Surfactant findet als „Heilversuch" in späten Stadien des ARDS, die z.B. bei einem OI > 40 oder $p_aO_2/F_iO_2 < 60$ mit hoher Wahrscheinlichkeit letal enden, statt (Abb. 1 u. 2).

Bei adulten Patienten besteht schon eine Vielzahl von Beobachtungen über einen positiven Effekt von Surfactant zu diesem Zeitpunkt [3,6, 7,16,19,22,27,28,32,37,39,46,51,53,54,63]. Die Besonderheiten des ARDS im Kindesalter, insbesondere bei Neugeborenen – andere Ätiologie, besseres Outcome, pathophysiologische Besonderheiten [14,17,23,40,57,67] – gestatten aber keine direkte Übernahme dieser Erkenntnisse. Inzwischen existiert aber auch für schwerkranke Neugeborene mit ARDS-artigen Erkrankungen und stark eingeschränkter Oxygenierung (Oxygenierungsindices zwischen 30 und 60; s. Beitrag Jorch, S. 90) eine Vielzahl von Fallberichten und kleinen, nicht kontrollierten Studien, die zum Teil in Tab. 3 aufgeführt sind [2,5,12,15,18,22, 24,26,34–37,41,42,45,48]. Bei Neugeborenen zeigen sich in allen Mitteilungen Verbesserungen der Oxygenierung, wobei berücksichtigt werden muß, daß es sich in keinem Fall um kontrollierte Studien handelt, so daß negative Erfahrungen im Sinne eines selection bias nicht berichtet werden. Bei älteren Kindern (Tab. 4) findet sich nur bei Peres-Benavides keine verbesserte Oxygenierung, wobei hier allerdings nur 1 h nach Applika-

Tab. **3**   Studien und Fallberichte zum Surfactanteinsatz beim ARDS Neugeborener. Bessere Oxygenierung = Abfall des OI um mindestens 10

Jahr	Autor	Quelle	Pat.	Ergebnisse
1991	Auten u. Mitarb. [41]	Pediatrics 87, 101 – 107	14	bessere Oxygenierung
1991	Bos u. Mitarb. [5]	Lancet 316, 1279	4	Aa DO_2 besser
1993	Lotze u. Mitarb. [34]	J. Pediat. 122, 261 – 268	28	Verkürzung ECMO, bessere Oxygenierung
1993	Khammash u. Mitarb. [24]	Pediatrics 92, 135 – 139	29	alle bessere Oxygenierung
1994	Marraro [35]	Cahiers d'Anaesthésiologie 42, 159 – 166	12	11 Patienten Verbesserung der Oxygenierung
1994	Pandit u. Mitarb. [45]	Pediatrics 95, 32 – 36	15	alle bessere Oxygenierung
1994	Gortner u. Mitarb. [15]	Pediatrics 92, 538	6	alle bessere Oxygenierung
1994	Fetter u. Mitarb. [12]	Acta paediat. 84, 14 – 16	4	alle bessere Oxygenierung

Tab. **4**   Studien und Fallberichte zum Surfactanteinsatz beim ARDS nichtneonataler Kinder

Jahr	Autor	Quelle	Pat.	Diagnose	Ergebnisse
1987	Lachmann u. Mitarb. [27]	Update in Int. Care and Emerg. Med., pp 123 – 124	1	Sepsis	überlebt
1989	Joka u. Obertacke [22]	Z. Herz-Thorax-Gefäßchir. 3, 21 – 24	1	Trauma	überlebt
1992	Buheitel u. Mitarb.	Mschr. Kinderheilk. 140, 629 – 632	2	Trauma Sepsis	Verbesserung Oxygenierung* bei beiden Pat.
1993	Mc Brien [37]	Lancet 342, 1485 – 1486	1	Ertrinkungsunfall	Verbesserung Oxygenierung
1993	Bardenheuer u. Mitarb. [2]	Zbl. Kinderheilk. 2, 157 – 161	1	Trauma	Verbesserung Oxygenierung
1994	Wilson u. Mitarb.	Crit. Care Colloquium Seattle/USA	14	ARDS $p_aO_2/F_IO_2 < 100$	Verbesserung Oxygenierung für 8 h
1994	Singh u. Mitarb.	Crit. Care Colloquium Seattle/USA	13	ARDS $p_aO_2/F_IO_2 < 100$	bei 8 Patienten Oxygenierung gebessert
1994	Harms u. Herting [18]	Respiration 62, 348 – 352	2	Chlamydien-Pneumonie	erhebliche Verbesserung der Oxygenierung
1995	Möller u. Mitarb. [42]	Mschr. Kinderheilk. 143, 685 – 690	6	ARDS OI > 40	bei 5 Patienten erhebliche Verbesserung der Oxygenierung
1995	Slater u. Mitarb. [62]	Int. Care Med. 21, 261 – 263	1	Pneumocystis-Pneumonie	erhebliche Verbesserung der Oxygenierung
1995	Peres-Benavides [48]	Pediat. Emerg. Care 11, 153 – 155	7	ARDS OI > 40	nur Verbesserung der Compliance
1995	Möller u. Mitarb. [41]	Int. J. artif. Org. 18, 69 – 73	12	ARDS OI > 40	bei 11 Patienten erhebliche Verbesserung der Oxygenierung (NO)

* Als Verbesserung der Oxygenierung wurde ein Abfall des OI um mehr als 10 gewertet

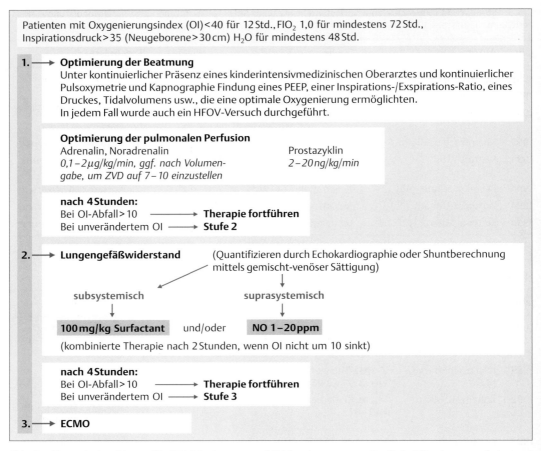

Patienten mit Oxygenierungsindex (OI)<40 für 12 Std., FIO₂ 1,0 für mindestens 72 Std., Inspirationsdruck>35 (Neugeborene>30 cm) H₂O für mindestens 48 Std.

1. → **Optimierung der Beatmung**
Unter kontinuierlicher Präsenz eines kinderintensivmedizinischen Oberarztes und kontinuierlicher Pulsoxymetrie und Kapnographie Findung eines PEEP, einer Inspirations-/Exspirations-Ratio, eines Druckes, Tidalvolumens usw., die eine optimale Oxygenierung ermöglichten.
In jedem Fall wurde auch ein HFOV-Versuch durchgeführt.

Optimierung der pulmonalen Perfusion
Adrenalin, Noradrenalin   Prostazyklin
0,1–2µg/kg/min, ggf. nach Volumen-   *2–20 ng/kg/min*
gabe, um ZVD auf 7–10 einzustellen

nach 4 Stunden:
Bei OI-Abfall>10   → **Therapie fortführen**
Bei unverändertem OI   → **Stufe 2**

2. → **Lungengefäßwiderstand**   (Quantifizieren durch Echokardiographie oder Shuntberechnung
                                            mittels gemischt-venöser Sättigung)

subsystemisch   suprasystemisch
↓   ↓
100 mg/kg Surfactant   und/oder   **NO 1–20 ppm**

(kombinierte Therapie nach 2 Stunden, wenn OI nicht um 10 sinkt)

nach 4 Stunden:
Bei OI-Abfall>10   → **Therapie fortführen**
Bei unverändertem OI   → **Stufe 3**

3. → **ECMO**

Abb. **3**   Therapiealgorithmus für ARDS-Patienten vor ECMO, wie er unserer Studie in Lübeck zugrunde lag und wie er von uns für die ARDS-Behandlung angewandt wird.

tion in einem sehr heterogenen Patientengut untersucht wurde, und es paradoxerweise zu einer deutlichen Besserung der Compliance bei allen Patienten, unabhängig von der Ätiologie des ARDS, kam [48]. Eine Wertung der in der Literatur berichteten Ergebnisse der Surfactanttherapie beim kindlichen ARDS im Sinne einer Metaanalyse ist sicher nicht sinnvoll (siehe Beitrag Schmalisch, S. 164). Bei 107 von 108 therapierten Neugeborenen besserte sich die Oxygenierung, ebenso bei 47 von 61 postneonatalen Patienten.

⚠ Die bisher gemachten Beobachtungen scheinen somit ganz überwiegend einen günstigen Effekt von Gaben exogenen Surfactants bei neonatalen und postneonatalen ARDS-artigen Atemstörungen zu zeigen.

Eigene Untersuchungen

Seit 1990 behandeln wir Patienten mit ARDS jenseits des Neugeborenenalters, die zur Evaluation einer ECMO-Therapie zugewiesen wurden, nach einem Algorithmus, der verschiedene Therapieansätze in Abhängigkeit von der Zeit seit Eintreffen des Patienten und von seinem OI erlaubt (Abb. **3**). Gegen diese Studie bestanden seitens der Ethikkommission der Medizinischen Universität zu Lübeck keine ethischen oder juristischen Einwände, eine schriftliche Einverständniserklärung der Erziehungsberechtigten lag vor. Für die ersten 6 behandelten Patienten stand NO nicht zur Verfügung, so daß sie als *„1. Studienphase"* im folgenden separat berücksichtigt werden. Insgesamt wurden nach diesem Algorithmus bisher 23 Kinder therapiert. Die 6 Patienten der 1. Stu-

Tab. **5** Charakteristika der in den verschiedenen Studienphasen von uns therapierten nichtneonatalen ARDS-Patienten [40, 41]

	Patient	Alter (Monate)	OI zu Beginn	primäre Diagnose
1. Studienphase (nur Surfactant, 40–280 mg/kg)	ND	2	40,3	gramnegative Sepsis
	DB	9	58,3	Multiorganversagen bei BPD (Hypoxie)
	GL	14	42	ARDS nach Pertussis
	RP	7	100	Status epilepticus
	LO	32	52,4	Ertrinkungsunfall
	PB	32	51,7	Viruspneumonie
2. Studienphase a) nur Surfactant	TL	28	41	Lymphom, Knochenmarksdepression
	ML	16	51	Meningokokkensepsis
	TK	8	43,2	Pseudomonassepsis
	ZD	6	40,8	ARDS bei BPD
	CD	4	51,2	RSV-Pneumonie
	BB	13	42,3	Aspiration
	DS	15	54,1	Aspiration
b) Surfactant plus NO	MM	4	52	Rhabdomyolyse
	DK	4	44	BPD, RSV-Pneumonie
	MM	49	41	Ertrinkung
	PC	64	40,5	Lampenölinhalation
	HW	13	46,3	Aspiration
	TW	5	67,4	Fallot, RSV-Pneumonie
	UB	7	41,2	RSV-Pneumonie
c) Surfactant plus NO, dann ECMO	TK	4	60,5	BPD, RSV-Pneumonie, Langzeitbeatmung
	AB	11	68,1	unklares ARDS nach Bauchoperation
	PBV	36	60,3	Pneumokokkensepsis

RSV = Respiratory syncytial-Virus

dienphase im Alter von 2–32 Monaten hatten ein ARDS infolge verschiedenster Grundkrankheiten wie Sepsis, Leberversagen, interstitielle Pneumonie usw. Ihr durchschnittlicher Oxygenierungsindex bei Aufnahme auf der Intensivstation war 50,2 (range 22–100; Tab. **5**).

Methodik der Surfactantapplikation bei postneonatalem ARDS

Surfactant wurde unter fortlaufender Beatmung (PEEP, O_2) über einen gasdichten Adapter per Magensonde in die Trachea distal der Tubusspitze appliziert. In kleinen Bolusgaben von 1 ml bovinem Surfactant (Alveofact®, Thomae, Biberach) wurde solange Surfactant gegeben, bis max. 200 mg appliziert waren oder durch Tubusobstruktion (Rücklauf von Surfactant aus dem Endotrachealtubus in den T-Konnektor zum Be-

atmungsschlauchsystem, Abfall der pulsoxymetrisch gemessenen SaO_2 um > 5%) eine weitere Gabe nicht mehr möglich war. Nach 1 h konnte eine Gabe von max. 200 mg wiederholt werden. Es gelang uns so, unter Beachtung der Sättigung, 30–380 mg/kg KG Surfactant zu applizieren. Wegen der Kleinheit der Atemwege von Kindern und der zähen Konsistenz der zur Verfügung stehenden Präparate ergaben sich technisch viel größere Probleme als bei Erwachsenen, wo neben Bolusgaben auch bronchoskopische Applikationen und Verneblungen eingesetzt wurden [6, 22, 30, 37, 51, 52, 53, 60]. Daraus erklärt sich, daß die vorgegebene theoretische Maximaldosis von 2 × 200 mg/kg nie gegeben werden konnte. Massive Obstruktionen mit Entsättigung und erheblichen Bradykardien (< 40/min) begrenzten die Dosis.

Ergebnisse bei Patienten jenseits des Neugeborenenalters

1. Studienphase

Bei 5 der oben erwähnten 6 Patienten konnten wir eine deutliche Besserung der Oxygenierung beobachten, 1 Patient verschlechterte sich trotz zweimaliger Gabe von 190 mg/kg und wurde mit ECMO behandelt [40].

2. Studienphase

Nach dieser 1. Studienphase haben wir 7 Patienten mit Surfactant und 7 Patienten mit Surfactant plus Stickstoffmonoxid behandelt und einen Abfall des OI um mindestens 10 beobachtet, 3 Patienten besserten sich nicht und wurden der ECMO zugeführt (s. Tab. 5). Die Patienten hatten bei Aufnahme auf unserer Station einen OI von > 40 für mehr als 12 h. Ihre Diagnosen entsprachen denen der 1. Studienphase. Sie waren mit einem Inspirationsdruck über 35 für mindestens 2 Tage und einem F_IO_2 von 1,0 für mindestens 3 Tage beatmet (s. Tab. 5). Die Studie war nicht randomisiert. Behandelt wurde aufgrund eines Therapiealgorithmus (s. Abb. 3), wobei primär NO bei pulmonaler Hypertension (5–20 ppm) und primär Surfactant (100–210 mg/kg) bei überwiegend parenchymatöser Lungenerkrankung eingesetzt wurde. Verglichen wurden die Patienten, die allein Surfactant oder Surfactant plus NO erhielten (Abb. 4). Zwar zeigten bei gleichem Ausgangs-OI die Kinder mit NO plus Surfactanttherapie einen deutlicheren OI-Abfall als die mit alleiniger Surfactantbehandlung, diese Ergebnisse waren jedoch zu keinem Zeitpunkt signifikant. Sieben Patienten benötigten weder Surfactant noch NO; bei ihnen senkten die Volumengabe, Optimierung der Beatmung und Katecholamintherapie allein den OI [41].

Ergebnisse bei reifen Neugeborenen

Reife Neugeborene, die uns zur ECMO zugewiesen wurden, wurden sofort mit ECMO therapiert, wenn ihr arterieller pO_2 3 h lang ≤ 35 mmHg war (fast entry criteria [34]). Patienten mit einem OI über 40 für 4 h wurden nach o. g. Algorithmus wie nichtneonatale Kinder behandelt. Die Grunderkrankungen der Neugeborenen sind in Tab. 5 aufgeführt. Als Kontraindikation für ECMO und damit für die Studie (entsprechend o. g. Algorithmus) galten: Lungenhypoplasie, Hirnblutun-

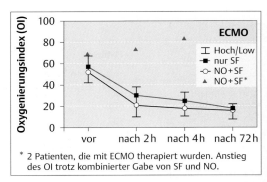

Abb. 4   ARDS-Patienten mit einem OI > 40, die in der Studienphase unserer Untersuchung nur mit Surfactant (50–150 mg/kg; n = 7) bzw. mit Surfactant und 5–20 ppm NO (n = 7) therapiert wurden. Angegeben ist der Oxygenierungsindex nach Hallman ± Standardabweichung (s. Beitrag Jorch, S. 90).

gen, Malformationssyndrome, Beatmung länger als 10 Tage und Blutungskomplikationen [34]. Von 21 behandelten Neugeborenen mit ARDS-artigen Störungen und einem OI von über 40 konnten wir einen Therapieerfolg nach alleiniger Surfactanttherapie (OI-Abfall um 10 innerhalb von 1–4 h) bei 18 Kindern beobachten. 14 Kinder wurden während des Surfactanteinsatzes bereits mit NO therapiert, da sie eine pulmonale Hypertension mit suprasystemischen Druckwerten in der A. pulmonalis aufwiesen (Tab. 6).

Die Verbesserung der Oxygenierung der von uns behandelten Patienten war dabei prompt und anhaltend. Eine Verbesserung der dynamischen Compliance konnte bei allen Respondern beobachtet werden, bei den schließlich mit ECMO therapierten Patienten war dies nicht zu dokumentieren. Wir maßen die dynamische Compliance orientierend mit einer in das Beatmungsgerät integrierten Software (Babylink, Dräger, Lübeck). Zur Surfactanttherapie reifer Neugeborener siehe auch Beitrag Herting, S. 124).

Diskussion im Vergleich mit anderen Studien

In der einzigen bisher von Peres-Benavides publizierten Serie von mit Surfactant therapierten pädiatrischen ARDS-Patienten, die keine Verbesserung der Oxygenierung zeigte (1 h nach Gabe), wurde dennoch eine verbesserte Compliance nach 24 h gefunden. Die Überlebensrate der Patienten erhöhte sich – verglichen mit einem historischen Kollektiv – nicht [48]. Wir beobachte-

4 Patienten mit angeborener Zwerchfellhernie (OI: 42–96)	→ 1 Patient nur Surfactant → 3 Patienten NO und Surfactant (Alter 1–5 Tage, Gewicht 2,4–4,2 kg)	**Tab. 6** Reife Neugeborene mit ARDS-artigen Erkrankungen, die mit Surfactant therapiert wurden
6 Patienten mit Mekonium-aspiration (OI: 40–72)	→ 5 Patienten nur Surfactant → 1 Patient NO und Surfactant (Alter 2–6 Tage, Gewicht 2,7–3,8 kg)	
5 Patienten mit Asphyxie (ohne Mekoniumaspiration) (OI: ≥ 40)	→ alle Patienten überlebten nach alleiniger Surfactanttherapie (Alter 1–2 Tage, Gewicht 2,2–3,6 kg)	
4 Patienten mit Sepsis (OI: 43–46)	→ alle Patienten überlebten (Alter 3–10 Tage, Gewicht 3,4–3,8 kg)	
2 Patienten mit Asphyxie und persistierender pulmonaler Hypertension (OI: 44–101)	→ alle Patienten überlebten mit Surfactant (Alter 1–2 Tage, Gewicht 2,0–2,4 kg)	

ten eine Letalität von 5% bei therapierten Neugeborenen und von 30% bei therapierten postneonatalen Patienten. Letzteres entspricht einer von uns bei über 150 Patienten in einer kooperativen Untersuchung festgestellten ARDS-Letalität [40]. Die in dieser Studie gefundene enge Beziehung des Therapieergebnisses zum Ausmaß des Multiorganversagens, enger als zu respiratorischen Parametern, läßt eine Verbesserung der Überlebensrate allein durch Surfactant auch nicht erwarten. Unter unseren mit Surfactant therapierten Patienten war die Rate von Kindern mit einem Multiorganversagen von drei und mehr Organen sogar höher. In der von uns mit dem Miami-Children's Hospital durchgeführten kooperativen ARDS-Studie überlebte kein Kind mit einem Vierorganversagen, in der postneonatalen Surfactantgruppe jetzt jedoch zwei [40]. Auch andere Autoren berichten über erstaunliche Überlebensfälle bei einzelnen moribunden, mit Surfactant therapierten Patienten [22, 27, 39, 54, 62]. Gleichzeitig wird keine enge Beziehung zwischen dem Ausmaß der Oxygenierungsstörung und dem Outcome gefunden [20].

Zusammenfassung/Ausblicke

Die Komplexität der Pathophysiologie des ARDS, die therapeutische Interventionen zur Verbesserung der Hämodynamik (Katecholamine) und der pulmonalen Perfusion (Vasodilatatoren), zur Beherrschung des Reperfusionsschadens (*„zerebrale Reanimation"*), zum Nierenersatz und auch zur Verbesserung der Ventilation in abgestuften, im individuellen Krankheitsverlauf häufig in speziellen Kombinationen erforderlich macht, gibt kaum Möglichkeiten für kontrollierte Studien zum Surfactanteinsatz oder zur Therapie mit Surfactant in Kombination mit anderen Optionen in diesem späten Krankheitsstadium. Begonnene kooperative Studien scheiterten. Kontrollierte Untersuchungen zum Einsatz von Surfactant in einem frühen Stadium (s. Abb. 1 u. 2) werden durchgeführt und weitere sind geplant.

Chronische Lungenerkrankungen

Chronische fibrotische Umbauprozesse sollten aufgrund der oben angestellten Überlegungen keine Indikation für die Surfactanttherapie sein. Bei zwei Patienten mit Beatmungszeiten von mehr als 3 Wochen und bioptisch gesicherter irreversibler Lungenfibrose konnten wir keinerlei Effekt einer Surfactanttherapie beobachten, die wir als Heilversuch bei Kontraindikation zur ECMO durchführten. Die bronchopulmonale Dysplasie (BPD) ist wohl eine besonders geartete chronisch fibrotische Lungenerkrankung. Eine Beobachtungsreihe, für die wir bisher 4 BPD-Patienten mit Verschlechterung und F_IO_2-Werten von 1,0 im Alter von 4 Wochen bis 4 Monaten rekrutierten, zeigte eine Verbesserung der Oxygenierung in allen Fällen, der Status quo ante konnte wieder erreicht werden.

Nebenwirkungen

Unerwünschte, bekannte oder mögliche Nebenwirkungen limitieren den Einsatz von Surfactant bei Neugeborenen mit ARDS-artigen Nebenwirkungen und postneonatalem ARDS:

Die akut obturierende Wirkung des zähen, oft hochvolumigen Surfactants wurde von uns beobachtet und oben beschrieben. Sie läßt Dosierungen von 200–300 mg Surfactant/kg Körpergewicht [27] wie für Erwachsene empfohlen nicht zu. Eine zu erwartende lyophilisierte Präparation würde dieses Problem lösen. Unsere oben beschriebene Technik ist sicher nur improvisiert. Besonders bei Neugeborenen mit Mekoniumaspiration, einer ohnehin schon obstruktiven Erkrankung, kann sie problematisch sein. Wir führten bei den von uns therapierten Patienten, auch denen mit Blutaspiration, unmittelbar vorher eine intensive Lavage durch. Die schnelle Eröffnung neuer Alveolen und die Änderung der statischen und dynamischen Compliance sowie der funktionellen Residualkapazität machen schnelle, adäquate Änderungen der Beatmungseinstellung erforderlich; ein erfahrener Neonatologe muß über mehrere Stunden (bis Tage!) permanent präsent sein, um ein akutes Barotrauma zu vermeiden [29,30,42,45,48,50,57,64]. Dies gilt besonders z. B. für Neugeborene mit Zwerchfellhernien und ältere Kinder mit schon beginnendem fibrotischen Umbau der Lunge. Über direkte Einflüsse des Surfactants auf inflammatorische Prozesse, fördernd oder inhibierend, ist wenig bekannt. Erste Untersuchungen zeigen, daß die Surfactantinaktivierung, die Expression von Adhäsionsmolekülen und die Thrombozytenaktivierung durch natürliche Surfactantpräparate eher vermindert wird [8,65]. Über andere mögliche Nebenwirkungen wird analog zu den für Frühgeborene bekannten Ansätzen zu forschen sein.

Mögliche praktische Konsequenzen

Neugeborene mit ARDS-artigen Lungenerkrankungen, die man mit Surfactant therapieren sollte

Über die Behandlung bei konnataler Pneumonie und Mekoniumaspiration wird an anderer Stelle berichtet (s. Beitrag Herting, S. 127). Der Einsatz bei anderen Atemstörungen reifer Neugeborener ist sicher immer experimentell und im Sinne eines „Heilversuches" bei schwerkranken Kindern zu sehen. Die immer vorhandene pulmonale Hypertension beim sekundären RDS Neugeborener charakterisiert diese Lungenerkrankung so, daß einige nur von ARDS-artigen Atemstörungen und nicht von einem eigentlichen ARDS sprechen [24,50,57].

Aus Shuntberechnungen und dopplersonographisch berechneten pulmonalarteriellen Drücken konnten wir in der Beobachtung von Neugeborenen mit ARDS-artigen Erkrankungen feststellen, daß mehrere Phasen durchlaufen werden, in denen das pulmonale Ventilations-Perfusions-Verhältnis bei ungenügender alveolärer Rekrutierung (parenchymatöse Phase) oder die pulmonale Hypertension mit suprasystemischen pulmonalarteriellen Drücken im Vordergrund stand. In den seinerzeit durchgeführten Untersuchungen setzten wir im letzten Fall zunächst Epoprostenol (Prostazyklin) ein [13,55]. Im weiteren Verlauf therapierten wir diese Neugeborenen mit NO [41]. Bei im Vordergrund stehender parenchymatöser Erkrankung wurde zunächst mit exogenem Surfactant behandelt.

Eine Abschätzung oder Messung des pulmonalen Gefäßwiderstandes halten wir vor jeder Therapie neben einer Beurteilung des Ausmaßes des Ventilations-Perfusions-Mißverhältnisses anhand von Thoraxröntgenaufnahmen oder Lungen-Computertomographien für essentiell. Daraus ergibt sich nach dem von uns entwickelten Algorithmus (s. Abb. 4) der primäre Einsatz von NO oder Surfactant. Zumeist haben wir in letzter Zeit (7 Patienten in Abb. 3) NO plus Surfactant eingesetzt, da zur optimalen Vasodilatation eine alveoläre Rekrutierung erforderlich schien. Unseres Erachtens muß ECMO als Rescuetherapie zur Verfügung stehen. Während ECMO kann dann Surfactant eine beschleunigte Wiederbelüftbarkeit der Lunge bewirken [34]. Indikationen für einen Einsatz bei Neugeborenen stellen die angeborene Zwerchfellhernie, Blutaspirationen, ARDS bei Sepsis, posthypoxisches Lungenversagen, dem Status asthmaticus ähnliche schwere Obstruktionen, ARDS nach Pneumonien und vielleicht auch Lungenhypoplasien dar [5,12, 18,24,29,45]. Dieses hier dargestellte Konzept muß anhand zentraler Erfassungs- und Qualitätskontrollregister bestätigt werden. Zu einzelnen Fragen sind, wenn irgend möglich, kontrollierte Studien zu fordern.

Postneonatale pädiatrische Patienten mit akutem Lungenversagen, die mit Surfactant therapiert werden sollten

Die ersten Erfahrungen mit Surfactanttherapie wurden beim ARDS Erwachsener gewonnen [26–29]. Indikationen für weitere schwere respiratorische Störungen wie Status asthmaticus und Pneumonie werden gesehen, vereinzelte Therapieversuche sind durchgeführt worden [28, 39]. Einsatzberichte bei Kindern lehnen sich an diese Erfahrungen an. Kinder nach Ertrinkungsunfällen, Operationen, mit Herz-Lungen-Maschinen, Polytraumen, nach viralen, protozoalen und bakteriellen Pneumonien und bei Sepsis usw. sind therapiert worden [2, 6, 7, 18, 37, 46, 48, 62]. Analog zum bei Neugeborenen vorgestellten Algorithmus würden wir in der Therapie Surfactant neben NO einsetzen und die Priorität von der Höhe des pulmonalen Gefäßwiderstandes ableiten. Alle bisher therapierten Kinder unserer Studien benötigten 100% Sauerstoff für mindestens 72 h. Die Gefahr eines akuten Barotraumas besteht sicher, andere lebensrettende Therapien müssen zur Verfügung stehen. Eine Kombination verschiedener experimenteller Techniken darf z. B. den Einsatz von ECMO nicht verzögern [40, 41]. Die erheblichen Kosten der Surfactantbehandlung größerer Kinder stehen nach unseren Erfahrungen gerade in kommunalen Krankenhäusern der Anwendung von Surfactant entgegen, eine Verlegung in Zentren, die kombinierte Therapien anbieten, ergibt sich so von selbst.

Perspektiven für die Anwendung von Surfactant beim kindlichen ARDS

Studien über eine Surfactantanwendung zu einem früheren Zeitpunkt werden z. Z. durchgeführt, sinnvoll erscheinen sie nur bei einem günstigeren Preis von Surfactant [28]. Der Einsatz bei immunkompromittierten Patienten mit ARDS scheint besonders sinnvoll, wenn sie z. B. für eine ECMO-Therapie nicht in Frage kommen [62]. Wir haben inzwischen Erfahrungen mit der Surfactanttherapie von akuten respiratorischen Verschlechterungen im Sinne eines ARDS bei vier Frühgeborenen, die sich unter moderater O_2-Zufuhr < 40% so verschlechterten, daß sie wieder mit 100%igem O_2 kontrolliert beatmet werden mußten (Alter 7 Wochen bis 6 Monate). In allen Fällen ließ sich durch Surfactanttherapie der Status quo ante wieder erreichen.

Die theoretisch möglichen positiven Effekte von Surfactant bei verschiedensten Lungenerkrankungen werden allerdings erst dann untersucht werden können, wenn diese Therapie auch gesundheitsökonomisch eine Alternative darstellt.

⚠️ Es muß festgestellt werden, daß bis dahin der Surfactanteinsatz bei Nicht-Frühgeborenen eine experimentelle Therapie ist, allenfalls als *„Heilversuch"* oder im Rahmen von Studien zulässig ist.

Die Anwendung neuer Therapien wie Surfactant, NO und Hochfrequenzbeatmung senkt zumindest die Notwendigkeit von ECMO [19 a].

Abkürzungen

ARDS	akutes Atemnotsyndrom
BPD	bronchopulmonale Dysplasie
ECMO	extrakorporale Membranoxygenierung
F_iO_2/p_aO_2	Fraktion inspiratorischen Sauerstoffs/arterieller Sauerstoffpartialdruck
HFOV	Hochfrequenzoszillationsbeatmung
OI	Oxygenierungsindex nach Hallman
NO	Stickstoffmonoxid
PEEP	positiver endexspiratorischer Druck
SaO_2	arterielle Sauerstoffsättigung
RDS	Atemnotsyndrom Frühgeborener

Literatur

1 Arbeitsgemeinschaft ARDS im Kindesalter (Kühl et al.): Beatmungstherapie des akuten Lungenversagens – Konsensuspapier der Arbeitsgemeinschaft ARDS im Kindesalter. Mschr. Kinderheilk. (im Druck)

2 Bardenheuer, M.: Lungenkontusion beim Kind. Zbl. Kinderheilk. 3 (1993) 157 – 161

3 Berggren, P., B. Lachmann, T. Curstedt et al.: Gas exchange and lung morphology after surfactant replacement in experimental adult respiratory distress syndrome induced by repeated lung lavage. Acta anaesthesiol. scand. 30 (1986) 321 – 328

4 Bernard, G. R., A. Artigas, K. L. Brigham et al.: The Consensus Committee: Report of the American-European consensus conference on ARDS: definitions, mechanisms, relevant outcomes and clinical trial coordination. Intens. Care Med. 20 (1994) 225 – 232

[5] Bos, A. P., D. Tibboel, F. W. J. Hazebroek et al.: Surfactant replacement therapy in high-risk patients with congenital diaphragmatic hernia. Lancet 337 (1991) 1279

[6] do Campo, J. L., E. G. Bertranou, A. de Lorenzi, A. A. Hager: Nebulised exogenous natural surfactant after cardiac surgery. Lancet 343 (1994) 482

[7] do Campo, J. L., E. Turchetto, E. G. Bertranou, A. A. Hager: Natural surfactant aerolisation in adult respiratory distress syndrome. Lancet 344 (1994) 413–414

[8] Caplan, M. S.: PAF and surfactant preparations. Lancet 341 (1993) 865–866

[9] Davis, S. L., D. P. Furman, A. T. Costarino: Adult respiratory distress syndrome in children: associated disease, clinical course, and predictors of death. J. Pediat. 123 (1993) 35–45

[10] Duncan, J. E., G. Hatch, J. Belik: Is surfactant a pulmonary vasodilator? Pediat. Res. 35 (1994) 223 A

[11] Faix, R. G., R. M. Viscardi, M. A. di Pietro, J. J. Nicks: Adult respiratory distress syndrome in full-term newborns. Pediatrics 83 (1989) 971–976

[12] Fetter, W. P. F., W. Baerts, A. P. Bos, R. A. van Lingen: Surfactant therapy in neonates with respiratory failure due to bacterial sepsis. Acta paediat. 84 (1995) 14–16

[13] Fischer, Th., J. C. Möller, J. van Wees, L. Gortner: Respiratorische und hämodynamische Überwachung schwerkranker Neugeborener durch kontinuierliche SvO₂-Messung. Mschr. Kinderheilk. 141 (1993) 539

[14] Freund, A., G. Jorch: Kindliche Besonderheiten des ARDS: eine Metaanalyse. Klin. Pädiat. 205 (1993) 411–415

[15] Gortner, L., F. Pohlandt, P. Bartmann: Bovine surfactant in full-term neonates with adult respiratory distress syndrome like disorders. Pediatrics 92 (1993) 538

[16] Gregory, T. J., W. J. Longmore, M. A. Moxley et al.: Surfactant chemical composition and biophysical activity in acute respiratory distress syndrome. J. clin. Invest. 88 (1991) 1976–1981

[17] Hachenberg, T., M. Wendt, P. Lawin: Adult Respiratory Distress Syndrome (ARDS). Pädiat. Prax. 42 (1991) 293–299

[18] Harms, K., E. Herting: Successful surfactant replacement therapy in two infants with ARDS due to chlamydial pneumonia. Respiration 61 (1994) 348–352

[19] Holm, B. A., S. Matalon: Role of pulmonary surfactant in the development and treatment of adult respiratory distress syndrome. Anesth. and Analg. 69 (1989) 805–818

[19a] Ito, Y., T. Kawano et al.: Alternative treatment may lower the need for use of extracorporeal membrane oxygenation. Acta paediat. jap. 36 (1994) 673–677

[20] Jimenez, P., A. Torres, J. Roca et al.: Arterial oxygenation does not predict outcome of patients with acute respiratory failure needing mechanical ventilation. Europ. resp. J. 7 (1994) 730–735

[21] Jobe, A. H.: Pulmonary surfactant therapy. New Engl. J. Med. 328 (1993) 861–868

[22] Joka, Th., U. Obertacke: Neue medikamentöse Behandlung im ARDS: Effekt einer intrabronchialen xenogenen Surfactantapplikation. Z. Herz-, Thorax- u. Gefäßchir. 3 (Suppl.) (1989) 21–24

[23] Katz, R.: Adult respiratory distress syndrome in children. Clin. Chest Med. 8 (1987) 635–639

[24] Khammash, H., M. Perlman, J. Wojtulewicz, M. Dunn: Surfactant therapy in full-term neonates with severe respiratory failure. Pediatrics 92 (1993) 135–139

[25] Kolobow, T., L. Gattinoni, T. Tomlinson: An alternative to breathing. J. thorac. cardiovasc. Surg. 75 (1978) 261–266

[26] Lachmann, B., M. Hallmann, K. C. Bergmann: Respiratory failure following anti-lung serum: study on mechanisms associated with surfactant system damage. Exp. lung Res. 12 (1987) 163–180

[27] Lachmann, B.: Surfactant treatment in non-RDS-patients: experimental studies and first clinical results. International Symposium Rottach-Egern, 1993

[28] Lachmann, B., D. Gommers: Is it rational to treat pneumonia with exogenous surfactant? Europ. resp. J. 6 (1993) 1427–1428

[29] Lachmann, B., D. Gommers: Surfactant treatment for neonatal lung diseases other than the idiopathic respiratory distress syndrome. Lung and Respiration 11 (1994) 35–39

[30] Lewis, J. F., B. Tabor, M. Ikegami et al.: Lung function and surfactant distribution in saline-lavaged sheep given instilled versus nebulized surfactant. J. appl. Physiol. 74 (1993) 1256–1264

[31] Lenartz, H., M. Knoch, E. Müller et al.: Extrakorporale CO₂-Elimination. Dtsch. Ärztebl. 87 (1990) A 3723–3732

[32] Lewis, J. F., A. H. Jobe: Surfactant and the adult respiratory distress syndrome. Amer. Rev. resp. Dis. 147 (1993) 218–233

[33] Lewis, J. F., R. A. W. Veldhuizen: Factors influencing efficacy of exogenous surfactant in acute lung injury. Biol. Neonat. 67 (Suppl.) (1995) 48–60

[34] Lotze, A., G. R. Knight, G. R. Martin et al.: Improved pulmonary outcome after exogenous surfactant therapy for respiratory failure in term infants requiring extracorporeal membrane oxygenation. J. Pediat. 122 (1993) 261–268

[34a] Lutz, C., A. Picone et al.: Exogenous surfactant and positive end-exspiratory pressure act synergistically to improve pulmonary in function in endotoxin induced lung injury. Crit. Care Med. 24 (1996) A98

35 Marraro, G.: Emploi du surfactant dans la pathologie respiratoire du noveau-né et du nourisson. Cah. Anaesthésiol. 42 (1994) 159 – 166

36 Martin, R. J.: Neonatal surfactant therapy – where do we go from here? J. Pediat. 123 (1993) 555 – 556

37 McBrien, M., J. J. Katumba, A. I. Mukhtar: Artificial surfactant in the treatment of near drowning. Lancet 342 (1993) 1485 – 1486

38 McNoughton, P. D., T. W. Evans: Management of adult respiratory distress syndrome. Lancet 339 (1992) 469 – 472

39 Mikawa, K., N. Maekawa, K. Nishina et al.: Selective intrabronchial instillation of surfactant in a patient with pneumonia: a preliminary report. Europ. resp. J. 6 (1993) 1563 – 1566

40 Möller, J. C., A. Raszynski, A. Richter, F. K. Tegtmeyer: Die Bedeutung initialer respiratorischer Parameter zur Schweregradbeurteilung beim ARDS im Kindesalter. Mschr. Kinderheilk. 441 (1992) 399 – 402

41 Möller, J. C., T. F. Schaible, I. Reiss et al.: Treatment of severe non-neonatal ARDS in children with surfactant and nitric oxide in a "pre-ECMO" situation. International Journal of Artificial Internal Organs 18 (1995) 598 – 602

42 Möller, J. C., I. Reiss, Th. Schaible et al.: Surfactantbehandlung des respiratorischen Versagens im Kindesalter jenseits der Neugeborenenperiode. Mschr. Kinderheilk. 143 (1995) 685 – 690

43 Möller, J. C.: Predictive factors for death in paediatric acute respiratory failure. Europ. Resp. J. 8 (1995) 1436

44 Murray, J. F., D. L. Levin: An expanded definition of the adult respiratory distress syndrome. Amer. Rev. resp. Dis. 138 (1988) 720 – 723

45 Pandit, P. B., M. S. Dunn, E. A. Colucci: Surfactant therapy in neonates with respiratory deterioration due to pulmonary hemorrhage. Pediatrics 95 (1995) 32 – 36

46 Parmigiani, S., L. Gambini, A. Volta, G. Bevilacqua: The case of Dulcinea: use of exogenous surfactant in viral pneumonia. In Cosmi, E. V., G. C. di Renzo (eds.): Proceedings of the 2nd World Congress of Perinatal Medicine. Monduzzi Editore, Bologna 1993 (pp 1181 – 1184)

47 Paulsen, T. E., R. M. Spear, B. M. Peterson: New concepts in the treatment of children with acute respiratory distress syndrome. J. Pediat. 127 (1995) 163 – 175

48 Peres-Benavides, F., E. Riff, C. Franks: Adult respiratory distress syndrome and artificial surfactant replacement in the pediatric patient. Pediat. Emerg. Care 11 (1995) 153 – 155

49 Pesenti, A., P. Pelosi, N. Rossi et al.: Respiratory mechanics and bronchodilator responsiveness in patients with the adult respiratory distress syndrome. Crit. Care Med. 21 (1993) 78 – 83

50 Petty, T. L.: ARDS: refinement of concept and redefinition. Amer. Rev. Resp. Dis. 138 (1988) 724 – 725

51 Reines, H. D., H. Silverman, J. Hurst et al.: Effects of two concentration of nebulized surfactant in sepsis induced adult respiratory distress syndrome. Crit. Care Med. 20 (1992) S 61

52 Reynolds, E. M., D. P. Ryan, D. P. Doody: Permissive hypercapnia and pressure-controlled ventilation as treatment of severe adult respiratory distress syndrome in a pediatric burn patient. Crit. Care Med. 21 (1993) 944 – 946

53 Richman, P. S., R. G. Spragg, T. A. Merritt et al.: Administration of porcine-lung surfactant to humans with ARDS: initial experience. Amer. Rev. Resp. Dis. 135 (1987) A 5

54 Richman, P. S., R. G. Spragg, B. Robertson et al.: The adult respiratory distress syndrome: first trials with surfactant replacement. Europ. Resp. J. 2 (1989) 109 s– 111 s

55 Richter, A., J. Möller, F. K. Tegtmeyer: Treatment of persistent pulmonary hypertension of the newborn with prostacyclin. Europ. J. Pediat. 151 (1992) 233

56 Robertson, B.: Surfactant inactivation and surfactant replacement in experimental models of ARDS. Acta anaesthesiol. scand. 35 (Suppl. 95) (1991) 22 – 28

57 Royall, J., D. L. Levin: Adult respiratory distress syndrome in pediatric patients. II Management. J. Pediat. 112 (1988) 335 – 347

58 de Sanctis, G. T., R. P. Tomkiewicz, B. K. Rubin et al.: Exogenous surfactant enhances mucociliary clearance in the anaesthetized dog. Europ. Resp. J. 7 (1994) 1616 – 1621

59 Schlitt, H. J., U. Werner, P. Schandelmaier et al.: Posttraumatisches akutes Lungenversagen – Behandlung durch drucklimitierte Beatmung und kontinuierlichen Lagewechsel. Dtsch. med. Wschr. 116 (1991) 1257 – 1264

60 Seeger, W., C. Grube, A. Günther, R. Schmidt: Surfactant inhibition by plasma proteins: differential sensitivity of various surfactant preparations. Europ. Resp. J. 6 (1993) 971 – 977

61 Segerer, H., A. Scheid, M. Wagner: Tracheal surfactant infusion during 5 min is less effective than bolus instillation in rabbits. 9th International Workshop on Surfactant Replacement, Jerusalem 1994

62 Slater, A. J., S. H. Nichani, D. Macrae et al.: Surfactant adjunctive therapy for pneumocystis carinii pneumonitis in an infant with acute lymphoblastic leukaemia. Intens. Care Med. 21 (1995) 261 – 263

63 Steinberg, K. P.: Surfactant therapy in the adult respiratory distress syndrome. Resp. Care 38 (1993) 365 – 372

64 Sun, B., E. Herting, T. Curstedt, B. Robertson: Exogenous surfactant improves lung compliance and oxygenation in adult rats with meconium aspiration. J. App. Physiol. 77 (1994) 1961 – 1971

65 Tegtmeyer, F. K., P. Ahrens, S. Ziesenitz et al.: Modulation of FMLP induced elastase release from PMN by surfactant and pentoxiphyllin. Europ. resp. J. 8 (1995) 406 s

66 van Wees, J., Th. Fischer, P. Ewert et al.: Surfactantbehandlung in Kombination mit Dexamethason bei reifen Neugeborenen mit ARDS-artigen Atemstörungen. Intensivmed. u. Notfallmed. 30 (1993) 409

67 Zobel, G., M. Kuttnig, M. Trop, H. M. Grubbauer: A respiratory severity index for children with ARDS. Clinical Intensive Care 1 (1990) 17 – 21

68 Zobel, G.: Prognosis of adult respiratory distress syndrome in pediatric patients. J. Pediat. 123 (1993) 829

Alternative Therapien des Surfactant-Mangel-Syndroms: HFOV, ECMO, NO

W. Kachel, P. Lasch, Verena Varnholt, H. Wirth

Einführung

Eine Kasuistik möge in die aktuelle Bedeutung der in der Überschrift angerissenen Therapieformen einführen:

Th. M. war uns intrauterin seit der 24. SSW bekannt. Damals war durch Ultraschall eine Zwerchfellhernie auf der linken Seite diagnostiziert worden. Der im Verlauf der Schwangerschaft unveränderte Befund einer fixierten Zwerchfellhernie, der Nachweis von Magen- und Leberanteilen im Thorax sowie eines Hydramnions gaben schon vor der Geburt den Hinweis auf einen wohl sehr kritischen postnatalen Verlauf bei der Behandlung dieser Mißbildung. Schon vor der Geburt konnten mit den Eltern alle Aspekte der möglicherweise erforderlichen Intensivtherapie abgestimmt werden.

Die stationäre Aufnahme der Schwangeren erfolgte in der 37. SSW. So blieb genügend Zeit zur Durchführung einer Betamethason-Prophylaxe. Die Geburt erfolgte dann spontan in der 38. SSW nach Einleitung, da Kinder mit angeborener Zwerchfellhernie nicht eindeutig von einer Schnittentbindung profitieren.

Der Apgar-Score war 3/5/8. Das Kind wurde noch im Kreißsaal intubiert. Nachdem sich die anschließende Beatmungstherapie zunehmend kritisch gestaltete, wurde im Alter von 2 h mit inhalativer Stickstoffmonoxid-(NO-)Therapie begonnen. Nach nur vorübergehendem Erfolg mit dieser Technik mußte im Alter von 10 h zur Vermeidung einer Hypoxie auf hochfrequente Oszillationsbeatmung übergegangen werden, womit eine vorübergehende Stabilisierung erreicht wurde.

Im Rahmen einer schweren Beatmungskrise bei gleichzeitig erheblicher Kreislaufdepression im Alter von 22 h wurde der Patient an venoarterielles ECMO konnektiert. Zum Zeitpunkt 6, 24, 48 und 72 h wurde Surfactant substituiert, um eine raschere Erholung der Lungenfunktion zu erzielen [1].

Die Dekanülierung konnte nach Entwöhnung am 9. Lebenstag erfolgen. Die Operation auf Station schloß sich 3 Tage später an: Der große Defekt mußte durch einen Goretex-Patch verschlossen werden.

Die endgültige Extubation konnte 2 Wochen nach OP erfolgen (Abb. **1**).

Die geschilderte Kasuistik erläutert ganz gut den Stellenwert, den die in der Überschrift angesprochenen Therapieschritte heute im Rahmen schwerer respiratorischer Störungen des Neugeborenen einnehmen können. ECMO ist dabei der letzte und logische Schritt im Rahmen einer vernünftig aufgebauten Sequentialtherapie, die selbstverständlich auch die Applikation von Surfactant beinhaltet.

In den letzten Jahren neu aufgekommene therapeutische Techniken wie die hochfrequente Oszillationsbeatmung (HFOV) oder die inhalative NO-Therapie (iNO) sind keine eigentlich „alternativen Techniken", sondern weniger invasive Behandlungsstrategien, denen ebenfalls eine hohe Potenz bei der Durchbrechung schwerer Beatmungskrisen zukommt. Ihr Scheitern erlaubt jedoch nicht den Rückschluß, daß dann die ECMO-Therapie wahrscheinlich auch erfolglos bleiben müsse [16].

ECMO wurde erstmals von Robert Barlett in Irvine/Kalifornien erfolgreich durchgeführt [2]. Die damals von ihm entwickelte Technik des sogenannten venoarteriellen Bypass unter Verwendung eines extrathorakalen Zugangs über die großen Halsgefäße war lange Zeit der „gold standard" für die Durchführung von ECMO beim Neugeborenen.

Venöses Blut wird dabei über eine via V. jugularis in den rechten Vorhof eingebrachte Kanüle passiv drainiert. Eine servoregulierte Rollerpumpe führt das Blut dann dem Membranoxygenator zu. Dort wird es mit Sauerstoff aufgesättigt, gleichzeitig wird Kohlendioxid ausgewaschen. Nach Passage eines Heat-Exchangers, in

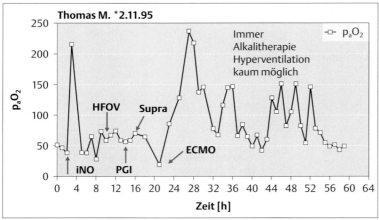

Abb. 1 Klinischer Verlauf Thomas M. *2.11.95. Pränatal diagnostizierte linksseitige Zwerchfellhernie mit hoher Risikobelastung und früher Diagnosestellung (24. SSW), Hydramnion, Magen im Thorax. Zunächst erfolgreiche Behandlung mit iNO, nach perakuter Verschlechterung kurzfristiger Erfolg mit HFOV, wenig Effekt mit systemischer PGI-Gabe und Kreislaufunterstützung mit Suprarenin. ECMO wurde dann im Alter von 22 h erforderlich. Aufgrund der klinisch erwiesenen Persistenz der pulmonalen Hypertension erhielt der Patient über die gesamte kritische Phase eine Alkalitherapie, angestrebt war ein pH von > 7,55. Die ebenfalls angestrebte Hyperventilationstherapie war aufgrund der eingeschränkten Lungenfunktion nicht möglich.

dem das Blut wieder auf Körpertemperatur gebracht wird, erfolgt die Wiedereinleitung in den Systemkreislauf via rechtsseitiger A. carotis communis (Abb. **2**).

Insbesondere die damals übliche permanente Ligatur der rechtsseitigen A. carotis communis rief eine zahlreiche, zum Teil sehr emotionale Gegnerschaft auf den Plan. Verschiedene Arbeitsgruppen berichteten über eine Häufung rechtsseitiger Hirninfarkte im Rahmen der ECMO-Therapie. Andere klinisch arbeitende ECMO-Zentren konnten dieses spezielle Risiko für ihr Krankengut nicht bestätigen [11, 26, 27].

Obwohl diese Problematik noch immer ins Feld geführt wird, muß doch konstatiert werden, daß auch die ECMO-Therapie seit den Tagen ihrer Anfänge weiterentwickelt wurde:

Die Technik der Wahl ist heute beim Neugeborenen die sogenannte venovenöse Doppellumentechnik, wobei über die V. jugularis eine speziell konstruierte Doppellumenkanüle im rechten Atrium positioniert wird. Aufgrund ihrer speziellen Konstruktion gelingt mit ihrer Hilfe eine recht gute Trennung zwischen Drainage- und Reperfusionsflow, so daß die üblichen Rezirkulationsraten deutlich unter 10% liegen. Die venovenöse Doppellumentechnik bietet allerdings keinen Linksherz-Support. Sie ist deshalb nur dann anwendbar, wenn unter maximaler Katecholamintherapie die Kreislaufsituation eben noch kompensierbar ist und eine weitere Erholung bei Erzielung eines ausreichenden Sauerstoffangebots unter ECMO-Bedingungen zu erwarten ist [18, 23]. In der klinischen Praxis sollte auch heute noch auf die venoarterielle Technik zurückgegriffen werden, wenn sich auch unter Katecholamintherapie kein arterieller Mitteldruck von > 30 mmHg erreichen läßt. Bei fast allen diesen Patienten, bei denen die Kanülierung der A. carotis nicht zu umgehen ist, gelingt jedoch heute die Rekonstruktion dieser wichtigen hirnversorgenden Arterie im Rahmen der Dekanülierung, eine Technik, die in Mannheim seit 1990 erfolgreich angewandt wird.

Das Hauptindikationsfeld von ECMO sind die sogenannten PPHN-assoziierten Erkrankungen des reifen oder fast reifen Neugeborenen: die primäre persistierende pulmonale Hypertension (PPHN), das Mekoniumaspirationssyndrom, eine Sepsis/Pneumonie und die angeborene Zwerchfellhernie.

Unter Verwendung vereinheitlichter Indikationskriterien wurden an den seit Beginn der 80er Jahre weltweit entstandenen über 120 ECMO-Zentren fast einheitliche Überlebensraten um die 80% erreicht, wenn zuvor die maximale kon-

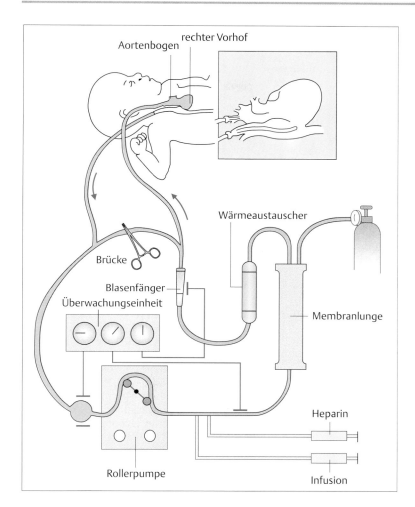

Abb. **2** Schematische Darstellung des ECMO-Kreissystems (veno-arterielle Technik nach Bartlett).

servative Therapie versagt hatte. Zentral in Ann Arbor sind zur Zeit über 11 000 Behandlungen bei Neugeborenen registriert.

Basierend auf historischen Kontrollen wurden Mitte der 80er Jahre vor allem Grenzwerte für die alveoloarterielle Sauerstoffdifferenz sowie für den Oxygenierungsindex (OI) festgelegt, bei denen man von einer Mortalitätswahrscheinlichkeit von 80 – 100 % ausging. Ein Aa DO$_2$ von > 610 länger als 8 h oder ein OI > 40 bei drei konsekutiven Blutgasanalysen wurde meist als ECMO-Eintrittskriterium herangezogen [12,14]. Diese Eintrittskriterien werden heute jedoch nicht mehr mit einer Mortalitätswahrscheinlichkeit von 80 – 100 % in Verbindung gebracht.

Wung brachte die bei manchen PPHN-Patienten zu beobachtende akute Zustandsverschlech-terung mit dem heute meist gebräuchlichen Therapieprinzip der Hyperventilation in Verbindung [30]. Er schlug deshalb vor, die kritisch kranken Patienten zu normoventilieren und ggf. einen systemischen Vasodilator wie beispielsweise Tolazolin hinzuzufügen. Wie die meisten Arbeiten, die sich zu dieser Zeit mit den damals üblichen ECMO-Eintrittskriterien beschäftigen, verfügt er allerdings nicht über eine randomisierte kontrollierte Studie. Aktuelle Arbeiten, die diese Kriterien erfüllen, stellen interessanterweise fest, daß auch heute noch ab einem OI von 40 die Überlebensrate verdoppelt werden kann, wenn man die Patienten ab diesem Grenzwert ins ECMO-Zentrum verlegt. Hier ist vor allem eine in Großbritannien durchgeführte groß angelegte Multicenterstudie zu nennen [7]. Schließlich ist hier noch anzumerken, daß aufgrund ihres Eindrucks über die Wirksamkeit einzelner Behandlungsstrategien 80 % der US-amerikanischen Neonatologie-Zentren bei der Hyperventilationsstrategie geblieben sind.

In den frühen 90ern entdeckten viele ECMO-Zentren, daß die hochfrequente Oszillationsbeatmung (HFOV) oder Jet-Beatmung (HFJV) manche ECMO-Kandidaten vor der invasiven extrakorporalen Lungenersatztherapie bewahren konnte. Insbesondere bei reifen Neugeborenen mit PPHN-assoziierten Erkrankungen war diese Therapie unbestritten erfolgreich, während sie bei typischen respiratorischen Problemen des Frühgeborenen keinen sicheren Vorteil gegenüber der Standard-Beatmungstechnik aufwies.

Die Entdeckung, daß der hauptsächliche Relaxierungsfaktor für die glatte Gefäßmuskulatur (Endothelial derived relaxing factor, EDRF = NO), in gasförmigem Zustand der Inspirationsluft beigemischt, den Lungengefäßtonus wahrscheinlich relativ selektiv beeinflussen kann, war ein weiterer Meilenstein bei der Behandlung der PPHN-assoziierten Erkrankungen: Kinsella, Roberts, Finer u. Müller berichteten über erfolgreiche Behandlungen bei sogenannten ECMO-Kandidaten [6, 8, 20, 24].

Doch welche der oben erwähnten Behandlungsmethoden kann den Patienten wirklich vor der invasiven ECMO-Therapie bewahren? Kommt es zur Reduktion von Mortalität und Morbidität? Wie beeinflußt der doch schon recht verbreitete Gebrauch dieser neuen Beatmungsregimes das Patientengut eines europäischen ECMO-Zentrums?

Die Entwicklung der Behandlungsoptionen, die an der Mannheimer Neonatologie für Neugeborene mit kritischer respiratorischer Erkrankung angeboten wurden, ist, was die zeitliche Abfolge betrifft, relativ einmalig: So wurde beispielsweise HFOV seit 1981, lange vor der klinischen Einführung von ECMO, bei schweren Gasaustauschkrisen eingesetzt. ECMO steht der Abteilung seit 1987 zur Verfügung; gegenwärtig wird es mit einer Frequenz von ca. 25 Patienten pro Jahr eingesetzt. Die bisher behandelte Patientenzahl liegt bei 140. Bei 100 Patienten handelte es sich um Neugeborene [15]. Im März 1992 wurde inhalatives NO (iNO) den therapeutischen Optionen der Klinik hinzugefügt [20].

Mit HFOV wurden schon vor der Einführung von ECMO positive Erfahrungen bei PPHN-assoziierten Erkrankungen des Neugeborenen gemacht. Deshalb war es von vornherein die Strate-gie des Mannheimer NICU-Teams, ECMO durch einen routinemäßigen HFOV-Versuch zu vermeiden. Als die therapeutischen Optionen Anfang 1992 um die Möglichkeit von iNO erweitert wurden, war es konsequent, den therapeutischen Stellenwert all dieser Behandlungsmodalitäten hinsichtlich ihres Einflusses auf das Behandlungsergebnis zu untersuchen. Insbesondere war es interessant, in Erfahrung zu bringen, wie sich iNO in einem Krankengut auswirkt, das vor Einführung dieser Therapie zu einem Großteil mit Hilfe von HFOV vor ECMO bewahrt werden konnte [28].

Patienten und Methoden

Optimierung der konservativen Therapie

Bei allen in die Mannheimer Neonatologie zur ECMO-Therapie eingelieferten Patienten wurde versucht, die konservative Therapie zu optimieren. Wenn es zuvor nicht schon versucht worden war, wurden die Patienten hyperventiliert, wann immer dies möglich war: pCO_2-Werte zwischen 20 und 25 mmHg wurden angestrebt und der pH wurde bei > 7,55 gehalten. Als einziger systemischer Vasodilatator wurde u. U. Prostazyklin eingesetzt, da nur bei diesem Vasodilatator ein Einfluß auf die pulmonalvaskuläre Resistance erwiesen ist. Patienten mit Hypotension erhielten zunächst FFP oder Humanalbumin zur Volumenexpansion, bei Hk < 45 wurde auftransfundiert. Adjuvant wurde häufig Noradrenalin zur Erzielung hochnormaler Blutdrücke (MAD 60 – 70 mmHg) eingesetzt, um so den Rechts-links-Shunt über den Ductus arteriosus und das Foramen ovale zu reduzieren. Die Respiratoreinstellung wurde optimiert, wobei aktuelle Blutgase und Thoraxröntgenbilder zu Rate gezogen wurden. Nach Möglichkeit wurden die Patienten mit arteriellen Kathetern oder Kanülen zur besseren Überwachung von Blutgasen und Blutdruck versehen. Die übrige Behandlung richtete sich nach den üblichen intensivpflegerischen Standards.

Hochfrequente Oszillationsbeatmung (HFOV)

Zum Einsatz kamen lediglich „true oscillators" wie Stefan HF 3000 in Kombination mit dem Continous Flow Respirator Stefan 300 oder das Sensor Medics Gerät 3100 A, die mittels Kolbenpumpe oder Lautsprechermembran eine aktive Exspiration erzeugen. Das Stefan-Oszillationsgerät wurde im Frequenzbereich zwischen 800 und 1200 pro min (13 – 20 Hz) eingesetzt. Die I : E-Ratio war 1 : 1, in den meisten Fällen mit einer überlagerten IMV-Frequenz von 5 – 15/min, wobei der PIP mit 40 – 45 cm H_2O gewählt wurde; die Inspirationszeit (T_i) war in der Regel 1 s. Gerätebedingt kann beim Sensor Medics Gerät keine IMV überlagert werden. Bei Patienten, die günstig auf den Wechsel zur Oszillationsbeatmung ansprachen ($p_aO_2 > 50$ mmHg), wurde dieser Beatmungsmodus fortgeführt, bis ein F_iO_2-Bedarf von 0,5 erreicht war. Danach wurde auf konservative Beatmungstechnik übergegangen [28].

Inhalative NO-Therapie (iNO)

iNO wurde in Verbindung mit dem Standard-Säuglingsrespirator Babylog 8000 (Drägerwerke Lübeck) sowie in Verbindung mit den beiden oben beschriebenen Hochfrequenzrespiratoren eingesetzt.

NO wurde als medizinisches Gas von Messer Griesheim (Duisburg) zur Verfügung gestellt: Die Konzentration war auf ca. 800 ppm (in Stickstoff) eingestellt. Jeder Gaszylinder wurde separat auf seinen NO-Gehalt analysiert. Der Hersteller garantiert eine Kontamination von weniger als 1% des NO-Gehalts mit höherwertigen Stickoxiden.

NO wurde mittels eines Mikroflowmeters (Rota) dosiert und ca. 20 cm vor der Tubuskonnektion in den Inspirationsschenkel des Säuglingsrespirators zugemischt. Diese Distanz wurde gewählt, um einerseits eine gute Durchmischung mit dem Inspirationsgas zu erreichen, andererseits, um die Kontaktzeit des NO mit Sauerstoff möglichst gering zu halten und so die Entstehung gewebstoxischen NO_2 zu limitieren.

Die eingestellte NO-Konzentration wurde kontinuierlich im exhalierten Gas des Expirationsschenkels mittels elektrochemischer Zellen (Dräger-Pack I-NO, Drägerwerke Lübeck) überwacht. Zur Überwachung der NO_2-Konzentration wurden ebenfalls elektrochemische Sensoren (Dräger-Pack II NO_2) eingesetzt.

Vor dem Start der definitiven Behandlung wurde der „Best effect"-Level im Rahmen einer Dosis-Titration festgestellt. Die Behandlung wurde deshalb mit einer „Crescendo-Decrescendo"-Dosierung von 0 – 3 – 10 – 30 – 60 – 100 ppm für jeweils 15 min begonnen. Mit der als am wirksamsten erkannten Dosierung (beste p_aO_2-Werte bei unverändertem Respirator-Setting) wurde die Therapie dann fortgesetzt. Bei Respondern wurde

versucht, die Dosis im Abstand von jeweils 6 h zu reduzieren [20].

ECMO

Als ECMO-Technik wurde die von Bartlett angegebene venoarterielle (VA-) Perfusionstechnik in leicht modifizierter Form in den Jahren 1987 – 91 verwendet. Seit Anfang 1991 war zusätzlich die Option der venovenösen Doppellumentechnik gegeben; sie wurde der VA-Technik vorgezogen, wann immer dies möglich war.

Kreissysteme, ECMO-Katheter und ECMO-Maschinen mit okklusiv arbeitenden Rollerpumpen wurden geliefert von Jostra, Hirrlingen. Während des Beobachtungszeitraums wurden vor allem Avecor-Membranoxygenatoren mit einer Oberfläche von 0,6 und 0,8 m^2 eingesetzt. Die Antikoagulation mit Heparin wurde so dosiert, daß ACT-Werte (activated clotting time) zwischen 150 und 170 s erreicht wurden. Als Thrombozytentransfusionsgrenze war < 100 000/mm^3 festgelegt.

Dekanüliert wurde, wenn im Rahmen der Weaning-Prozedur Minimal-Flow-Bedingungen erreicht waren. Bei Zustand nach venoarteriellem ECMO wurde die A. carotis im Rahmen der Dekanülierung rekonstruiert [2, 18, 23, 25].

Indikationsstellung

ECMO ist begrenzt auf die Gruppe der reifen oder fast reifen Neugeborenen, wobei in Mannheim Patienten mit einem Gesamtgewicht > 1800 g und einem Gestationsalter von > 33 SSW akzeptiert wurden. Bei den zugrundeliegenden respiratorischen Störungen handelte es sich vorwiegend um die Diagnosen Mekoniumaspiration, Sepsis/Pneumonie, primäre PPHN sowie angeborene Zwerchfellhernie.

Die Indikation wird üblicherweise erst bei fortgeschrittenen respiratorischen Problemen anhand von erforderlichen kritischen Respiratorstellwerten und gleichzeitigem Vorliegen einer schweren Gasaustauschkrise gestellt.

Die in den USA übliche ECMO-Indikationsschwelle OI > 40 oder Aa DO_2 > 610 länger als 8 h (ELSO: Guidelines for ECMO entry criteria, Ross Conference 1989) dienten der Mannheimer ECMO-Gruppe nicht als eigentliches Eintrittskriterium, sondern wurden als eindeutige Empfehlung für einen Patiententransfer ins ECMO-Zentrum verwendet.

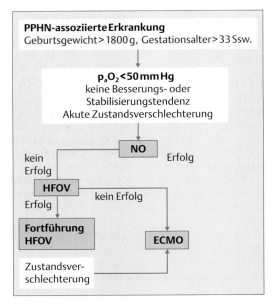

PPHN-assoziierte Erkrankung
Geburtsgewicht > 1800 g, Gestationsalter > 33 Ssw.

$p_aO_2 < 50$ mm Hg
keine Besserungs- oder
Stabilisierungstendenz
Akute Zustandsverschlechterung

kein Erfolg — NO — Erfolg

HFOV — kein Erfolg

Erfolg

Fortführung HFOV — ECMO

Zustandsverschlechterung

Abb. 3 Therapeutische Strategie bei Neugeborenen mit schwerer respiratorischer Krise im Rahmen von PPHN-assoziierten Erkrankungen vor und nach Einführung der inhalativen NO-Therapie (iNO). Der Entscheidungsalgorithmus richtet sich an der geringeren Invasivität der iNO-Therapie aus. Er ist auch das Konzept verschiedener kontrollierter Multicenterstudien, die zur Zeit noch in Arbeit sind. Bei ihnen ist allerdings das Einstiegslevel für die einzelnen Therapieschritte niedriger. Wenn iNO primär erfolgreich war, kam HFOV nicht mehr zum Einsatz.

Die eigentliche Patientenselektion für iNO, HFOV oder ECMO beim transferierten Patienten basierte dann ausschließlich auf arteriellen Blutgasen, vor allem p_aO_2-Werten im eindeutig hypoxischen Bereich: iNO und HFOV wurden indiziert, wenn p_aO_2-Werte für mehr als 2 h < 50 mmHg abfielen. Für die Indikation ECMO wurde ein zweistündiges Absinken unter die Schwelle von 40 mmHg gefordert [20, 28].

Fast alle Patienten hatten während des dem Transfer vorausgehenden Verlaufs einmal oder mehrmals Surfactant-Substitutionspräparate erhalten, obwohl der Erfolg einer solchen Therapie für die o. a. Krankheitsbilder zumindest bei fortgeschrittenem Lungenversagen nicht eindeutig erwiesen ist. Zwischen 1987 und 1991 erhielten alle transferierten Patienten zunächst einen HFOV-Versuch. Zwischen 1992 und 1995 wurde bei akuter Zustandsverschlechterung zunächst mit einem iNO-Versuch begonnen, bei Mißerfolg

schloß sich daran ein Versuch mit HFOV an. Trat auch damit kein Erfolg ein, wurden die beiden Techniken schließlich noch in der Kombination getestet. Bei der Durchführung dieser Rescue-Techniken war die ECMO-Einrichtung jeweils soweit vorbereitet, daß die Konnektion des Patienten im Notfall relativ rasch erfolgen konnte (Abb. 3).

Ergebnisse

Hochfrequente Oszillationsbeatmung (HFOV)

Von 1987 bis März 1992 erreichten 74 reife oder fast reife Neugeborene mit einem Gestationsalter von mindestens 33 Wochen und einem Geburtsgewicht von > 1800 g, die für ECMO nach Mannheim transferiert wurden, die HFOV-Eintrittskriterien. Von diesen sprachen 36 gut auf HFOV an (Response war definiert als adäquate Oxygenierung für mindestens 6 h), jedoch verschlechterten sich 2 Patienten aus dieser Gruppe sekundär wieder und mußten an ECMO angeschlossen werden. Bei 38 Patienten war mit HFOV keine Verbesserung zu erzielen, ECMO-Eintrittskriterien wurden erreicht und eine sofortige Installation von ECMO war erforderlich. Vier dieser Patienten hatten zusätzlich zu ihrer Grundkrankheit eine totale Lungenvenenfehlmündung. Sie sollten deshalb bei der Bewertung hier unberücksichtigt bleiben. So gerechnet überlebten bei der gewählten HFOV-ECMO-Strategie 80% der Patienten die akute PPHN-Situation. Die Langzeitüberlebensrate war 72,8% (Abb. 4).

Tab. 1 ECMO versus HFOV. HFOV-Rescue möglich oder ECMO erforderlich; Verteilung nach zugrundeliegenden Diagnosen für die Zeit von Februar 1987 bis März 1992. In dieser Zeitspanne bestand lediglich die Option eines HFOV-Versuchs vor Einsatz von ECMO

	ECMO (n = 38)	HFOV (n = 36)
Prim. PPHN	8	18*
CDH	9	1
MAS	7	5
Sepsis/Pneumonie	6	12
Lungenhypoplasie	4	
TAPVC	4	

* 2 Pat. mußten wegen akutem Barotrauma auf ECMO umgestellt werden

Abkürzungen s. Text

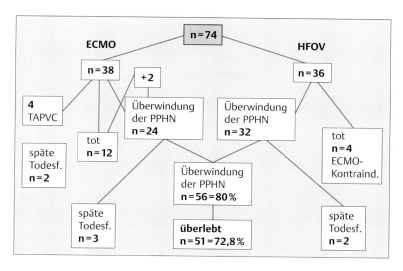

Abb. **4** Ergebnisse mit HFOV-Rescue bei ECMO-Kandidaten vor Einführung von iNO in die therapeutischen Optionen der Mannheimer Neonatologie. Alle Patienten in der ECMO-Gruppe hatten nach Aufnahme einen erfolglosen HFOV-Versuch. TAPVC = totale Lungenvenenfehlmündung. Späte Todesfälle = Patienten, die die primäre Interventionstherapie wie HFOV oder ECMO mit günstigem Resultat überlebten, aber später an der chronischen pulmonalen Insuffizienz verstarben – oft im Alter von mehreren Wochen oder Monaten.

	ECMO n = 380	HFOV n = 36	P-Wert
Natriumbikarbonat/Tris	92%	96%	n. s.
Vasodilatatoren	84%	52%	< 0,05
Katecholamine	92%	88%	n. s.
Austauschtransfusion bei invasiver Sepsis	12%	20%	n. s.
Surfactant-Substitution	21%	34%	n. s.
Barotrauma	26,3%	21%	n. s.

Tab. **2** Verlauf vor Einsatz von ECMO/HFOV. Konventionelle Therapie: n = 74 transferierte ECMO-Kandidaten. Februar 1987 bis März 1992. HFOV-Rescue möglich oder ECMO erforderlich; Abhängigkeit von in der Vorbehandlungsphase erforderlichen Therapieschritten

Univ.-Kinderklinik Mannheim

Berücksichtigt man bei der Bewertung des Behandlungserfolgs die Diagnose, erkennt man, daß Lungenhypoplasie und Zwerchfellhernie das schlechteste Ansprechen auf HFOV zeigen, während primäre PPHN und Sepsis/Pneumonie hier die günstigsten Ergebnisse liefern (Tab. **1**). Die Qualität der vorausgehenden Therapie war offensichtlich von sekundärer Bedeutung, erkennbar wurde jedoch, daß Patienten mit in der transferierenden Klinik vorausgegangener Vasodilatatorbehandlung (Tolazolin, Prostazyklin) wesentlich schlechter auf HFOV ansprachen als solche ohne diese Therapie (Tab. **2**). Eine Bewertung der Blutgase und Respiratorstellwerte läßt erkennen, daß HFOV-Responder hochsignifikant bessere OI-Werte als HFOV-Non-Responder aufweisen: 51,4 versus 69,9. Kein signifikanter Unterschied fand

sich bei der Bewertung anderer Parameter einschließlich MAP, PEEP und Aa DO$_2$ (Tab. **3**).

Inhalative NO-Therapie (iNO) plus hochfrequente Oszillationsbeatmung (HFOV)

Von März 1992 bis Dezember 1995 wurden 126 Neugeborene wegen akuter Hypoxie oder Erreichen der Transferkriterien nach Mannheim verlegt. 93 wiederum erreichten die oben für HFOV definierten und für iNO angewendeten Eintrittskriterien (p$_a$O$_2$ länger als 2 h > 50 mmHg). Lediglich 15 Patienten aus dieser Gruppe zeigten unter iNO eine dauerhafte Response. Die höchste Responserate lag mit 41% bei den Patienten mit Mekoniumaspiration. Die schlechteste Responserate war mit 11% in der Gruppe der Patienten mit an-

	ECMO n = 38	HFOV n = 36	P-Wert
PIP* [cm H₂O]	44,84 ± 5,61	42,32 ± 3,69	n. s.
MAP* [cm H₂O]	17,47 ± 1,62	16,72 ± 1,34	n. s.
OI*	69,94 ± 30,85	51,43 ± 20,77	< 0,01
Aa DO₂* [mmHg]	634,40 ± 36,53	644,16 ± 15,66	n. s.

* Mittelwert ± SD

Abkürzungen s. Text

Tab. 3   Verlauf vor ECMO/ HFOV. Beatmungsparameter/OI/Aa DO₂-Werte bei Indikationsstellung. n = 74 ECMO-Kandidaten, transferiert Februar 1987 bis März 1992. HFOV-Rescue möglich oder ECMO erforderlich; Abhängigkeit von Beatmungsparametern und Blutgasverhältnissen in dem dem HFOV-Versuch vorangehenden Verlauf

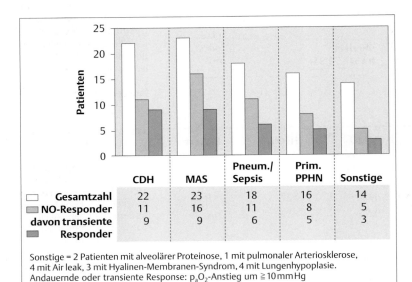

	CDH	MAS	Pneum./ Sepsis	Prim. PPHN	Sonstige
☐ Gesamtzahl	22	23	18	16	14
▨ NO-Responder	11	16	11	8	5
davon transiente Responder ▨	9	9	6	5	3

Sonstige = 2 Patienten mit alveolärer Proteinose, 1 mit pulmonaler Arteriosklerose, 4 mit Air leak, 3 mit Hyalinen-Membranen-Syndrom, 4 mit Lungenhypoplasie. Andauernde oder transiente Response: p$_a$O₂-Anstieg um ≧ 10 mmHg

Abb. 5   Andauernde und transiente Response auf iNO bei schwerer respiratorischer Krise im Rahmen von PPHN-assoziierten Erkrankungen – Verteilung nach zugrundeliegenden Diagnosen.
CDH = angeborene Zwerchfellhernie
HMS = Hyalines Membranen-Syndrom

geborenen Zwerchfellhernien zu verzeichnen. In engem Zusammenhang damit stand der ECMO-Bedarf in Abhängigkeit von der Diagnose: 78 % aller Kinder mit Zwerchfellhernie, aber lediglich 53 % aller Kinder mit Mekoniumaspiration mußten an ECMO konnektiert werden, wenn ihr aktuelles p$_a$O₂ für > 2 h < 40 mmHg absank. Etwa die Hälfte aller Patienten, die zunächst auf iNO ansprachen, mußten in der Folge auf HFOV umgestellt werden (transiente Responder). 2 Patienten mit Mekoniumaspiration und 2 weitere mit Pneumonie/Sepsis konnten durch die Kombination von HFOV und iNO vor dem Schritt zu ECMO bewahrt werden. Bei 24 Patienten jedoch, die unter Kombination von iNO und konventioneller Respiratortherapie kein oder nur ein vorübergehendes Ansprechen gezeigt hatten, konnte die respiratorische Krise mit HFOV ohne NO überwunden werden (Abb. 5).

In diesem Zusammenhang ist sicher interessant, zu welchem Effekt auf den weiteren klinischen Verlauf der ECMO-Kandidaten die Hinzunahme von iNO zu den therapeutischen Optionen des Mannheimer ECMO-Programms geführt hat.

Grundsätzliche Probleme mit der Interventionsstrategie

Neue Techniken wie die oben erwähnte hochfrequente Oszillationsbeatmung sowie die inhalative Stickstoffmonoxidtherapie haben leider neben ihrem sicher auch günstigen Effekt im Rahmen der Krisenintervention einen negativen Effekt: Die Kinder erreichen das ECMO-Zentrum später und mit erheblich stärker dekompensierten Gasaustausch- und Kreislaufparametern. Nachdem am Anfang der Anteil der venoarteriellen ECMO-Behandlungen auf ca. ⅓ aller Fälle zu-

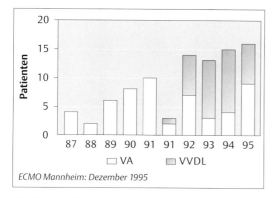

ECMO Mannheim: Dezember 1995

Abb. **6** Anteil der Patienten, bei denen (nach ihrer Einführung 1992) die venovenöse Doppellumentechnik (VVDL) durchgeführt werden konnte.

rückgedrängt werden konnte, ist der Bedarf an VA-ECMO insbesondere in den letzten 1½ Jahren wieder erheblich gestiegen (Abb. **6**).

Ein grundsätzliches Problem ist die generelle Überschätzung der Wirksamkeit von iNO im Rahmen der Therapie PPHN-assoziierter Krisenzustände. Zur Zeit existiert noch keine kontrollierte Studie, die die Effektivität dieser Therapie bei PPHN-assoziierten respiratorischen Krisen des Neugeborenen bewiesen hätte. Hingegen hat eine Studie bereits die Nichtwirksamkeit von iNO gezeigt.

Die seit Anfang 1992 in Mannheim verfolgte Interventionsstrategie sieht bei allen sogenannten ECMO-Kandidaten zunächst die Anwendung von inhalativem NO, bei Mißerfolg einen Versuch mit HFOV vor (s. Abb. **2**). Sind beide Therapieversuche erfolglos, werden iNO und HFOV nochmals als Kombinationstherapie versucht.
Im Rahmen eines solchen Therapiekonzeptes waren die im Mannheimer ECMO-Zentrum erfolgten NO-Anwendungen nur bei ca. 16 % der Patienten dauerhaft erfolgreich. Der Anteil der Patienten, die dann schlußendlich mit ECMO therapiert werden mußten, ist auch unter Mitverwendung von iNO im Rahmen der therapeutischen Strategie konstant bei ca. 60 % geblieben, d.h. die Überwindung schwerer Gasaustauschkrisen war in der Phase, in der uns lediglich HFOV als Prä-ECMO-Interventionstherapie zur Verfügung stand, zum gleichen Prozentanteil möglich (Abb. **7**).

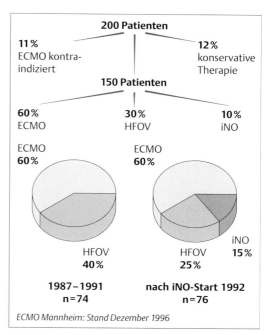

ECMO Mannheim: Stand Dezember 1996

Abb. **7** Behandlungsmodus bei 200 im Rahmen schwerer respiratorischer Krisen nach Mannheim transferierten Patienten im Zeitraum von Februar 1987 bis Dezember 1995.

Diskussion

Die besondere Situation war in Mannheim dadurch gegeben, daß unsere Arbeitsgruppe bei Start des klinischen ECMO-Programms mit hochfrequenter Oszillationsbeatmung schon sehr vertraut war und gute Kenntnisse über deren Stellenwert in der Therapie der PPHN-assoziierten Erkrankungen hatte.

Fehlschläge mit der HFOV-Beatmung ließen in uns die Idee erst reifen, ein ECMO-Programm aufzubauen. Nach Etablierung des Programms wurden Jahr für Jahr zunehmend Patienten in grenzwertigen Beatmungssituationen nach Mannheim transferiert. Dies gab uns in vielen Fällen die Gelegenheit zu erproben, inwieweit HFOV in der Lage ist, in wohl definierten respiratorischen Grenzsituationen ($p_aO_2 > 2$ h < 50 mmHg) Patienten vor ECMO zu bewahren. Die Erfahrung aus den 40 % mit HFOV erfolgreich behandelten Patienten war, daß Neugeborene mit angeborener Zwerchfellhernie und solche mit Lungenhypoplasie das schlechteste Ansprechen auf HFOV zeigen. Eine detailliertere Datenanalyse läßt auch erkennen, daß Neugeborene mit guter

Response auf HFOV im Durchschnitt weniger kritisch krank sind als die Non-Responder: OI 51,4 versus 69,9. Auch zeigte sich, daß die Chancen auf ein Ansprechen auf HFOV deutlich geringer waren, wenn in der Vorbehandlungsphase der Einsatz eines Vasodilatators erforderlich war. Im Vergleich dazu sprachen in Kohelets Studie erstaunlicherweise 78 % auf HFOV an, was unter Umständen auf einen früheren Einsatz dieser Therapie zurückzuführen ist (im Durchschnitt im Alter von 29 h, wodurch wahrscheinlich eine vorausgehende, länger andauernde Hypoxie vermieden werden konnte). Das Durchschnittsalter der Mannheimer Patienten war bei Verlegung 72–96 h [17,28].

Weder die vorausgehende Blutgassituation noch die zugrundeliegende Diagnose war von prädiktiver Bedeutung. Das Versagen der HFOV bei Patienten mit Zwerchfellhernie und Lungenhypoplasie wird auch von anderen Autoren beschrieben [4,17,29].

Air-leak-Komplikationen traten bei unseren Patienten häufiger auf als in anderen Studien, entsprechen jedoch den Ergebnissen derjenigen Arbeitsgruppen, die ebenfalls HFOV und IMV kombinierten. Eine fortschreitende Kreislaufinsuffizienz bei niedrigem HZV und eine hohe funktionelle Residualkapazität wurden ebenfalls von anderen Arbeitsgruppen beschrieben [13].

Als die ersten klinischen Fallbeschreibungen zur Anwendung von iNO erschienen, war damit die starke Hoffnung verknüpft, daß nun endlich eine zielgerichtete, nebenwirkungsarme und intelligente Therapie zur Überwindung der PPHN verfügbar sei. Wie jedes neue Medikament muß sich auch dieses „gasförmige Pharmakon" unter Studienbedingungen bewähren. Die Kliniker jedoch, in dem festen Glauben, hier ein neues, wirksames Therapieprinzip vor sich zu haben, adoptierten diese neue Therapie recht schnell und wandten sie bald recht häufig in vielen Intensivstationen der USA und Europas an, ohne daß je zuvor die Wirksamkeit von iNO bewiesen worden wäre. Wie können die Resultate der iNO-Behandlung in Mannheim vor diesem Hintergrund gesehen werden?

Bei 32 unserer sogenannten ECMO-Kandidaten wurde eine vorübergehende oder transiente Response auf iNO beobachtet, dies bei einer Applikationsdosis zwischen 10 und 60 ppm fast immer unmittelbar nach Beginn dieser Therapie.

Wie bei anderen Arbeitsgruppen zeigte sich auch bei unseren erfolgreichen NO-Patienten, daß die erforderliche Anfangsdosierung im wei-

teren Verlauf schrittweise reduziert werden konnte. Der erforderliche Zeitraum bis zum Aussetzen der Therapie schwankte zwischen 24 und 340 h. Am Ende der Behandlung waren oft tagelang Dosierungen unter 10 oder sogar 2 ppm erforderlich, um einen Rückfall in die fetale Zirkulation zu vermeiden [1,10].

Was letzten Endes für den Wirkungsverlust bei ursprünglich erfolgreich mit iNO behandelten Patienten (32 von 51) verantwortlich ist, bleibt zur Zeit noch unklar. Im Krankengut der kanadischen Arbeitsgruppe von Finner zeigte sich jedoch ein ähnliches Phänomen: 30% seiner zunächst erfolgreich mit iNO behandelten Patienten verschlechterten sich sekundär [6].

Die Ursachen für das Ausbleiben jeglicher Response (OI-Verbesserung) bei letztlich knapp der Hälfte unserer ECMO-Kandidaten sind unklar. Ein Zusammenhang mit dem Ausmaß der Lungenparenchymerkrankung erscheint jedoch nicht unwahrscheinlich. So wiesen Non-Responder unter maximalen Beatmungsbedingungen ein mittleres V_T von 5,1 ml/kg KG auf, bei Respondern lag der Mittelwert bei 7,9 ml/kg KG.

Die günstigen Effekte von iNO auf die Oxygenierung lassen sich recht eindeutig auf das Nachlassen der pulmonalarteriellen Resistenz zurückführen. Die Untersuchungen zur Toxizität sind aktuell noch relativ unvollständig. Die meisten Daten stammen aus dem Tierversuch, die Auswirkungen auf ein krankes neonatales Lungenparenchym sind in keiner Weise erforscht. Die toxische Empfindlichkeit des Lungenparenchyms auf NO/NO_x ist nicht konkret bekannt, ebensowenig additive Effekte von unphysiologisch hohen Beatmungsdrücken und erhöhten F_IO_2-Werten. Die Begünstigung eines Lungenödems durch NO_x-Säuren, zytotoxische Effekte durch die freien Radikale NO und NO_x und sogar DNA-Schädigungen der exponierten Zellen werden diskutiert. Bei den von unserer Arbeitsgruppe untersuchten Patienten waren jedoch keine Anzeichen eines Lungenödems oder von Lungenparenchymschädigungen, auch nach langanhaltenden iNO-Therapien, erkennbar [21].

Wir fanden jedoch eine eindeutige, insgesamt aber im ungefährlichen Bereich bleibende Erhöhung der Methämoglobinkonzentration auf Werte, die sich meist im Bereich unter 3% bewegten. Nur 2 unserer Patienten zeigten Konzentrationen von 4,8 und 6,1 % Methämoglobin. Die Konzentration fiel jedoch relativ prompt im Rahmen einer zu diesem Zeitpunkt möglichen Dosisreduktion des inhalatorisch applizierten NO. Ähnliche Angaben finden sich auch in den Berichten anderer Arbeitsgruppen [6].

In einem Fall war im Rahmen der iNO-Applikation ein rascher Abfall der paO_2 sowie des Blutdrucks erfolgt, nach Unterbrechung der Therapie kam es jedoch zur spontanen Erholung. Eine ähnliche Situation wird von Oriot beschrieben [22].

Auswirkungen der Therapie im Sinne einer verstärkten Blutungsneigung, einer stärkeren Tendenz zur intrakraniellen Blutung oder einer erhöhten Rate an gastrointestinalen Blutungen waren bei den in Mannheim behandelten Patienten nicht erkennbar, obwohl dies theoretisch durch den Einfluß von NO auf die Thrombozytenaggregation denkbar ist [3,9].

Da NO als second messenger bei zahlreichen biochemischen Kaskaden eine Rolle spielt, sind theoretisch bisher nicht hinreichend bekannte systemische und pulmonale Einflüsse denkbar. Einschränkungen der Neutrophilenfunktion wurden bei einem Teil unserer Patienten durchaus gefunden [5,10].

Schlußfolgerung

In der Prä-iNO-Ära konnten 40–50% der zu ECMO transferierten Patienten durch die alleinige Anwendung von HFOV vor der invasiven Perfusionstherapie bewahrt werden. Nach Einführung von iNO als therapeutische Option für potentielle ECMO-Kandidaten konnte die respiratorische Krise von 15% der Patienten speziell mit dieser Therapie überwunden werden. Bei etwa 25% der Patienten gelang dies lediglich durch Anwendung von HFOV.

Auch nach Einführung von iNO hat sich der prozentuale Anteil der Patienten, die letztlich an ECMO konnektiert werden müssen, nicht verändert. Obwohl die inhalative NO-Therapie dem Patienten letztendlich die Negativauswirkungen der hochfrequenten Oszillationsbeatmung wie Air-leak-Komplikationen und kardiozirkulatorische Beeinträchtigungen ersparen kann, besteht noch lange keine Klarheit über langfristige Nebenwirkungen dieser Therapie, ebensowenig existieren zur Zeit zuverlässige Follow-up-Studien.

In Neugeboreneneinheiten, die sehr vertraut sind mit der hochfrequenten Oszillationsbeatmung, wird offensichtlich durch die Einführung der inhalativen NO-Therapie kein epidemiologischer Gewinn erzielt. iNO hilft wohl Neugeborenen, die man früher allein mit HFOV vor ECMO bewahren konnte.

ECMO selbst spielt trotz oder gerade wegen dieser beiden neuen therapeutischen Interventionsmöglichkeiten eine bedeutende Rolle als „back up tool" bei Therapieversagern oder bei nur vorübergehendem Erfolg. Im Rahmen dieser Sequentialtherapie haben Patienten keine schlechteren Chancen, als sie sonst üblicherweise mit dieser Therapie erreicht werden.

Dies bedingt, daß auf allen neonatologischen Intensivstationen die HFOV oder iNO ohne ECMO-Hintergrund durchführen, die Frage des Transports an ein ECMO-Zentrum unter Aufrechterhaltung von HFOV oder iNO geklärt sein muß, da viele Patienten, wenn auch auf einem sehr schlechten Level, abhängig werden von dieser Therapie.

Literatur

[1] Archer, S. L., K. Rist, D. P. Nelson, E. G. De Master, N. Cowan, E. K. Weir: Comparison of the hemodynamic effects of nitric oxide and endothelium-dependent vasodilators in intact lungs. J. app. Physiol. 68 (1990) 735–747

[2] Bartlett, R. H., A. B. Gazzaniga, M. M. R. Jefferies, R. F. V. Huxtable, N. J. Haiduc, S. W. Fong: Extracorporeal membrane oxygenation (ECMO) cardiopulmonary support in infancy. Trans. Amer. Soc. artif. intern. Org. 22 (1976) 80–93

[3] Bassenge, E.: Antiplatelet effects of endothelium-derived relaxing factor and nitric oxide donors. Europ. Heart J. 12 (1992) 12–15

[4] Bui, K. C., J. D. Cornish: Innovative therapies for neonatal respiratory failure. High-frequency ventilation and extracorporeal membrane oxygenation. Semin. resp. Med. 11 (1990) 127–139

[5] Davidson, D.: No bandwagon, yet. Inhaled nitric oxide (NO) for neonatal pulmonary hypertension (editional comment). Amer. Rev. resp. Dis. 147 (1993) 1078–1079

[6] Finner, N. N., P. C. Etches, B. Kamstra, A. J. Tienney, A. Peliowsky, C. A. Ryan: Inhaled nitric oxide in infants referred for extracorporeal membrane oxygenation. Dose response. J. Pediat. 124 (1994) 302–308

[7] Firmin, R.: Preliminary Report on UK-ECMO-Multicenter study. Ross Conference Washington, Dec. (1995)

[8] Fratacci, M. D., C. G. Frostell, T. Y. Chen, J. C. Wain, D. R. Robinson, W. M. Zapol: Inhaled nitric oxide: a selective pulmonary vasidilator of heparin-protamine vasoconstriction in sheep. Anesthesiology 75 (1991) 990–999

[9] Geggel, R. L.: Inhalation nitric oxide. A selective pulmonary vasodilator for treatment of persistent pulmonary hypertension of the newborn. J. Pediat. 123 (1993) 76 – 79

[10] Gessler, P., T. Nebe, A. Birle, W. Müller, W. Kachel: Reduced neutrophil respiratory burst during inhalation of nitric oxide in neonates and infants with pulmonary hypertension. Possible impairment of neonatal host defense. Intens. Care Med. 1195 (in press)

[11] Griffin, M. P., P. K. Minitee, S. H. Landry et al.: Neurodevelopmental outcome in neonates after extracorporeal membrane oxygenation: Cranial magnetic resonance imaging and ultrasonography correlation. J. pediat. Surg. 27 (1992) 33

[12] Hallman, M., A. Merritt, A. L. Javernpaa et al.: Exogenous human surfactant for treatment of severe respiratory distress syndrome. A randomized prospective clinical trial. J. Pediat. 106 (1985) 963 – 969

[13] The HIFI Study Group: High-frequency oscillatory ventilation compared with conventional intermittent mechanical ventilation in the treatment of respiratory failure in preterm infants. Neurodevelopmental status at 16 to 24 months of postterm age. J. Pediat. 177 (1990) 939 – 946

[14] Kachel, W., R. Eisen, T. Kempf: Quantitative Prognose der Mortalität beim beatmeten Neugeborenen. Z. Geburtsh. Perinatol. 191 (1987) 34 – 39

[15] Kachel, W., D. Arnold, W. Rettwitz et al.: Extrakorporale Membranoxygenierung (ECMO). Mschr. Kinderheilk. 135 (1987) 735 – 741

[16] Kachel, W., V. Varnholt, P. Lasch et al.: High-frequency oscillatory ventilation and nitric oxide: alternative or complementary to ECMO. Int. J. artif. Org. 10 (1995) 589

[17] Kohelet, D., M. Perlman, G. Kirpalani, G. Hanna, G. Koren: High-frequency oscillation in the rescue of infants with persistent pulmonary hypertension. Crit. Care Med. 16 (1988) 510 – 516

[18] Liedgens, P., W. Kachel, V. Varnholt, P. Lasch, H. Wirth: Extrakorporale Membranoxygenierung mit venovenöser Doppellumen-Technik. Mschr. Kinderheilk. 143 (1995) 375 – 378

[19] Lotze, A., G. R. Knight, K. D. Anderson, W. M. Hull, J. A. Whitsett, R. M. O'Donnell, G. Martin, D. I. Bulas, B. L. Short: Surfactant (beractant) therapy for infants with congenital diaphragmatic hernia on ECMO: evidence of persistent surfactant deficiency. J. pediat. Surg. 29 (3) (1994) 407 – 412

[20] Müller, W., W. Kachel, S. Kuntz, P. Lasch, V. Varnholt: Die Behandlung der persistierenden pulmonalen Hypertonie des Neugeborenen (PPHN) durch Stickoxidinhalation (NO). Mschr. Kinderheilk. 143 (1995) 466 – 474

[21] Nguyen, T., D. Brunson, C. L. Crespi, B. W. Penman, J. S. Wishnok. S. R. Tannenbaum: DNA damage and mutation in human cells exposed to nitric oxide in vitro. Proc. nat. Acad. Sci. 89 (1992) 3030 – 3034

[22] Oriot, D., T. Boussemart, M. Berthier, D. Bonneau, D. Coisne: Paradoxical effect of inhaled nitric oxide in a newborn with pulmonary hypertension (letter). Lancet 342 (1993) 364 – 365

[23] Otso, T., S. L. Merz, K. A. Hultquist et al.: Laboratory evaluation of a double lumen catheter for venovenous neonatal ECMO. ASAIO Trans. 35 (1989) 647

[24] Roberts, J. D., D. M. Polander, P. Lang, W. M. Zapol: Inhaled nitric oxide in persistent pulmonary hypertension of the newborn. Lancet 340 (1992) 818 – 819

[25] Schaupp, W., W. Brands, H. Wirth, W. Kachel, P. Lasch, B. Schmitt: Reconstruction of the arteria carotis communis in newborn following extracorporeal membrane oxygenation (ECMO). Europ J. Pediat. 2 (1992) 78 – 80

[26] Schuhmacher, R. E., J. D. Barks, M. V. Johnstom et al.: Right sided brain lesions in infants following treatment with extracorporeal membrane oxygenation. J. Pediat. 85 (1988) 155

[27] Schuhmacher, R. E., T. W. Palmer, D. W. Roloff et al.: Follow-up of infants treated with extracorporeal membrane oxygenation for newborn respiratory failure. Pediatrics 87 (1991) 45

[28] Varnholt, V., P. Lasch, G. Suske, W. Kachel, W. Brands: High frequency oscillatory ventilation and extracorporeal membrane oxygenation in severe persistent pulmonary hypertension of the newborn. Europ. J. Pediat. 151 (10) (1992) 769 – 774

[29] Vaucher, Y. E., G. Dudell, J. D. Cornish, K. Gist: Outcome in ECMO eligible neonates treated with ECMO, HFOV or conventional ventilation. Pediat. Res. 27 (1990) 260 A

[30] Wung, J. T., L. S. James, E. Kilchewsky, E. James: Management of infants with severe respiratory failure and persistence of the fetal circulation without hyperventilation. Pediatrics 76 (1985) 488 – 494

Zusammenfassung

Die Anwendung natürlichen Surfactants

R. R. Wauer

Die hier formulierten Aussagen basieren auf teils mündlich während des Rundtischgesprächs, teils schriftlich abgegebenen Stellungnahmen der Teilnehmer eines Seminars über „Surfactanttherapie des Atemnotsyndroms" im Rahmen des 17. Deutschen Kongresses für Perinatale Medizin am 30.11.1995 in Berlin.

Teilnehmer: Prof. Bartmann, Bonn; Prof. Gortner, Lübeck; Dr. Herting, Göttingen; Prof. Jorch, Münster; Prof. Kachel, Mannheim; PD Dr. Möller, Lübeck; Dr. sc. nat. Schmalisch, Berlin; Dr. Stevens, Berlin; PD Dr. Veelken, Hamburg und Prof. Wauer, Berlin. Es werden hier Expertenmeinungen zu aktuellen Fragen zur Surfactantanwendung in der klinischen Praxis wiedergegeben.

▓ Wer sollte die Surfactantbehandlung durchführen?

Der erfahrene Neonatologe im Perinatalzentrum. Auf keinen Fall der Notarzt während des Transports.

▓ Wann sollte mit Surfactant behandelt werden?

So früh wie möglich, doch indiziert.

▓ Welche Kriterien gelten für eine prophylaktische Surfactantbehandlung beim nANS?

(Wauer, Jorch, Gortner)
Frühgeborene mit einem hohen nANS-Risiko. Das bedeutet: prophylaktische Surfactantgabe bei Frühgeborenen mit einem Gestationsalter ≤ 27 vollendeten Schwangerschaftswochen.

▓ Welche Kriterien gelten für eine Surfactanttherapie des nANS?

(Gortner, Jorch, Kachel, Wauer)
Ein typisches Thoraxröntgenbild und Sauerstoffbedarf nach initialer Stabilisierung von $F_IO_2 > 0{,}35$ bei intubierten und beatmeten ANS-Frühgeborenen mit bis zu 30 vollendeten Schwangerschaftswochen, um Normoxämie zu erreichen.

$F_IO_2 > 0{,}4 - 0{,}5$ bei intubierten und beatmeten ANS-Frühgeborenen mit mehr als 30 vollendeten Schwangerschaftswochen, um Normoxämie zu erreichen.

Eine Indikation zur Wiederholung der Surfactanttherapie besteht in den ersten vier Lebenstagen, wenn der F_IO_2-Bedarf $> 0{,}4$ ist.

Bei unzureichender oder fehlender Wirkung ist die Diagnose stets erneut zu überprüfen.

▓ Wie sicher ist die Surfactanttherapie?

(Bartmann, Kachel, Wauer, Veelken)
Nach ca. 5 % der Surfactantapplikation treten akute pulmonale Belüftungsstörungen (Tubusverlegung, Hypoxämie, Hyperkapnie) auf.

Bei 15 – 20 % der Patienten fehlt die Surfactantwirkung (Non-Responder).

Die überwiegende Zahl der kontrollierten klinischen Studien und Anwendungsbeobachtungen zeigte keine erhöhte Inzidenz typischer Begleit- und Folgeerkrankungen des nANS. Eine Erhöhung der Inzidenz pulmonaler Hämorrhagien ist bisher nur bei der Behandlung extrem unreifer Frühgeborener mit synthetischem Surfactant berichtet worden. Bis heute sind keine gesicherten immunologischen Nebenwirkungen der Surfactantanwendung beim Menschen beobachtet worden.

Eine Surfactantbehandlung in der Neonatalperiode besitzt keine langfristigen negativen Auswirkungen auf die kindliche Entwicklung, im Gegenteil, Surfactanttherapie-Kinder sind nach bisherigen Beobachtungen in den ersten beiden Lebensjahren gesünder und weisen weniger neurologische und pulmonale Erkrankungen auf als Kontrollkinder.

▓ Sollte man eine untere Grenze (Gestationsalter und/oder Gewicht) für den Surfactanteinsatz bei extrem unreifen Frühgeborenen erwägen?

(Kachel, Veelken, Gortner, Jorch, Wauer)

Wenn eine Therapie bei extrem unreifen Frühgeborenen durchgeführt wird, dann sollte auch Surfactant eingesetzt werden.

■ Welche Initialdosis eines natürlichen Surfactantpräparates beim nANS?
(Gortner, Herting)

Als initiale Standarddosis hat sich 100 mg/kg Körpergewicht durchgesetzt. Die Hersteller geben unterschiedliche Dosierungen als erste Dosis an: 50 mg – 100 mg – 200 mg pro kg Körpergewicht.

Hinweis: Bei einer Reihe von Frühgeborenen reichen schon 50 mg/kg Körpergewicht aus (Jorch).

Beachte: Die Ursache einer fehlenden Response kann eine zu geringe Surfactantdosis sein (Bartmann).

■ Welche Dosis bei Wiederholungsapplikationen beim nANS?
(Gortner, Möller)

Bei Nachdosierung sollten 50(– 100) mg/kg eingesetzt werden.

■ Gesamtdosis beim nANS?
(Gortner, Möller)

Die kumulative Gesamtdosis liegt im Bereich von 250 – 300 mg/kg Körpergewicht. Höhere Dosen scheinen keinen weiteren Vorteil zu bringen.

■ Wann sollte eine Folgeapplikation beim nANS gegeben werden?
(Herting, Jorch, Möller)

Allgemein wird ein Mindestabstand zwischen zwei Behandlungen von (4) – 6 (– 8) h eingehalten. Kontrollierte Studien zu dieser Frage gibt es nicht.

Beachte: Möglichst vor einer Folgeapplikation andere Ursachen des Wirkungsverlustes ausschließen.

■ Verhalten bei Non-Respondern mit nANS?
(Bartmann, Wauer)

Die Frage kann nicht befriedigend beantwortet werden. Da für den Non-Response eine Vielzahl von Ursachen bestehen und die klinische Situation pathophysiologisch nicht ausreichend erklärt werden kann, sind für diese Patientengruppe kontrollierte klinische Studien dringend erforderlich.

Beachte: Möglichst vor einer Folgeapplikation andere Ursachen für das Therapieversagen ausschließen (Absaugen, Röntgenthorax).

■ Welche Form der Surfactantapplikation ist heute zu empfehlen?
(Herting, Jorch)

Für die natürlichen Surfactantpräparate ist bisher nur die Wirksamkeit von *Bolus*applikationen gesichert. Vorteile anderer Anwendungsformen sind nicht bewiesen. Nach wie vor können alternative Applikationsmethoden (intratracheale Infusion oder Verneblung von natürlichen Surfactantpräparaten) nicht empfohlen werden. Die entsprechenden Ergebnisse kontrollierter Studien sind abzuwarten.

■ Wie sollte vor der Surfactantapplikation beatmet werden?
(Wauer)

Es ist ein Beatmungsmuster zu wählen, das möglichst viele pulmonale Gaswechseleinheiten eröffnet und offenhält sowie Traumatisierungen der Atemwege und die Bildung eines proteinhaltigen Ödems vermeidet. Es gibt aber keine klinischen Studien, aus denen man Empfehlungen über ein optimiertes Beatmungsmuster ableiten könnte. Tierversuche zeigen, daß ein hoher Beatmungsdruck bzw. hohe Beatmungsvolumina zur Lungengewebsschädigung führen, die zu einer vorzeitigen Inaktivierung exogenen Surfactants beiträgt. Dagegen senkt die Anwendung eines PEEP vor, während und nach Surfactant das intraalveoläre Proteinleck und führt zu einer homogeneren intrapulmonalen Verteilung exogenen Surfactants.

■ Wie sollte nach Surfactantapplikation beatmet werden?
(Wauer)

Durch die Surfactantgabe verändern sich die Atemmechanik, der Belüftungsgrad und das Luftverteilungsmuster. Ausmaß und Ablauf dieses zeitabhängigen Prozesses sind individuell nicht vorhersagbar. Da Meßverfahren meist fehlen, muß man sich auf die klinischen Beobachtungen stützen und empirisch gewonnene Regeln zur Beatmungsführung einsetzen. Letztendlich sind diese im „Trial-and-error-Verfahren" anzuwenden:

1. Senkung des F_IO_2 in 0,05-Schritten unter kontinuierlicher Kontrolle des $tcpCO_2$, $tcpO_2$ bzw. SaO_2 (Ziel: Normoxämie).
2. Verlängerung der I/E-Ratio, Nachweis des endexspiratorischen Nullflows zur Vermeidung eines „inadvertent PEEP".
3. Senkung des Inspirationsdrucks P_I zunächst unter Beibehaltung des PEEP-Niveaus vor-

sichtig in Schritten von 1 mbar (1 cm H_2O, 0,1 kPa) zur Prävention der möglichen Lungenüberblähung. Beachte den endexspiratorischen thorakalen Dehnungszustand, das Thoraxröntgenbild und nutze evtl. Verfahren der Lungenfunktionsdiagnostik unter Beatmung.
4. PEEP-Senkung zuletzt.

Beachte: Zu frühe PEEP-Reduktion kann den Prozeß der allmählichen Öffnung von bisher atelektatischen Alveolen unterbrechen, bzw. können eröffnete Alveolen wieder kollabieren.

Jede Änderung erfordert eine ausreichende Beobachtungszeit (mindestens 30 min), um sicherzugehen, daß die Lunge unter den neuen Bedingungen im steady state bleibt. Bei forcierter P_I- oder PEEP-Senkung kann der alveoläre Eröffnungsdruck unterschritten werden, so daß sich Atelektasen ausbilden können.

■ **Ist die Atemfunktionsdiagnostik zur Beatmungsführung vor und nach Surfactant hilfreich?**
(Schmalisch, Wauer)
Die gegenwärtig kommerziell angebotenen kontinuierlichen und diskontinuierlichen Meßverfahren für die Bestimmung der ventilatorischen Parameter Atemzugvolumen V_T, Atemminutenvolumen $\dot{V}_E$, Fluß-Volumen-Diagramme, Druck-Volumen-Diagramme und der dynamischen Compliance C und wahrscheinlich auch die Kapnographie im Hauptstrom sind durchaus sinnvoll zur Entscheidungsfindung bei der Beatmungsführung einzusetzen. Die Nutzung der Atemfunktionsdiagnostik setzt eine geeignete Meßtechnik und detailliertes Wissen voraus. Leider erfüllen nicht alle angebotenen Meßgeräte die meßtechnischen und klinischen Voraussetzungen zur Atemfunktionsdiagnostik bei Frühgeborenen mit Surfactantmangel. Unbefriedigend ist vor allem, daß eine FRC-Messung unter Beatmung bisher nicht möglich ist.

■ **Ist eine Untersuchung von Surfactantparametern (Phospholipide, Surfactantproteine, Oberflächenspannung) im Trachealsekret zur Indikationsstellung für eine Surfactanttherapie sinnvoll?**
(Stevens, Wauer)
Im Gegensatz zur pränatalen und unmittelbar postnatalen Lungenreifediagnostik aus dem Fruchtwasser oder Magenaspirat des Neugeborenen gibt es bisher keine in die klinische Praxis

eingeführten Testverfahren, die für die Entscheidungsfindung in der akuten Notsituation der neonatologischen Intensivtherapie geeignet sind.

■ **Strenger oder großzügiger Umgang mit der Surfactantanwendung? Einsatz von Surfactant bei nicht geprüfter klinischer Indikation?**
(Bartmann, Wauer)
Ein Medikament darf nach den allgemeinen Bestimmungen des deutschen Arzneimittelgesetzes nur für die zugelassene Indikation verwendet werden. Solange keine positiven Ergebnisse kontrollierter Studien bei anderen pulmonalen Erkrankungen – auch jenseits der Neugeborenenperiode – vorliegen, ist die Surfactantanwendung nur im Rahmen indizierter Heilversuche einzusetzen. Vor der versuchsweisen Applikation von Surfactant bei beliebigen pulmonalen Erkrankungen ist dringend zu warnen. Surfactant kann für die Non-RDS-Indikationen nur im Rahmen kontrollierter Studien auf der Basis von zustimmenden Voten einer Ethikkommission eingesetzt werden.

Rationale Überlegungen, positive Tierversuche und Berichte in der Literatur über erfolgreiche Heilversuche mit Surfactant bei verschiedenen respiratorischen (Non-RDS-) Erkrankungen des Früh- und Neugeborenen lassen erwarten, daß der Indikationskatalog für die endotracheale Surfactanttherapie in Zukunft *wissenschaftlich begründet* erweitert werden kann.

Die Einschränkung der Surfactantanwendung auf wenige indizierte Heilversuche von Non-RDS-Patienten wurde kontrovers diskutiert.

■ **Surfactantdosis beim Mekonium-aspirationssyndrom?**
(Herting)
Bis jetzt (1996) gibt es nur eine kontrollierte Studie über die erfolgreiche Anwendung beim Mekoniumaspirationssyndrom. Initialdosis: 150 bis 200 mg/kg.

■ **Gesamtdosis beim MAS?**
(Herting)
Bei der Mekoniumaspiration liegt die optimale kumulative Gesamtdosis wahrscheinlich bei 400 – 600 mg/kg.

Anhang

Klinische Studien und ihre Bedeutung für die Surfactantforschung

G. Schmalisch

Ein großer Teil unseres Wissens über die Surfactanttherapie basiert auf den Ergebnissen klinischer Studien. Obwohl es hierbei eine große Vielfalt hinsichtlich der Zielstellung und des Studiendesigns gibt, kann man sie meist in die beiden großen Klassen der Therapiestudien und der Beobachtungsstudien (z.B. epidemiologische Studien) einteilen [1].

Die verschiedenen Studienformen stellen heute ein Grundwerkzeug in der klinischen Forschung dar. Keine neue Medikamentenwirkung oder Therapieempfehlung kann als wissenschaftlich begründet angesehen werden, wenn sie nicht im Rahmen einer klinischen Studie untersucht wurde.

In den sechziger Jahren erfolgten erste Surfactantsubstitutionen bei Neugeborenen meist in der Form von
– Einzelfallstudien,
– Anwendungsstudien ohne Kontrollgruppe oder
– nichtrandomisierten Studien unter Verwendung historischer Kontrollgruppen.

Diese ersten Studien hatten nur orientierenden Charakter zur Wirkung der Surfactanttherapie. Obwohl die Aussagefähigkeit klinischer Studien in dieser Form sehr begrenzt ist [9], bildeten sie dennoch die Grundlage für die Planung kontrollierter klinischer Studien. In den 80er Jahren wurde dann in einem bis dahin in der Neonatologie unbekannten Maße [19] die Wirksamkeit der Surfactantsubstitution in zahlreichen Studien untersucht (Übersichten in [11,17,18,27]). Bei kaum einem anderen Medikament wurden weltweit so viele Anwender durch die Teilnahme an klinischen Studien in eine neue Therapieform eingeführt und qualifiziert. Seit Ende der 80er Jahre haben sich die Zielstellungen der klinischen Studien geändert [19,24]. Nicht mehr der Wirksamkeitsnachweis steht im Mittelpunkt, sondern vielmehr die Therapieoptimierung (Menge und Zeitpunkt der Surfactantgabe, Vergleich verschiedener Surfactantpräparate...) und die Erweiterung der Indikation zum Surfactanteinsatz. Die Notwendigkeit und die Bedeutung von klinischen Studien müssen gerade deshalb hervorgehoben werden, weil aufbauend auf den bisherigen positiven Einsatzerfahrungen die Schärfe der Indikationsstellung abnimmt.

Die kontrollierte klinische Studie

Bereits Ende der 30er Jahre wurde die Notwendigkeit von geplanten klinischen Studien erkannt [10]. Seit dieser Zeit sind die Studienplanung, Durchführung und Auswertung methodisch weiterentwickelt und auch schon weitgehend standardisiert worden [1,12,21]. Sofern möglich, sollten klinische Studien stets prospektiv durchgeführt werden, um störende Einflußfaktoren auf die Datenerhebung zu minimieren und eine hohe Studienqualität zu sichern.

Das Grundprinzip aller prospektiven Therapiestudien ist in Abb. 1 dargestellt. Das Ziel dieser Studien besteht darin, unter standardisierten, im Studienprotokoll exakt festgelegten Bedingungen eine quantifizierbare klinische Fragestellung auf der Basis eines Gruppenvergleichs zu beantworten, wozu in der Regel eine Kontrollgruppe (z.B. Behandlung mit Plazebo – sofern möglich und ethisch vertretbar [6] – oder Standardtherapie) verwendet wird, und die Zuordnung zu den Behandlungsgruppen randomisiert erfolgt. Unterschiede gibt es vor allem in der Auswahl und Anzahl der Behandlungsgruppen und in der Form der Randomisierung.

Die randomisierte Zuweisung der Patienten zu den Behandlungsgruppen ist ein grundlegendes Prinzip aller klinischen Studien und wurde erstmals von R. A. Fisher in den 20er Jahren entwickelt [10]. Sie dient vor allem
– der Sicherung der Homogenität in den Behandlungsgruppen,
– der Balancierung der Patientenzahlen in den Gruppen und

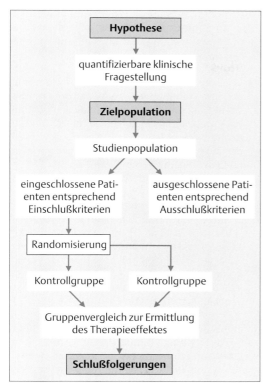

Abb. **1** Grundprinzip aller randomisierten Therapie-studien.

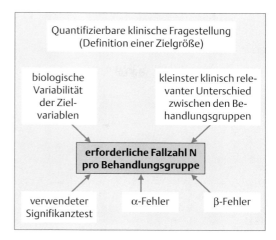

Abb. **2** Einflußfaktoren auf die Bestimmung der erforderlichen Patientenzahlen in den Behandlungsgruppen.

– der Verminderung der Auswahlverzerrung (selection bias).

Zur Verbesserung der Homogenität und Balancierung nimmt man meist noch eine Stratifizierung der Patientengruppen vor, man bildet also Untergruppen hinsichtlich wesentlicher prognostischer Faktoren (z. B. Geburtsgewicht, Reife, Geschlecht …).

Jede Therapiestudie wirft ethische Probleme auf (z. B. Risiken der neuen Therapieform wie auch der Plazebotherapie), so daß der Bestimmung der erforderlichen Anzahl der zu rekrutierenden Patienten eine große Bedeutung zukommt. Die Biostatistik ermöglicht heute ein optimales Studiendesign (Abb. **2**), so daß mit der geringstmöglichen Zahl von Patienten (also auch mit minimalem Patientenrisiko und kleinstmöglichen personellen und finanziellen Aufwendungen) die klinische Fragestellung mit einem vorzugebenden statistischen Fehler (1. und 2. Art) beantwortet werden kann [14, 22].

Die klinische Prüfung

Die bekannteste Form von Therapiestudien ist die klinische Prüfung eines Arzneimittels, die im Arzneimittelgesetz geregelt ist. Ziel dieser Prüfung ist der Nachweis der Wirksamkeit und Unbedenklichkeit eines Arzneimittels als Voraussetzung zur Zulassung. Art und Umfang dieser klinischen Prüfungen sind in den Arzneimittelprüfrichtlinien festgelegt [23].

Klinische Prüfungen werden als Studien der Phasen I bis IV durchgeführt (Abb. **3**), die sich vor allem hinsichtlich der Zielstellung unterscheiden (Tab. **1**), wobei zwischen den Phasen I und II nicht in jedem Fall eine klare Abgrenzung möglich ist.

Bereits aus den unterschiedlichen Zielstellungen wird deutlich, daß der Vergleich von Studienergebnissen der Phasen I und II (z. B. Surfactantgabe nach bisher erfolgloser konventioneller Therapie) mit denen der Phasen III und IV (prophylaktische oder therapeutische Surfactantgabe) nur sehr bedingt möglich ist. So sind bestenfalls vergleichbare Kurzzeiteffekte (z. B. unmittelbarer Anstieg des p_aO_2/F_IO_2 nach Surfactantapplikation) zu erwarten, jedoch keine vergleichbaren Auswirkungen auf die Letalität oder die Inzidenz von Begleiterkrankungen. Kaum Probleme bereitet dagegen der Vergleich von Studienergebnissen der Phasen III (noch nicht zugelassenes Medikament oder Einsatz eines Medikamentes in Abweichung vom Zulassungsbe-

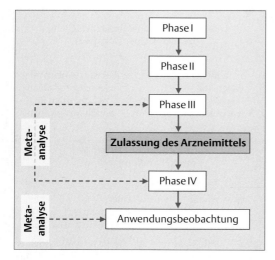

Abb. 3 Die verschiedenen Stufen der klinischen Prüfung eines Arzneimittels und Ansatzpunkte für eine Metaanalyse.

Tab. 1 Die vier Phasen der klinischen Prüfung eines Arzneimittels

Phase	Zielstellung
Phase I:	Erster Einsatz einer neuen Substanz beim Menschen (niedrige Fallzahl); vorläufige Bewertung der Unbedenklichkeit, Pharmakokinetik und Pharmakodynamik.
Phase II:	Therapeutische Pilotuntersuchungen an Patienten, die an der Erkrankung bzw. den Symptomen leiden, für deren Behandlung das Medikament vorgesehen ist. Bewertung der Unbedenklichkeit, Dosierung, wenn möglich Untersuchung der Dosis-Wirkungs-Beziehung, Grundlage für die Planung größerer Therapiestudien.
Phase III:	Studien an größeren Patientengruppen, Beurteilung des Risiko-Nutzen-Verhältnisses im Vergleich mit anderen therapeutischen Alternativen, Untersuchung unerwünschter Nebenwirkungen und deren Einflußgrößen (auch Arzneimittelinteraktionen), Prüfanwendung entspricht weitgehend den normalen Anwendungsbedingungen.
Phase IV:	Wirkungsbeurteilung des zugelassenen Arzneimittels, Einsatzbedingungen entsprechen dem Zulassungsbescheid.

scheid) und der Phase IV (zugelassenes Medikament im Rahmen des Zulassungsbescheids), da sie in der Zielstellung und oft auch im Studiendesign weitgehend vergleichbar sind.

Die Zulassung eines Medikaments – wie z. B. eines Surfactantpräparates – für den breiten klinischen Einsatz bedeutet nicht, daß alles über die Wirksamkeit und die Risiken des neuen Medikaments bekannt ist. Deshalb besteht auch nach der Zulassung noch die Notwendigkeit von klinischen Studien mit den Zielen [23]:
– seltene, aber schwerwiegende Risiken aufzudecken,
– die Wirksamkeit und den therapeutischen Nutzen unter Praxisbedingungen zu überprüfen,
– Indikations- und Kontraindikationsstellungen bei verschiedenen Risikogruppen zu untersuchen und
– neue Wirkmechanismen und Anwendungsgebiete aufzuzeigen.

Da klinische Prüfungen meist nur für eine klinische Fragestellung (Hauptkriterium) mit einem Minimum an erforderlichen Patienten entworfen werden, ist es nicht verwunderlich, daß bei Studien der Phasen III und IV nur selten signifikante Änderungen bei Begleit- und Folgeerkrankungen, die oft nur mit einer geringen Inzidenz auftreten, gefunden werden [15]. Die Ermittlung von geringen Inzidenzen erfordert sehr große Patientenzahlen, die bei klinischen Prüfungen nur in Ausnahmefällen vorkommen, die aber für die Anwendungsbeobachtung typisch sind.

Die Anwendungsbeobachtung

Unter der Anwendungsbeobachtung versteht man die schlichte Beobachtung und Dokumentation der Anwendung eines zugelassenen Arzneimittels im Rahmen seines Zulassungsbescheids und der im wesentlichen unbeeinflußten ärztlichen Diagnostik und Therapie.

Sie unterscheidet sich damit von der klinischen Prüfung vor allem hinsichtlich des rechtlichen Status, der Finanzierung und ganz besonders hinsichtlich des für klinische Prüfungen typischen „sterilen Charakters" mit den im Prüfprotokoll sehr weitgehend festgelegten Prüfbedingungen. Während klinische Prüfungen häufig in hochspezialisierten, z.T. universitären Einrichtungen durchgeführt werden, versucht man bei Anwendungsbeobachtungen das gesamte Spektrum der (zukünftigen) Anwender zu erfassen. Bei Anwendungsbeobachtungen wird man daher auf eine hochspezialisierte Diagnostik (z. B. Trachealsekretanalyse oder Atemfunktionsdiagnostik) verzichten und in dem Untersuchungsprotokoll nur solche Informationen abfordern, die ein großer Kreis von Studienteilnehmern erbringen kann. Dennoch müssen Anwendungsbeobachtungen, wenn sie wissenschaftlichen Ansprüchen und nicht nur dem Marketing des Produzenten genügen sollen, gewisse Mindestanforderungen erfüllen [23]. Sie benötigen

– eine klare wissenschaftliche Zielstellung,
– eine kompetente, unabhängige Studienleitung durch Fachwissenschaftler,
– einen detaillierten Studienplan, der vor Beginn der Studie vorliegen muß,
– eine ausführliche Schulung der Teilnehmer hinsichtlich der Zielstellung, Durchführung und Dokumentation sowie
– eine Publikation der Ergebnisse, unabhängig vom Studienausgang.

Eine typische Anwendungsbeobachtung zur Surfactanttherapie wurde von Wauer u. Mitarb. [28] durchgeführt. Untersucht wurde dabei die klinische Wirkung des Surfactantpräparates Alveofact® bei 680 behandelten Neugeborenen in 47 Kliniken. Derartige Anwendungsbeobachtungen dienen nicht nur dem Aufdecken seltener Nebenwirkungen, sondern man erhält auch Aussagen darüber, inwieweit die durchgeführte Surfactanttherapie dem im Zulassungsbescheid festgelegten bestimmungsgemäßen Gebrauch auch tatsächlich folgt [15].

Die Ergebnisse von Anwendungsbeobachtungen sind niemals frei von subjektiven Einflüssen durch die behandelnden Ärzte; sie entsprechen damit aber eher den Bedingungen der täglichen Routine als klinische Prüfungen, in denen der Surfactanteinsatz nur unter den strengen Kautelen des Studienprotokolls mit eng definierten Ein- und Ausschlußkriterien erfolgt.

Wegen dieser Unterschiede in der Patientenauswahl und -behandlung (z. B. bei individueller Dosierung) lassen sich die Ergebnisse von Anwendungsbeobachtungen nur sehr eingeschränkt mit den Ergebnissen von klinischen Studien vergleichen. Die Interpretation und Verallgemeinerung der Ergebnisse einer Anwendungsbeobachtung ist auch deshalb schwierig, weil schon aus rechtlichen Gründen keine Kontrollgruppe mitgeführt werden kann.

Das Ziel von Anwendungsbeobachtungen besteht vor allem in der Gewinnung von Einsatzerfahrung in der klinischen Routine und in der Ermittlung von Arzneimittelnebenwirkungen, seltenen Begleiterkrankungen oder Arzneimittelinteraktionen. Da diese meist mit einer sehr niedrigen Inzidenz auftreten, sind sehr große Patientenzahlen erforderlich.

Eine Möglichkeit zur Schätzung der erforderlichen Patientenzahl ergibt sich aus dem Nachweis mindestens einer unerwarteten Arzneimittelwirkung. Wie Tab. 2 zeigt, kann man mit 300 – 500 Patienten eine unerwartete Arzneimittelwirkung mit einer Auftrittshäufigkeit zwischen 0,5 und 1 % mit ausreichender statistischer Sicherheit nachweisen. Sehr seltene Vorkommnisse (< 0,01 %) sind wegen der begrenzten Patientenzahlen praktisch nicht mit Sicherheit nachweisbar. Das Aufdecken von sehr seltenen Nebenwirkungen wird auch künftig dem Zufall überlassen bleiben und nur über Spontanmeldungen [15,23] erfaßbar sein.

Tab. 2 Anzahl der erforderlichen Patienten, um bei einer bestimmten Inzidenz und mit vorgegebener statistischer Sicherheit mindestens eine unerwartete Nebenwirkung nachzuweisen

statistische Sicherheit	Inzidenz der unerwarteten Arzneimittelwirkung				
	5 %	1 %	0,5 %	0,1 %	0,01 %
95 %	59	299	598	2994	29 956
90 %	45	229	459	2301	23 025
80 %	32	161	322	1609	16 094

Metaanalysen

Nachdem in den 80er Jahren zahlreiche kontrollierte Studien zur Surfactanttherapie durchgeführt wurden, lag es nahe, die einzelnen Studienergebnisse durch Metaanalysen zu verallgemeinern bzw. hinsichtlich neuer Fragestellungen zu untersuchen [12,18,19,28].

Der Begriff Metaanalyse wurde von G. V. Glass 1976 (3) geprägt. Man versteht darunter die quantitative Zusammenfassung von Ergebnissen unabhängiger klinischer Studien.

Diese neue Form der Erkenntnisgewinnung hat eine rasante Verbreitung erlangt und sich inzwischen auch als eigenständiges Forschungsgebiet etabliert, wenn auch diese Entwicklung z.T.

recht kontrovers verlief [3, 26]. Die Metaanalyse erfolgt meist in vier Schritten [20, 25]:

1. Zusammenstellung einer Literaturübersicht vergleichbarer Studien.
2. Ermittlung des Therapieeffekts in jeder Studie.
3. Berechnung eines verallgemeinerten Studieneffekts durch gewichtete Kombination der einzelnen Studienergebnisse.
4. Abschätzung des Verhältnisses zwischen den publizierten (meist positiven) Studien und den nichtpublizierten Studien (häufig mit negativem Effekt) zur Beurteilung der Vertrauenswürdigkeit der berechneten Ergebnisse.

Bei einer Metaanalyse zur Surfactanttherapie stößt man auf das Problem, daß sich die einzelnen Studien nicht nur hinsichtlich des verwendeten Surfactants, der Applikationsart und des Applikationszeitpunktes, sondern auch im Design, der Parameterpalette sowie den Ein- und Ausschlußkriterien der Patienten unterscheiden. Es ist daher die Aufgabe des Untersuchers, aus rein inhaltlichen Kriterien (und nicht in Abhängigkeit von den Studienergebnissen) nur solche Studien in die Metaanalyse einzubeziehen, die in ausreichendem Maße vergleichbar sind. Dabei müssen die Auswahlkriterien definiert werden, nach denen die Studien in die Metaanalyse aufgenommen bzw. von ihr ausgeschlossen werden.

Der Vorteil von Metaanalysen besteht darin, daß sie mit minimalem finanziellen Aufwand und ohne Patientenrisiko durchgeführt werden können. Durch die Zusammenfassung von Studienergebnissen werden

– die zufallsbedingten Unterschiede zwischen den Studien ausgeglichen,
– die Konfidenzintervalle der berechneten Parameter infolge der meist großen Patientenzahlen erheblich reduziert und damit auch kleine Unterschiede signifikant nachweisbar,
– statistisch sichere Aussagen auch bei niedrigen Auftrittshäufigkeiten (Nebenwirkungen, Begleiterkrankungen...) möglich, vorausgesetzt, daß diese in den einzelnen Studien überhaupt erhoben und publiziert wurden.

Die Aussagefähigkeit von Metaanalysen darf aber nicht überschätzt werden, auch Fehleinschätzungen sind möglich [9, 13, 26]. Wie alle retrospektiven Auswertungen weisen sie wesentliche, vom Untersucher kaum beeinflußbare, Schwächen auf:

– Die Grundvoraussetzungen für das Zusammenfassen von Studienergebnissen (Parameter- und Beobachtungsgleichheit, vergleichbares Studiendesign, Interventions- und Dokumentationsgleichheit) sind oft nicht vollständig nachprüfbar.
– Die Neigung, nur positive Ergebnisse zu publizieren und negative zu unterschlagen, führt beim Poolen zu einer Überschätzung der Medikamentenwirkung und zu einer Unterschätzung von Nebenwirkungen.
– Das Zusammenfassen von sehr unterschiedlichen Patientenpopulationen kann zu erheblichen Verzerrungen in der Verteilung wichtiger Prädiktoren führen, so daß die ermittelten Therapieeffekte kaum auf eine bestimmte Risikopopulation übertragen werden können.

Metaanalysen können daher eine prospektive klinische Studie nicht ersetzen, und aus Metaanalysen können auch keine Therapierichtlinien abgeleitet werden.

Trotz dieser Nachteile sind sie aber eine wesentliche Methode zur Hypothesenbildung und liefern oft die Basis für die Planung zukünftiger Studien. Ein typisches Beispiel hierfür ist die „Oxford database of perinatal trials". Auf der Grundlage publizierter Studien können damit in einfacher Weise Metaanalysen für verschiedene perinatologische Fragestellungen durchgeführt werden [5]. Ein Qualitätsmerkmal von Metaanalysen ist neben der objektiven Auswahl geeigneter Studien vor allem die Transparenz der statistischen Auswertung und die Reproduzierbarkeit der Ergebnisse. Für die gewichtete quantitative Zusammenfassung der einzelnen Studienergebnisse sind in den vergangenen Jahren verschiedene Methoden entwickelt worden, wobei man als Wichtungsfaktor meist den Kehrwert der Varianz verwendet [4].

Problematisch ist das Poolen metrischer Größen, da häufig nur Mittelwert und Standardabweichung in den Publikationen angegeben werden, die Verteilung der Meßwerte aber nicht nachprüfbar ist. Nichtparametrische, verteilungsunabhängige Auswertungsverfahren, die individuelle Werte voraussetzen, sind prinzipiell nicht anwendbar. Wesentlich leichter ist das Poolen dichotomer Merkmale, da die hierfür erforderlichen Angaben meist vollständig sind und das Ergebnis jeder Therapiestudie in einfacher Weise in einer 2 × 2-Tafel (Tab. **3**) dargestellt werden kann. Aus dieser Tafel lassen sich verschie-

Behandlungs-gruppen	Outcome		
	erkrankt	nicht erkrankt	
Therapiegruppe	a	b	$n_{Therapie}$
Kontrollgruppe	c	d	$n_{Kontrolle}$
	a + b	c + d	N = a + b + c + d

Kenngrößen:

- Inzidenz in der Therapiegruppe (%) $\quad = \quad 100 \cdot \dfrac{a}{n_{Therapie}}$

- Inzidenz in der Kontrollgruppe (%) $\quad = \quad 100 \cdot \dfrac{c}{n_{Kontrolle}}$

- Risikodifferenz (%) $\quad RD = \quad 100 \cdot \left[\dfrac{a}{n_{Therapie}} - \dfrac{c}{n_{Kontrolle}} \right]$

- relatives Risiko $\quad RR = \quad \dfrac{a}{n_{Therapie}} \Big/ \dfrac{c}{n_{Kontrolle}}$

- Reduktion des relativen Risikos (%) $\quad = \quad 100 \cdot [1 - RR]$

- Anzahl der zu behandelnden Patienten $\quad = \quad 100 / RD$

Tab. 3 Charakteristische Kenngrößen einer klinischen Studie zur Beurteilung des Therapieeffektes bei einer dichotomen Zielgröße, die im inversen Verhältnis zum Therapieeffekt steht (z.B. Auftreten einer bronchopulmonalen Dysplasie)

dene Maßzahlen zur Beurteilung des Therapieeffektes berechnen [1,4,20]. Wie Abb. 4 zeigt, kann der Therapieeffekt sowohl durch die absolute Risikodifferenz (Annahme eines additiven Wirkungseffektes) als auch durch das relative Risiko (Annahme eines multiplikativen Wirkungseffektes) beschrieben werden.

Die in Abb. 4 durch gewichtete Mittelung berechnete Letalitätssenkung in der Surfactantgruppe um 6,9 % ist zwar für viele anschaulicher zu interpretieren als die Reduzierung des relativen Risikos auf 0,64 (was einer Senkung des relativen Letalitätsrisikos um 36 % entspricht), jedoch muß bei der Letalitätsdifferenz immer berücksichtigt werden, daß im Gegensatz zum relativen Risiko ihre klinische Bedeutung stark von der Ausgangsinzidenz abhängt. Besonders anschaulich zu interpretieren ist der Kehrwert der Risikodifferenz. Dieser beschreibt die erforderliche Anzahl von Patienten, die mindestens zu behandeln ist, damit wenigstens ein Patient von der neuen Therapie profitiert [7]. Für eine Letalitätsdifferenz von 6,9 % ergibt sich, daß bereits nach 15 prophylaktischen Surfactantbehandlungen damit gerechnet werden kann, einem Risikopatienten das Leben gerettet zu haben. Daraus wird aber auch deutlich, daß in Einrichtungen mit nur sehr wenigen Surfactantbehandlungen die Einführung dieser Therapie kaum Auswirkungen auf die Steigerung der Überlebensrate haben wird.

Bei einer Metaanalyse wird meistens stillschweigend der gleiche Therapieeffekt in allen Studien vorausgesetzt (fixed-effect models). Dies führt z.B. dazu, daß mit zunehmender Anzahl von Studien der Konfidenzbereich rasch abnimmt (Abb. 4), was jedoch eine starke Vereinfachung der Heterogenität der Studien darstellt. Zwar gibt es auch Modellansätze, die von zufälligen Studieneffekten (random-effect models) ausgehen [2,13], aber auch diese sind nur begrenzt geeignet, die Heterogenität zwischen den Studien zu erklären. Bei all diesen Modellbetrachtungen muß stets berücksichtigt werden, daß das der Metaanalyse zugrundeliegende Datenmaterial aus den publizierten klinischen Studien starken Zufallseinflüssen unterliegt und es oft dienlicher ist, die Heterogenität aus den Besonderheiten jeder Studie (Medikament, Dosierung, Patientenzusammensetzung…) selbst zu erklären, als dies von einem statistischen Auswertverfahren zu erwarten [16].

Schlußfolgerungen

Prospektive klinische Studien stellen eine wesentliche Grundlage der klinischen Forschung dar, sie haben einen entscheidenden Beitrag zur Surfactantforschung geleistet. Die verschiedenen Studienformen (klinische Prüfung, vergleichende klinische Studien, Anwendungsbeobachtungen) ergänzen sich in ihrer Aussagefähigkeit, haben aber auch spezifische Grenzen des Erkennbaren, die es zu beachten gilt. Auch nach der Zulassung

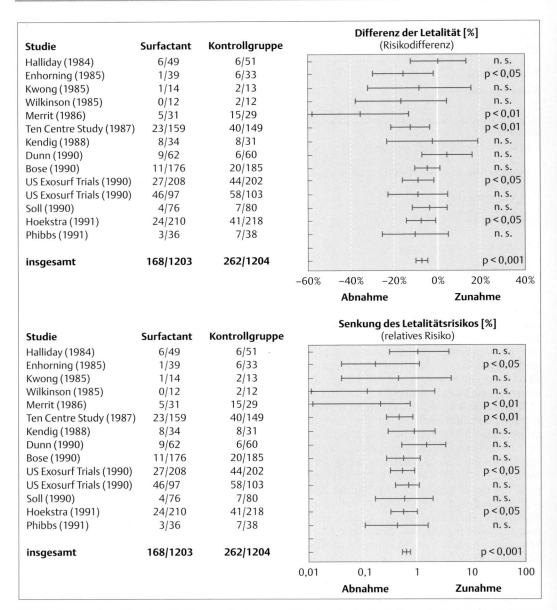

Studie	Surfactant	Kontrollgruppe	Differenz der Letalität [%] (Risikodifferenz)
Halliday (1984)	6/49	6/51	n. s.
Enhorning (1985)	1/39	6/33	p < 0,05
Kwong (1985)	1/14	2/13	n. s.
Wilkinson (1985)	0/12	2/12	n. s.
Merrit (1986)	5/31	15/29	p < 0,01
Ten Centre Study (1987)	23/159	40/149	p < 0,01
Kendig (1988)	8/34	8/31	n. s.
Dunn (1990)	9/62	6/60	n. s.
Bose (1990)	11/176	20/185	n. s.
US Exosurf Trials (1990)	27/208	44/202	p < 0,05
US Exosurf Trials (1990)	46/97	58/103	n. s.
Soll (1990)	4/76	7/80	n. s.
Hoekstra (1991)	24/210	41/218	p < 0,05
Phibbs (1991)	3/36	7/38	n. s.
insgesamt	**168/1203**	**262/1204**	p < 0,001

−60% −40% −20% 0% 20% 40%

Abnahme   **Zunahme**

Studie	Surfactant	Kontrollgruppe	Senkung des Letalitätsrisikos [%] (relatives Risiko)
Halliday (1984)	6/49	6/51	n. s.
Enhorning (1985)	1/39	6/33	p < 0,05
Kwong (1985)	1/14	2/13	n. s.
Wilkinson (1985)	0/12	2/12	n. s.
Merrit (1986)	5/31	15/29	p < 0,01
Ten Centre Study (1987)	23/159	40/149	p < 0,01
Kendig (1988)	8/34	8/31	n. s.
Dunn (1990)	9/62	6/60	n. s.
Bose (1990)	11/176	20/185	n. s.
US Exosurf Trials (1990)	27/208	44/202	p < 0,05
US Exosurf Trials (1990)	46/97	58/103	n. s.
Soll (1990)	4/76	7/80	n. s.
Hoekstra (1991)	24/210	41/218	p < 0,05
Phibbs (1991)	3/36	7/38	n. s.
insgesamt	**168/1203**	**262/1204**	p < 0,001

0,01   0,1   1   10   100

Abnahme   **Zunahme**

Abb. 4 Metaanalyse klinischer Studien zur Senkung der Letalität bei prophylaktischer Surfactanttherapie (nach Angaben der Oxford Database of Clinical Trials [5]). Darstellung der Letalitätsdifferenz zwischen den Behandlungsgruppen (oben) und des relativen Letalitätsrisikos (unten) mit den entsprechenden 95%-Konfidenzbereichen, berechnet nach [4]. (Bei Inzidenzen von 0% wurde das relative Risiko aus der Odds-ratio nach Yusuf u. Mitarb. [5] geschätzt.)

des Medikamentes bestehen noch zahlreiche klinische Fragestellungen, deren wissenschaftlich fundierte Beantwortung noch weitere Surfactantstudien erfordert.

! Durch die steigende Zahl von publizierten Surfactantstudien gewinnen Metaanalysen für die Verallgemeinerung von Studienergebnissen, zum Nachweis von Nebenwirkungen oder neuer Therapieeffekte zunehmendes Interesse. Metaanalysen unterliegen aber ebenso wie alle Literaturübersichten erheblichen Zufallseinflüssen, was bei der Interpretation der Ergebnisse stets zu berücksichtigen ist. Bewährt haben sie sich vor allem für die Hypothesengenerierung und die Planung zukünftiger Studien.

Durch die Schaffung zentraler Datenbanken, die auch die Analyse individueller Daten ermöglichen, ergeben sich gegenüber den bisherigen Metaanalysen auf der Grundlage von Literaturauswertungen neue Ansätze hinsichtlich der Auswertetechniken wie auch der klinischen Fragestellungen.

Literatur

[1] Adam, J.: Statistisches Know-how in der medizinischen Forschung. Ullstein Mosby GmbH & Co. KG, Berlin (1992)

[2] Berkey, C. S., D. C. Hoaglin, F. Mosteller, G. A. Colditz: A random-effects regression model for meta-analysis. Stat. Med. 14 (1995) 395 – 411

[3] Boissel, J. P., J. Blanchard, E. Panack, J. C. Peyrieux, H. Sacks: Considerations for the metaanalysis of randomized clinical trials. Controll. clin. Trials 10 (1989) 254 – 281

[4] Bracken, M. B.: Statistical methods for analysis of effects of treatment in overviews of randomized trials. In Sinclair, C. J., M. B. Bracken: Effective care of the newborn infant. Oxford Univ. Press, Oxford 1992, 13 – 18

[5] Chalmers, I.: Oxford database of perinatal trials. Oxford University Press, Oxford (1988)

[6] Collier, J.: Confusion over use of placebos in clinical trials. BMJ 311 (1995) 821 – 822

[7] Cook, R. J., D. L. Sackett: The number needed to treat: a clinically useful measure of treatment effect. BMJ 310 (1995) 452 – 454

[8] Dezateux, C., A. Wade, G. Schmalisch, L. Landau: Maximising effective research in infant respiratory function. In Stocks, J., P. D. Sly, R. S. Tepper, W. J. Morgan (eds.): Infant pulmonary function testing. Wiley-Liss, New York 1996 (521 – 550)

[9] Egger, M., G. D. Smith: Misleading meta-analysis. BMJ 310 (1995) 752 – 754

[10] Gehan, A. E., N. A. Lemak: Statistics in medical research. Development in clinical trials. Plenum Medical Book comp. New York (1994)

[11] Gortner, L.: Die Behandlung des Atemnotsyndroms Frühgeborener mit pulmonalem Surfactant. Klin. Pädiat. 201 (1989) 417 – 424

[12] Gute Klinische Praxis für die klinische Prüfung von Arzneimitteln in der Europäischen Gemeinschaft, EG-Richtlinie 91/50/EWG (1)

[13] Jones, D.: Meta-analysis: weighting the evidence. Stat. Med. 14 (1995) 137 – 149

[14] Lachin, J. M.: Introduction to sample size determination and power analysis for clinical trials. Controlled Clin. Trials 2 (1981) 93 – 113

[15] Letzel, H.: Arzneimittelsicherheit: Methodische Aspekte. Dt. Ärztebl. 90/A (1993) 1190 – 1198

[16] Luois, T. A.: Assessing, accommodating, and interpreting the influences of heterogeneity. Environmental Health Perspectives 90 (1991) 215 – 222

[17] Mercier, C. E., R. F. Soll: Clinical trials of natural surfactant extract in respiratory distress syndrome. Clin. in Perinatol. 20 (1993) 711 – 735

[18] Obladen, M., H. Segerer: Surfactantsubstitution beim sehr kleinen Frühgeborenen. Mschr. Kinderheilk. 139 (1991) 2 – 15

[19] Obladen, M.: Future directions in surfactant therapy in neonates. Applied Cardiopulmonary Pathophysiology 5 (Suppl. 3) (1995) 87 – 88

[20] Ohlsson, A.: Systemic reviews – theory and practice. Scand. J. clin. Lab. Invest. 54 (Suppl. 219) (1994) 25 – 32

[21] Pocock, S. J.: Clinical trials: a practical approach. Wiley, New York (1983)

[22] Sachs, L.: Anwendung statistischer Methoden. Springer-Verlag, Berlin (1992)

[23] Schäfer, H., N. Victor, J. Michaelis: Erforschung von Nutzen und Risiken zugelassener Arzneimittel: Eine ärztliche Aufgabe. Dtsch. Ärztebl. 90/A (1993) 1178 – 1189

[24] Tarnow-Mordi, W. O., R. F. Soll: Artificial versus natural surfactant – can we base clinical practice on a firm scientific footing? Europ. J. Pediat. 153 (Suppl. 2) (1994) S17 – S21

[25] Thacker, B. S.: Meta-analysis: A quantitative approach to research integration. J. Amer. med. Assn. 259 (1988) 1685 – 1689

[26] Thompson, S. G., S. J. Pocock: Can meta-analyses be trusted? Lancet 338 (1991) 1127 – 1130

[27] Wauer, R. R., M. Rogalski, Anke Schwerecke, G. Schmalisch: Prophylaxe und Therapie des neonatalen Atemnotsyndroms durch endotracheale Applikation exogenen Surfactants. Z. klin. Med. 46 (1991) 985 – 992

[28] Wauer, R. R., G. Schmalisch, M. Rogalski: Behandlung des neonatalen Atemnotsyndroms (ANS) mit Alveofact® – Ergebnisse einer prospektiven Anwendungsbeobachtungsstudie. Klin. Pädiat. 208 (1996) 355 – 365

Sachverzeichnis